體檢報告

U0078385

全覽

（檢驗醫學篇）

MEDICAL REPORT OVERVIEW

武劍，郭建麗 主編

電腦斷層篩檢、血液學檢測、臨床意義解讀、癌前病變治療
儀器不照都不知道，最詳細的檢驗醫學攻略！

- -

從檢驗醫學個項目的臨床意義、血液學的檢測影響因素，
到放射影像、超音波及心電圖檢查，
一本書帶你細看體內的大小數據奧祕！

目錄

前言

健康體檢須知

第一章　檢驗醫學

第二章　放射影像

前言

　　本書共分十章。第一章至第四章是關於體檢基礎數據的解讀，包括檢驗、放射、超音波及心電圖等醫技科室的檢查結果展示及解讀；第五章至第十章主要是專科檢查數據的解讀，涵蓋了內科、外科、婦科、耳鼻喉科、眼科及口腔專業體檢問題的分析和建議。體檢套餐的制定參考了各大醫院和體檢機構的項目設置，並做了部分調整。本書圍繞常見體檢項目，針對不同的體檢問題，力圖深入淺出、簡單明確地給出意見和建議，不僅可供一般讀者閱讀，也適合專業體檢機構使用。

　　在編寫過程中，由於時間較緊湊，學識有限，不足之處請予以指正。

編者

健康體檢須知

　　為了順利地完成體檢，確保體檢的品質和準確性，請大家仔細閱讀，並做好體檢的相關準備。

一、體檢前須知

　　體檢前，我們在飲食、起居、著裝方面都要有所準備，特定族群有一些特殊的要求。

（一）飲食如何準備

　　請於檢查前三天保持正常飲食。不正常的飲食會造成假陽性結果。盡量避免食用深色蔬菜、動物血製品、動物內臟、海鮮以及高糖、高蛋白、高脂肪的食品等。

　　檢查前一天飲食宜清淡，不要過飢或過飽，否則會影響檢查結果的真實性。

　　檢查前一天勿飲酒，否則檢測時會對您的血壓、肝功能帶來很大影響。

　　體檢當日請空腹（抽血、超音波要求空腹 8～10 小時）前來。抽血、超音波檢查結束後方可進食。

　　體檢前三天應注意的飲食如下。

　　（1）含碘高的食品

　　體檢前兩週不要過多食用海鮮，如藻類、海帶、海魚、海蜇皮等，由於這些海鮮含碘量高，可能會影響甲狀腺功能的檢測結果。

　　（2）含嘌呤高的食物

　　考慮到食物對血尿酸檢測的影響，體檢前少吃嘌呤含量高的食物，

比如動物內臟、海鮮類、豆製品等食品。

（3）含糖高的食品

體檢前盡量不吃或不飲用各種甜食、飲料等，這會對血糖、尿糖的檢測結果產生一定的影響。

（4）高蛋白質的食品

如雞蛋、肉類等，在體檢前要避免過量進食，否則可能會影響對腎臟功能的檢測結果。

（5）高脂肪的食品

體檢前如果食用高脂肪的食物，如肥肉類、油炸油煎類、燒烤類、動物內臟等，血脂的檢測結果會上升。

（二）起居方面如何準備

（1）體檢前一天注意休息，確保充足的睡眠，避免熬夜。睡眠不好可導致血壓升高。

（2）體檢前一天避免劇烈運動和情緒激動，避免晨練，否則會造成低血糖或者肝功能、尿常規數值不準確。

（3）做好個人衛生，清潔口腔、外陰等。

（三）著裝方面如何準備

（1）請穿著方便穿脫的鞋子，盡量不要穿繫帶的鞋、長筒靴等。

（2）請勿佩戴隱形眼鏡。

（3）女士盡量穿寬鬆衣褲，請勿穿連衣裙、連體衣和連褲襪。

（4）請勿穿帶有金屬鈕扣或金屬飾物的內衣，以免影響 X 線檢查的結果。

（5）盡量不塗口紅、指甲油，因為這些裝飾會掩蓋真實的身體狀況。

（6）體檢當天請勿攜帶貴重物品，如貴重首飾等。

（四）女性如何準備

（1）備孕或可能懷孕者，請預先告知醫護人員，避免 X 線及宮頸塗片檢查。

（2）受檢者月經期間，請勿留取尿、糞便檢體。勿做宮頸塗片檢查、胃腸鏡等檢查，同時請告知醫護人員，待月經徹底乾淨一週後再來補做上述檢查。

（3）受檢前三日請不要陰道用藥及沖洗，避免性生活。

（4）乳腺如果填充了假體，在做乳腺超音波時請告知醫生。

（五）慢性病患者用藥問題

做採血、超音波檢查時必須空腹，但慢性病服藥患者可稍有不同。切忌貿然停藥，否則會出現血壓上升、心肌缺血等症狀。所以，高血壓、冠心病、癲癇患者可按時服藥（少量飲水不影響體檢結果）；糖尿病患者，請隨身攜帶常規藥物，空腹抽血、腹部超音波檢查後請及時服藥吃早餐。服用維生素C、減肥藥及對肝腎功能有影響的藥物的體檢者，須停用此類藥物，因為這些藥可能會使化驗出的血糖、尿糖值偏低，肝腎功能則會提示異常。

（六）特殊族群如何準備

（1）高齡老人、患有認知障礙或行動不便者，需由家屬或照護者陪同體檢。

（2）未滿 18 週歲者禁做 X 光骨質密度檢查。

小提醒：體檢前一點水都不能喝嗎？

（1）體檢之前不能飲水，說的是不能「大量」飲水。少量飲水尤其是為了服藥，是沒有問題的。那麼，少量是指多少呢？是什麼樣的水都

能喝嗎？請一定要記住，只能喝白開水，不要超過200mL。而且，切記一定不能喝飲料，尤其是含糖的飲料，空腹喝含糖飲料會使血糖驟然升高。

（2）體檢前「缺水」，可能會導致血液濃縮，出現血紅素上升等相關檢驗指標的異常，所以可以少量飲水。

二、體檢過程注意事項

（1）請按指引單逐項進行檢查，盡量不要漏項，避免隨意捨棄體檢項目。

（2）空腹項目先進行，然後進食早餐，早餐後繼續完成其他檢查項目。採血時間不宜太晚，因為空腹時間超過 12 小時，會影響血糖等測量值的結果，不能反映正常情況下的數值。

（3）患有慢性病的體檢者請主動向醫生說明病史。

（4）測量血壓前需保持安靜狀態，休息 5 ～ 10 分鐘後測量。

（5）女性體檢者應注意，若無性生活史，則宮頸液基薄層細胞學檢查（TCT 檢查）和子宮頸抹片不建議做。

做婦科超音波時，有性生活史的女士請選擇陰式超音波，無性生活史的女士請選擇經腹部的超音波，必須飲水 1,000mL 左右，膀胱充盈後方能進行檢查。

由於月經期，當日不能檢查婦科項目的女士，一週後來醫院完成檢查。

（6）做碳 [13] 呼氣試驗時要注意，檢查前須空腹，禁食、禁水 4 小時以上；檢查中也應禁食、禁水、禁吸菸。為避免影響檢測結果，應確保一個月內未使用廣譜抗生素、兩週內未服用抑酸藥及胃動力藥。幽門螺旋桿菌感染者，經藥物治療後，停藥時間須在一個月以上，方可再次檢測。

（7）做顱腦都卜勒檢查前要注意，檢查前一晚須洗淨頭髮，去脂，勿用髮蠟、髮膠；檢查當日需正常飲食，請勿空腹檢查，否則影響結果；

檢查時女性若留有長髮，須把長髮盤起；檢查時保持安靜、閉目養神。

（8）抽血時請放鬆心情，不要緊張，抽血後按壓 5 分鐘左右，再進行其他項目的檢查。由於每個人的凝血功能不同，特別是服用阿斯匹靈等抗凝藥物的人，不容易止血，所以必須按壓更長的時間。

（9）體檢當天如有發熱或身體不適者，請到醫院相關科室就診，待身體狀況正常以後方可參加體檢。

（10）體檢中發現血壓、心電圖有危急情況者，請聽從主治醫師的安排，及時急診就醫。

三、體檢後注意事項

1・體檢完畢交回指引單

所有項目完成後，請將指引單交回體檢中心櫃檯，以便總檢醫生根據檢查內容，全面分析體檢情況，從而給出疾病診斷、指導建議及健康狀況評估。

2・當日做完體檢項目，且不漏項

盡可能在體檢當日上午做完所有的體檢項目。若當日未能完成者，請告知大夫，儘快擇日補做完成。

3・一週後應儘快領取體檢報告。

4・認真閱讀體檢報告

受檢者拿到體檢報告後，請認真閱讀體檢報告，認真對待體檢結論和建議。如果出現疾病徵兆，按照主治醫師的建議，必須進一步檢查的，務必及時檢查，以確認診斷，及時治療，切勿延誤檢查和治療；如果出現亞健康狀態，根據醫生的建議，盡可能改善生活方式，以減少危險因素，儘快恢復到健康狀態；如果健康狀況良好，請繼續保持良好的生活習慣。

5・有疑問及時諮詢

如對體檢報告有疑問或看不明白，請電話或者現場諮詢體檢中心的專家。當某些體檢項目提示有異常時，請不要恐慌，也不要置之不理，應及時諮詢醫生，讓醫生幫助分析、解讀。如若確實有問題，請及時進一步檢查、治療。

　　做到了這些，就達到了本次體檢的目的。

第一章　檢驗醫學

第一節　健康體檢檢驗項目簡介

　　為了了解潛在的身體健康狀況，便於對疾病早期發現、早期治療，一般根據年齡、性別、工作狀況、目前健康狀況及家族遺傳等因素選擇相應的體檢檢驗項目。

一、常規健康體檢檢驗項目

　　常規健康體檢項目是適用於各年齡段成年人的健康狀況篩檢。

（一）尿常規

　　留取隨時尿，透過檢查尿糖、蛋白、膽紅素、亞硝酸鹽、pH、比重及尿有形成分，了解泌尿系統炎症，結石，肝、腎功能狀況，糖尿病，腫瘤等。

（二）糞便檢查

　　1·糞便常規（以下簡稱便常規）

　　了解是否存在胃腸道感染。

　　2·糞便潛血

　　了解是否存在消化道炎症、潰瘍及腫瘤。

（三）血液檢查

　　1·血常規（全血）

　　透過檢查紅血球、白血球、血小板及其參

數，反映貧血、感染及血液系統疾病的情況。

2．臨床生化檢查（血清）

反映肝、腎功能，脂代謝，糖代謝等情況。

（1）肝功能：麩丙轉胺酶（ALT）、天門冬胺酸胺基轉移酶（AST）、鹼性磷酸酶（ALP）、γ- 穀氨醯轉肽酶（γ-GT）。

（2）腎功能：尿素（UREA）、肌酐（CREA）、尿酸（UA）。

（3）血脂代謝：總膽固醇（TC）、甘油三酯（TG）、高密度脂蛋白（HDL-C）、低密度脂蛋白（LDL-C）。

（4）血糖：空腹血糖（Glu）。

3．臨床免疫學檢查（血清）

包括常見的腫瘤相關代表物及甲狀腺功能檢查。

（1）腫瘤代表物：甲胎蛋白（AFP）、癌胚抗原（CEA）（肝癌、腸癌等）。

（2）甲狀腺功能：血清游離三碘甲腺原氨酸（FT3）、血清游離四碘甲腺原氨酸（FT4）、促甲狀腺激素（TSH）（甲狀腺功能亢進症、甲狀腺機能低下症等）。

二、其他健康體檢檢驗項目

根據年齡、性別及疾病的易感性、受檢者行業工作特點等，部分項目可選擇作為常規體檢項目的補充，以擴大疾病篩檢範圍。

（一）糞便檢查內容

（1）糞便幽門螺旋桿菌抗原檢測：了解是否存在幽門螺旋桿菌感染。

（2）糞便寄生蟲檢測：阿米巴痢疾檢查，一般用於餐飲行業人員的健康檢測。

（3）糞便霍亂弧菌培養及鑑定：霍亂檢查，一般用於餐飲行業人員的健康檢測。

（4）糞便普通細菌培養：痢疾及傷寒桿菌檢查，一般用於餐飲行業人員的健康檢測。

（二）尿液檢查內容

尿微量白蛋白：辨別早期腎病、高血壓、糖尿病等併發症。

（三）婦科子宮頸癌前病變及子宮頸癌篩檢（65 歲以下女性檢查）

1·人乳頭瘤病毒（HPV）檢查

2·宮頸液基薄層細胞學（TCT）檢查

（四）血液檢查

1·臨床生化檢查（血清）

（1）心血管疾病代表物：同半胱胺酸（Hcy）、高敏感度 C 反應蛋白（hs-CRP）、小而密低密度脂蛋白（sdLDL）、肌酸激酶（CK）、肌酸激酶同工酶（CK-MB）（心腦血管

危險因素預測）。

（2）腎功能：胱抑素 C（Cys-C）、血清 β_2 微球蛋白（β_2-MG）。

（3）無機元素：鈣（Ca）、磷（P）（甲狀旁腺功能、腎功能）。

（4）膽紅素代謝：總膽紅素（TBil）、直接膽紅素（DBil）（肝膽功能）。

（5）蛋白代謝：總蛋白（TP）、白蛋白（Alb）（肝功能及營養狀態）。

2．臨床免疫學檢查（血清）

（1）腫瘤代表物：CA-125（卵巢）、CA-199（胃腸、胰腺）、ProGRP（小細胞肺癌）、CA-153（乳腺）、CA-724（胃及消化道）、NSE（小細胞肺癌）、CYFRA21-1（非小細胞肺癌）、SCC（鱗癌）、Fet（鐵蛋白）。

（2）甲狀腺功能：甲狀腺球蛋白抗體（TGAb）、甲狀腺微粒體抗體（TMAb）、橋本氏甲狀腺炎等。

（3）維生素 B_{12}、葉酸。

（4）風溼組合：hs-CRP、補體 C1q、抗溶血性鏈球菌素（ASO）、類風溼因子（RF）、抗環瓜氨酸肽抗體（抗 CCP）。

（5）感染性疾病指標：①血清幽門螺旋桿菌抗體（HP），了解是否存在幽門螺旋桿菌感染；②B 型肝炎五項（HBsAg、HBsAb、HBeAg、HBeAb、HBcAb），了解是否

存在 B 肝感染及感染狀態；③ C 型肝炎抗體（抗 -HCV）、愛滋病檢測（HIVcombin）、梅毒螺旋體抗體（抗 -TP）；④ A 型肝炎病毒抗體（抗-HAV）、E型肝炎病毒抗體（抗-HEV）。

（6）激素組合：男性（FSH、 E2、 T、PRL、 LH）， 女 性（PP，FSH、 E2、 T、PRL、 LH）。

（7）骨代謝代表物：25 羥基維生素 D、甲狀旁腺素（PTH）、骨鈣素。

3‧出凝血功能及血栓性疾病檢查

血漿 PT、 APTT、 TT、 FIB、 D-Dimer 檢查，反映出凝血系統功能及血栓狀態。

4‧紅血球沉降率（ESR）檢查

ESR 又叫血沉，是非特異檢測項目，反映炎症、腫瘤、風溼性疾病等。

第二節　尿液檢測的臨床意義解讀

尿液是透過腎臟的腎小球濾過形成原尿，原尿流經腎小管時將人體有用的成分，如所有的葡萄糖、大部分的水和部分鈉、鉀、鈣等無機鹽重吸收回到血液。剩下的水、無機鹽及代謝廢物等形成尿液排出體外。尿液的組成和性狀可反映身體的代謝狀況，且受身體各系統功能狀況的影響，因此，尿液變化不僅反映泌尿系統疾病，而且對其他系統疾病的診斷、治療

及預後具有重要意義。

一、尿常規

【項目介紹】

尿常規檢查主要用於泌尿系統感染、結石、腫瘤、糖尿病等疾病的篩檢以及肝功能、腎功能的檢查，是臨床最常用的檢測項目之一。

【尿液常規檢體採集方法】

尿常規檢查可留取隨時中段尿（前段尿不接，接取中段尿，移開容器，後段尿不接），留尿前清洗外陰，女性應避開月經期（月經期前後 3 ～ 5 天），不要混入分泌物及其他物質。使用清潔、乾燥的一次性尿杯，留取 20 ～ 40mL（半杯）尿，倒入一次性尿管中，至上刻度線（約 12mL）。蓋好蓋子、轉緊。核對試管上貼好的條碼、個人資訊及檢測項目是否正確。送入檢測實驗室指定放置處，直立插入試管架上，如圖 1-2-1 所示。檢體必須 2 小時之內送檢。

【檢體留取影響因素】

（1）尿液檢體必須新鮮，按要求及時送檢，因尿中某些化學物質及有形成分不穩定，排出後易發生物理、化學變化，導致尿化學成分及有形物質的改變，長時間放置會引起細菌繁殖或細胞溶解。

（2）應避免汙染，避免陰道分泌物、精

液、糞便及菸灰等汙染，避免化學物質（如表面活性劑、消毒劑、唾液）混入。

圖 1-2-1　尿常規檢測檢體採集流程

（3）可被檢驗檢體著色的藥物干擾測定結果，如服利福平後尿呈橙紅色；服維生素 B_2、小檗鹼（黃連素）後尿呈黃色；服苯琥珀後尿呈橘紅色；服氨苯蝶啶後使尿呈綠藍色，並有藍色螢光。

【尿葡萄糖檢測異常結果解讀】
當尿中葡萄糖 >50 mg/dL，定性檢測呈弱陽性（±）反應，>100 mg/dL 呈陽性（+）反應，>250 mg/dL 呈陽性（++）反應，>500 mg/dL 呈陽性（+++）反應，>2000 mg/dL 呈陽性（++++）反應。

尿糖檢測陽性見於：

（1）血糖上升引起的尿糖陽性：①因胰島素絕對或相對不足，使血糖濃度超過腎糖閾值，而從尿中排出所致；②生長激素、甲狀腺素、腎上腺素、皮質醇、胰高血糖素數值上升而引起的尿糖陽性。

（2）血糖正常性的尿糖陽性：由於腎小管對葡萄糖的重吸收功能減退，腎糖閾值降低而引起的尿糖陽性。

（3）暫時性尿糖陽性：如大量進食甜點或輸入大量葡萄糖溶液時發生的尿糖陽性；部分中、晚期孕婦發生的妊娠性尿糖陽性；使用糖皮質素、茶鹼、咖啡因等發生的藥物性尿糖陽性等。

（一）尿乾化學檢驗

尿乾化學檢查部分採用自動化儀器透過模條法檢測尿葡萄糖、尿酮體、尿蛋白質、尿膽紅素、尿膽原、尿紅血球、尿白血球、尿亞硝酸鹽、尿酸鹼度、尿濁度、尿比重、尿顏色等 12 個項目。對紅血球及白血球檢測僅作為初篩，需結合尿沉渣檢測及顯微鏡鏡檢。

1．尿葡萄糖（U-GLU）

【項目簡介】

正常人尿內可有微量葡萄糖，一般檢測不

到。當血糖濃度超過腎小管重吸收的閾值，或腎小管損傷，重吸收閾值下降時，尿中可檢測出葡萄糖，則尿糖呈陽性。尿葡萄糖用於檢測生理性或病理性糖尿病，監測糖尿病患者及孕婦的尿糖及指導臨床用藥。

【方法及參考範圍】

葡萄糖氧化酶法（GOD）；陰性。

【尿葡萄糖檢測影響因素】

（1）服用抗生素：異煙肼、鏈霉素、大量青黴素、阿斯匹靈等藥物可使尿葡萄糖呈假陽性。

（2）次氯酸等氧化性物質可使尿糖呈假陽性。

（3）pH 4 以下的酸性尿可能呈假陽性。

（4）大量維生素C可使尿糖測定呈假陰性。

（5）高濃度酮體尿可引起尿糖假陰性。

2．尿酮體（KET）

【項目簡介】

酮體是脂肪代謝的中間產物（包括丙酮、乙醯乙酸和 β- 羥基丁酸），正常人酮體含量極少，常規方法檢測不出。尿酮體檢測的是乙醯乙酸。在飢餓及各種原因引起的糖代謝障礙、脂肪分解增加及糖尿病酮症酸中毒時產生酮體的速度大於組織利用的速度，繼而發生酮尿。

該項目用於監測糖尿病酮症酸中毒的情況；用於治療其他酮症（如妊娠，嘔吐等）；監測氯仿或乙醚麻醉中毒以及服用雙胍類降糖藥的

【尿酮體檢測異常結果解讀】

當尿中乙醯乙酸 >10mg/dL，定性檢測呈陽性（+）反應，>30mg/dL 呈陽性（++）反應，>80mg/dL 呈陽性（+++）反應。

尿酮體檢測陽性見於：

（1）糖尿病酮症酸中毒，由於糖利用減少，分解脂肪產生酮體增加而引起。對未控制或治療不當時糖尿病患者出現酸中毒或昏迷時的尿酮體檢測有重要價值。

（2）用於糖尿病酮症酸中毒的早期診斷（尿酮體陽性），且能與低血糖、心腦血管疾病、乳酸中毒或高血糖高滲性糖尿病昏迷相區別（尿酮體陰性）。

（3）感染性疾病（肺炎、傷寒、敗血症、結核等發熱期），嚴重嘔吐、腹瀉，長期飢餓、禁食、全身麻醉後；婦女孕期因妊娠反應嘔吐、進食少，脂肪降解代謝明顯增多，發生酮症而致酮尿。

【尿蛋白質檢測異常結果解讀】

當尿中蛋白>15 mg/dL，定性檢測呈弱陽性（±）反應，>30 mg/dL 呈陽性（+）反應，>100 mg/dL 呈陽性（++）反應，>300 mg/dL 呈陽性（+++）反應，>1,000 mg/dL 呈陽性（++++）反應。

尿蛋白質檢測陽性見於：

（1）生理性蛋白尿，無器質性病變，尿內暫時出現少量蛋白質，常由劇烈運動、受寒、精神緊張、長時間站立、高蛋白飲食引起，生理性蛋白尿一般不超過陽性（+）。

（2）病理性蛋白尿，多見於腎臟的各種疾病：

①腎小球性蛋白尿：因腎小球毛細血管炎症，通透性上升，導致蛋白質濾過增加，血漿蛋白中主要是白蛋白進入腎小球，超過腎小管對蛋白質的重吸收能力。腎小球性蛋白尿主要見於腎小球腎炎。

②腎小管性蛋白尿：因炎症、中毒導致腎小管損害，但腎小球濾過膜正常，腎小球濾過的小分子蛋白不能被重吸收而產生的蛋白尿，以 β_2 微球蛋白等小分子蛋白為主，常見於腎盂腎炎、間質性腎炎、腎小管損害等。

③混合性蛋白尿：見於腎小球、腎小管同時受損時所出現的蛋白尿，尿中大、中、小分子蛋白同時出現，多見於慢性腎病，如慢性腎炎、慢性腎盂腎炎、腎病症候群、系統性紅斑狼瘡等。

④溢出性蛋白尿：腎小球濾過及腎小管重吸收均正常，由於血液中存在多量異常小分子蛋白，如免疫球蛋白輕鏈、肌紅蛋白、血紅素等，經腎小球濾出後，超過腎小管的重吸收能力而產生的蛋白尿，如多發性骨髓瘤，陣發性睡眠性血紅素尿等。

情況。

【方法及參考範圍】

亞硝基鐵氰化鈉法；陰性。

【尿酮體檢測影響因素】

（1）必須注意的是：糖尿病酮症酸中毒伴有腎功能嚴重損傷時，腎糖閾值上升，尿酮體可能檢測不出。

（2）尿酮體的丙酮和乙醯乙酸都具有揮發性，乙醯乙酸更易受熱分解成丙酮；尿液被細菌汙染後，酮體消失。因此，尿液必須新鮮，及時送檢，以免因酮體的揮發或分解，出現假陰性結果或偏低結果。

3．尿蛋白質（U-PRO）

【項目簡介】

正常腎小球濾膜有微小孔隙，能夠阻止血液中較多小分子量的蛋白質，濾入尿液，腎小球濾液中僅含有少量的小分子蛋白質主要成分是白蛋白，肌紅蛋白等，因此尿中蛋白含量甚微，一般檢測不到。當腎臟發生各種疾病時，腎小球或腎小管功能障礙，尿中蛋白含量上升，尿蛋白檢測呈陽性。尿蛋白檢測用於篩檢腎臟相關疾病，用於各種功能性、體位性和病理性蛋白尿檢測，指導臨床診斷及治療。

【方法及參考範圍】

pH 指示劑的蛋白質誤差法；陰性。

【尿蛋白質檢測影響因素】

（1）尿液的 pH 影響：當 pH ≥ 9.0 時，可使尿蛋白呈假陽性；當 pH < 3 時，可使尿蛋白呈假陰性。

（2）尿液中的干擾物：當尿中青黴素濃度大於 4 萬 U/mL 時，可使尿蛋白呈假陰性；當尿液中混入分泌物，尤其是女性陰道分泌物，可時引起假陽性。

（3）尿液存放的時間過長及存在一些汙染也可以影響尿蛋白檢測結果的準確性。

4・尿膽紅素（U-BIL）

【項目簡介】

尿膽紅素是紅血球破壞後的代謝產物，正常人血液中直接膽紅素含量很低，濾過率極低，如果血液中直接膽紅素含量增加，透過腎小球濾過使尿中含量增加，導致膽紅素尿，尿液呈深黃色。膽紅素尿見於肝膽系統疾病的患者，可用於黃疸患者的鑑別診斷，用於常接觸對肝臟有毒的化學藥品的工作人員的健康普查。

【方法及參考範圍】

重氮偶合法；陰性。

【尿膽紅素檢測影響因素】

（1）檢體必須新鮮，以免膽紅素在陽光照射下成為膽綠素。

（2）當尿液中含高濃度維生素 C 和亞硝酸鹽時，會抑制偶氮反應，使尿膽紅素呈假陰性；當患者接受大劑量氯丙嗪治療或尿中含有鹽酸

【尿膽紅素檢測異常結果解讀】

當尿中膽紅素 >0.5 mg/dL，定性檢測呈陽性（+）反應，>1 mg/dL 呈陽性（++）反應，>2mg/dL 呈陽性（+++）反應。

陽性：見於梗阻性黃疸，如膽道蛔蟲、膽石症、膽道腫塊、胰頭癌等；肝細胞黃疸，如肝癌、肝硬化、肝細胞壞死、急慢性肝炎。

苯偶氮吡啶的代謝產物時，可呈假陰性。

5‧尿膽原（URO）

【項目簡介】

結合膽紅素在腸道細菌的作用下，代謝為膽素原。大部分膽素原隨糞便排出，經糞便排出的膽素原稱為「糞膽素原」。少量膽素原經腸黏膜吸收入血液，經尿液排出，經尿液排出的膽素原稱為「尿膽素原」，又稱尿膽原。

用於篩選早期可疑肝膽系統疾病的患者；用於黃疸患者的鑑別診斷；用於常接觸對肝臟有毒的化學藥品的工作人員的健康普查。

【方法及參考範圍】

重氮偶合法；陰性。

【尿膽原檢測影響因素】

（1）檢體必須新鮮，檢體放置時間過長可使尿膽原氧化成尿膽素，引起假陰性。

（2）尿液中膽色素原、吲哚、膽紅素等，可使尿膽原檢查結果出現假陽性。

（3）吩噻嗪類藥物可產生顏色，干擾實驗，導致假陽性。

（4）運動、飲酒後或者疲勞、便祕都能引起假陽性結果。

（5）正常人尿膽原的排出量每天波動很大。

6‧尿紅血球（潛血）（BLD）

【項目簡介】

檢測尿中紅血球及紅血球破碎後釋放的血

【尿膽原檢測異常結果解讀】

當尿中尿膽原 >2 mg/dL，定性檢測呈陽性（+）反應，>4 mg/dL 呈陽性（++）反應，>8mg/dL 呈陽性（+++）反應。

陽性：見於溶血性黃疸及肝細胞性黃疸。

【尿紅血球檢測異常結果解讀】

當尿中血紅素 >0.03mg/dL，定性檢測呈弱陽性（±）反應，>0.06 mg/dL 呈陽性（+）反應，>0.15 mg/dL 呈陽性（++）反應，>0.75 mg/dL 呈陽性（+++）反應。

陽性：乾化學法檢測尿紅血球陽性，可能是由完整的紅血球及紅血球破碎後釋放的血紅素引起。見於腎炎、泌尿系感染、結石、腫瘤及出血性疾病。另有少數（約 5%）不明原因的潛血結果陽性，應定期複查。當患者有心肌或其他肌肉損傷時，血液中的肌紅蛋白濃度升高，可導致尿液檢測時潛血陽性。

紅素。此項目主要用於健康檢查、腎臟等泌尿系統疾病患者的檢測和治療，以及血管內溶血疾患的監測。

【方法及參考範圍】

過氧化物酶法；陰性。

檢測陽性結果包括完整的紅血球或紅血球溶解後釋放的血紅素，檢測結果需結合尿流式紅血球及顯微鏡沉渣鏡檢。

【尿紅血球檢測影響因素】

（1）尿液中含有對熱不穩定酶、肌紅蛋白或菌尿，可引起幹化學法測定尿紅血球的假陽性。檢測紅血球時出現假陽性的原因主要是熱不穩定過氧化物酶的干擾。

（2）女性經血混入可導致假陽性。

7．尿白血球（LEU）

【項目簡介】

正常人尿液中含有少量白血球，當腎臟疾病及泌尿系統感染時尿中可出現不同程度的白血球上升。

【方法及參考範圍】

白血球酯酶活性測定法；陰性。

因白血球酯酶是嗜嗜中性白血球所特有的，故乾化學法檢測的白血球僅代表嗜嗜中性白血球。檢測結果需結合尿流式白血球及顯微鏡沉渣鏡檢。

【尿白血球檢測異常結果解讀】

當尿中白血球 >25 個 /μL，定性檢測呈陽性（+）反應，>75 個 /μL 呈陽性（++）反應，>500 個 /μL 呈陽性（+++）反應。

增多：見於泌尿系統炎症，如細菌感染的腎盂腎炎、尿道炎、前列腺炎、結核、結石症，以及膀胱癌、尿道癌等惡性腫瘤等患者。

【尿白血球檢測影響因素】

（1）尿色素（如膽紅素、呋喃色素）可使測定反應注射顯影劑，可呈假陽性。

（2）甲醛汙染尿液可產生假陽性。

（3）尿蛋白 >500mg/dL 或尿糖 >2,000mg/dL，或使用大劑量慶大霉素、四環素、頭孢菌素類或大量草酸（如飲濃茶）可使反應減弱呈假陰性。

（4）女性需排除陰道分泌物的混入。

8・尿亞硝酸鹽（NIT）

【項目簡介】

當泌尿系統存在革蘭氏陰性桿菌感染時，可將尿中蛋白質代謝產物硝酸鹽還原為亞硝酸鹽，因此測定尿液中是否存在亞硝酸鹽，可以了解是否存在革蘭氏陰性桿菌引起的泌尿系統感染。

【方法及參考範圍】

重氮法；陰性。

【尿亞硝酸鹽檢測影響因素】

（1）感染細菌是否含有硝酸鹽還原酶，食物中是否含有適量的硝酸鹽，這兩個因素是檢出尿亞硝酸鹽的重要條件。如果感染菌不含硝酸鹽還原酶，則尿亞硝酸鹽為陰性，但也不能否定菌尿，如某些革蘭氏陽性菌不存在硝酸鹽還原酶，所以其感染時尿亞硝酸鹽為陰性，但也不能排除感染。

（2）尿液在膀胱停留間隔 4 小時以上，使細菌有充分的作用時間，是檢出尿亞硝酸鹽的確保。

【尿亞硝酸鹽檢測異常結果解讀】

當尿中亞硝酸鹽 >0.1mg/dL，定性檢測呈陽性（+）反應。

尿亞硝酸鹽陽性：常見於大腸桿菌、變形桿菌、產氣桿菌、銅綠假單胞菌等革蘭氏陰性桿菌引起的泌尿系統感染，因上述細菌中含有亞硝酸鹽還原酶，可將硝酸鹽還原為亞硝酸鹽。見於有症狀或無症狀的泌尿系統尿路感染、膀胱炎、菌尿症。

另外，尿亞硝酸鹽陰性並不代表沒有泌尿系統感染，某些不具備硝酸鹽還原能力的細菌如不動桿菌、革蘭氏陽性球菌等引起的感染，尿亞硝酸鹽檢測陰性。

（3）藥物的影響：使用利尿劑可使尿中硝酸鹽的含量降低，使試驗結果呈假陰性。

（4）尿液放置時間過長，檢體被汙染，細菌繁殖，尿亞硝酸鹽檢測可能出現假陽性。

（5）抗壞血酸和尿液比重升高可能導致假陰性結果。

9·尿酸鹼度（pH）

【項目簡介】

了解體內酸鹼平衡情況，正常尿液一般為弱酸性（pH 6 左右），有時也可呈中性或弱鹼性。觀察尿 pH 變化，可以預防腎結石的形成和復發。尿液的酸鹼改變受飲食、疾病、藥物等多方面因素的影響，食肉多者尿液偏酸性，食素多者尿液偏鹼性。

【方法及參考範圍】

pH 指示劑法； pH 5.0 ～ 8.0。

【尿酸鹼度檢測影響因素】

（1）檢測時尿檢體必須新鮮，放置過久細菌分解尿液成分，可導致 pH 改變，使尿液的酸性減弱。

（2）當腎臟分泌的尿液含有過多的碳酸氫鹽時，如果尿液放置時間過久，尿液中的二氧化碳會自然擴散到空氣中，使尿 pH 上升。

10·尿濁度（U-TURE）

【項目簡介】

一般尿液清澈透明，新鮮尿液放置後會發

【尿酸鹼度檢測異常結果解讀】

（1）正常人尿液 pH 一般在 5.0 ～ 8.0 之間波動，受飲食影響可成中性或弱鹼性。

（2）酸性尿：在代謝性酸中毒、痛風、糖尿病、糖尿病酮症酸中毒、腎結石、IV型腎小管酸中毒、白血病和壞血病及使用酸性藥物時可呈酸性尿。

（3）鹼性尿：膀胱炎、代謝性鹼中毒、原發性醛固酮增多症、腎小管酸中毒、泌尿系變形桿菌感染時、使用鹼性藥物可呈鹼性尿。

【尿濁度檢測異常結果解讀】

混濁：

（1）各類鹽類結晶析出：如非晶體尿酸鹽、非晶體磷酸鹽等因放置時間的原因而析出，泌尿系統結石及其他系統疾病引起的結晶。

（2）有大量上皮細胞出現時：泌尿系統疾病或女性白帶混入。

（3）白血球大量增多引起的膿尿：見於泌尿系統感染。

（4）細菌大量增多引起的菌尿：見於泌尿系統感染；從尿袋中取出、糞便混入等不合格樣本。

（5）乳糜尿：尿液中出現淋巴液和大量脂肪顆粒所致，含量越多乳狀越明顯，多因腎周淋巴管阻塞、破裂，淋巴液進入尿液所致。

生混濁，是由鹽類沉澱析出所致。在病理狀況下如細菌感染引起的膿尿、菌尿，絲蟲疾病引起的乳糜尿，泌尿系統結石引起的鹽類結晶、血尿等，都會引起尿液濁度發生變化。

【方法及參考範圍】

散射光測定法；清澈透明。

【尿濁度檢測影響因素】

（1）留取容器不清潔，尿液放置時間過長，細菌生長，結晶析出。

（2）女性經血及白帶混入，糞便混入等。

11．尿比重（U-S. G）

【項目簡介】

尿比重取決於尿中溶解物質的濃度，與固體總量成正比。正常人尿比重可因飲食和飲水、出汗和排尿等情況的不同而有較大波動。病理情況下因尿中含有較多蛋白質、葡萄糖、酮體和各種細胞而增加。用於監測腎臟的濃縮功能。

【方法及參考範圍】

反射型折射率測定法；1.003 ～ 1.030（一般在 1.010 ～ 1.025）。

【尿比重影響因素】

尿液檢體必須新鮮，不能含有強鹼、強酸等物質（如奎寧、嘧啶等藥物），這些物質的存在都會直接影響試劑帶測定尿比重。

12．尿顏色（U-COLOR）

【尿比重異常結果解讀】

（1）病理性上升常見於急性腎小球腎炎、心功能不全、心力衰竭、高熱、脫水、糖尿病、糖尿病酮症、妊娠中毒等。

（2）病理性減低常見於慢性腎功能不全、尿毒症、尿崩症、肝腎症候群、神經性多尿、慢性腎小球腎炎、腎盂腎炎、腎衰竭等。

【尿顏色異常結果解讀】

（1）淡黃色至無色：見於大量飲水、尿崩症、糖尿病等。

（2）橙色至黃褐色：為膽紅素尿，見於肝細胞性黃疸、阻塞性黃疸或服用大黃、核黃素、呋喃唑酮（痢特靈）等藥物引起；進食較多紅蘿蔔時也可見。

（3）棕褐色或濃茶色：

①血紅素尿：常見於溶血性貧血、蠶豆病、陣發性睡眠性血紅素尿、血型不合的輸血，惡性瘧疾等。

②肌紅蛋白尿：肌肉損傷，橫紋肌溶解等。

（4）紅色或洗肉水樣：為血尿，見於急性腎小球腎炎、腎結核、腎腫瘤、腎結石、膀胱結石、膀胱腫瘤、腎損傷，泌尿系統感染等。

（5）乳白色：見於乳糜尿（如絲蟲病）、脂肪尿；或由腎盂腎炎、膀胱炎引起的膿性尿。

【項目簡介】

正常尿液呈黃色或淡黃色，因飲水量等生理原因，尿液黃色會發生深淺的變化。尿液顏色受食物成分、尿色素、藥物等影響可有較大變化。

【方法及參考範圍】

用透過光檢測色調；黃色或淺黃色。

【尿顏色影響因素】

食物或藥物中色素對尿液顏色產生影響。

（二）尿沉渣鏡檢（SED）

尿沉渣是指尿液中的有形成分，包括：紅血球、白血球、上皮細胞、小圓上皮細胞、細菌、酵母菌、管型、黏液絲、結晶等。在正常情況下一般不存在，在病理情況下會出現在尿液中。目前尿沉渣多採用自動化儀器結合顯微鏡檢測，自動化尿沉渣檢測方法包括雷射流式細胞檢測技術及相差成像技術。

1・紅血球（LS-RBC）

【項目簡介】

尿雷射流式檢測報告紅血球定量的結果（個 /μL）和紅血球的形態學資訊。用於腎臟等泌尿系統疾病的診斷及治療。

【方法及參考範圍】

雷射流式細胞計數原理；$0 \sim 25/\mu L$。

【尿紅血球檢測影響因素】

【尿紅血球檢測異常結果解讀】

（1）紅血球增加，常見於腎小球腎炎、泌尿系統結石、結核或惡性腫瘤。

（2）正常人特別是青少年在劇烈運動、急行軍、冷水浴，久站或重度體力勞動後可出現暫時性血尿，這種暫時性血尿屬於生理性變化範圍。女性患者還應注意月經汙染問題，應透過動態觀察加以區別。

（3）泌尿系統疾病：泌尿系統各部位的炎症、腫瘤、結核、結石、創傷、腎移植排異、先天畸形等均可引起不同程度的血尿，如急、慢性腎小球腎炎，腎盂腎炎，泌尿系統感染，腎結石，腎結核等都是引起血尿的常見原因。

（4）全身系統疾病：主要見於各種原因引起的出血性疾病，如特發性血小板減少性紫癜、血友病、瀰散性血管內凝血（DIC）、再生障礙性貧血和白血病合併有血小板減少；某些免疫系統疾病如系統性紅斑狼瘡也可發生血尿。

（5）泌尿系統附近器官的疾病：如前列腺炎、精囊、盆腔炎等患者尿中偶見紅血球。

腎小球機械性損傷伴腎小管內 pH 改變、腎小管內不同滲透壓作用、環境變化（低 pH 或低滲）可導致紅血球破壞溶解，影響檢測結果。

酵母菌感染時會影響紅血球計數，需結合顯微鏡鏡檢結果。

2·紅血球相關參數

【項目簡介】

基於流式細胞計數原理，除檢測尿中紅血球的數量外，還可以檢測紅血球相關參數，包括：完整紅血球絕對值、完整紅血球百分比、紅血球組成資訊、紅血球平均體積。在腎臟疾病時由於腎小球機械性損傷、伴腎小管內 pH 改變、腎小管內不同滲透壓等作用使尿液中紅血球形態發生改變，分析尿中紅血球形態的變化有助於診斷紅血球的來源。

（1）完整紅血球絕對值

在紅血球計數異常情況下，完整紅血球絕對值是指尿中完整紅血球的數量。

【方法及單位】

雷射流式細胞計數原理；個 /μL。

（2）完整紅血球百分比

在紅血球計數異常情況下，完整紅血球百分比是指完整紅血球占尿中全部紅血球的比例。如果尿中紅血球以完整紅血球為主，說明是由於炎症、結石等非腎病因素引起的。如果

【紅血球相關參數異常結果解讀】

（1）當 70％的紅血球平均體積 ≥ 100 Ch，提示「均一性紅血球」的資訊，提示紅血球未受損，可能來自於泌尿系統炎症、結石、出血、腫瘤等非腎小球性血尿。

（2）當 70％的紅血球平均體積 ≤ 70Ch，提示「非均一紅血球」的資訊，提示紅血球受損，提示可能來自於腎小球性血尿的可能，見於急慢性腎小球腎炎等腎病。

（3）當 70％的紅血球平均體積在 70 ～ 100Ch 之間，提示「混合性紅血球」的資訊，在上述兩者之間的提示腎小球或非腎小球性血尿均可能。

完整紅血球比例較低，則說明尿中紅血球可能來源於腎臟疾病。

【方法及單位】

雷射流式細胞計數原理；%。

（3）紅血球資訊（RBC-INFO）

報告提示資訊如下。

「均一性紅血球」：提示紅血球形態、體積、大小一致；說明尿中紅血球形態完整、未受損，可能來自於泌尿系統炎症、結石、出血、腫瘤等非腎小球性血尿。

「非均一性紅血球」：提示紅血球形態體積大小不一致；提示有受損破碎的紅血球，可能來自於腎小球性血尿，見於急慢性腎小球腎炎等腎臟疾病。

「混合性紅血球」：說明尿中既有完整紅血球也有破損紅血球，提示可能有泌尿系統感染、結石、腫瘤、急慢性腎小球腎炎及各種腎臟疾病。

「未提示」：如果紅血球為 25 個 /μL 以下儀器檢測顯示「未提示」的資訊。

（4）70%的紅血球平均體積

【方法及單位】

雷射流式細胞計數原理； Ch（以 70%的紅血球平均體積為代表）

【尿白血球檢測異常結果解讀】

（1）有泌尿系統炎症時均可見到尿中白血球增多，尤其在細菌感染時，如急、慢性腎盂腎炎，膀胱炎，尿道炎，前列腺炎，腎結核，腎移植後發生排異反應等。

（2）女性有陰道炎或宮頸炎、附件炎時可因分泌物進入尿中，而見白血球增多，常伴大量扁平上皮細胞。

【尿上皮細胞檢測異常結果解讀】

鱗狀上皮細胞是分布在女性尿道和男性尿道末端極薄的細胞，正常女性尿中可成片出現，一般無臨床意義。泌尿生殖系炎症時會伴隨大量白血球出現在尿中。

3·白血球（LS-WBC）

【項目簡介】

尿雷射流式檢測報告白血球定量的結果。用於泌尿系統疾病診斷、療效觀察和預後判斷；協助診斷其他系統疾病；監測各種腎毒性藥物的作用；輔助診斷和防治職業病無症狀族群的健康普查。

【方法及參考範圍】

雷射流式細胞計數原理；$0 \sim 30/\mu L$。

【尿白血球檢測影響因素】

尿液放置時間過長、細菌滋生、環境變化（pH 變化或低滲）等引起的白血球溶解，導致白血球測定減少。

4·上皮細胞（LS-EC）

【項目簡介】

正常狀態下，隨著新陳代謝會有少量上皮細胞脫落於尿液中，主要是尿道表層鱗狀上皮細胞。當泌尿系統感染或各種腎炎、腫瘤時，膀胱上皮、腎小管上皮、尿道底層上皮會脫落於尿液中。透過觀察尿中上皮細胞的情況，可以了解泌尿系統及腎臟病變情況。尿雷射流式檢測報告上皮細胞定量的結果，必須結合顯微鏡鏡檢確定上皮細胞的類型。

【方法及參考範圍】

雷射流式細胞計數原理；$0 \sim 21.4/\mu L$。

【尿上皮細胞檢測影響因素】

尿液放置時間、細菌滋生、環境變化（pH改變或低滲）等可引起細胞溶解。

5 · 小圓上皮細胞（U-SRC）

【項目簡介】

尿沉渣中檢測報告的小圓上皮細胞可能含有腎小管上皮細胞、移行上皮細胞、扁平上皮細胞的中層與深層，需結合顯微鏡鏡檢判斷上皮類型，以確定來源。

【方法及參考範圍】

雷射流式細胞計數原理；陰性。

【尿小圓上皮細胞檢測影響因素】

尿液放置時間、細菌滋生、環境變化（pH變化或低滲）等可引起細胞溶解。

6 · 細菌（U-BACT）

【項目簡介】

正常尿液無菌，由於尿道口的汙染正常人尿液中可能會混有少量細菌。當泌尿系統感染時會出現大量細菌。尿沉渣檢測報告就是細菌定量的結果。

【方法及參考範圍】

雷射流式細胞計數原理；0 ～ 1,200/μL。

【尿細菌檢測影響因素】

尿液放置時間過長細菌大量生長；女性分泌物混入等。

【尿小圓上皮細胞檢測異常結果解讀】

（1）尿沉渣檢測出小圓上皮可能包括膀胱移行上皮細胞及腎小管上皮。

（2）移行上皮細胞來自於腎盂、輸尿管、膀胱和尿道近膀胱段，正常人可見少量。大量出現並伴有較多白血球提示泌尿系統炎症，腎盂、輸尿管或膀胱頸部炎症。

非炎症時出現大量成堆的移行上皮細胞應考慮泌尿系統腫瘤的可能。

（3）腎小管上皮細胞大量出現時提示急性腎炎、腎小管損傷、慢性腎炎、腎實質性損害、腎病症候群、泌尿系統感染以及腎移植時出現的排斥反應，並且隨著病情的加重，其數量顯著增多。

【尿細菌檢測異常結果解讀】

尿內細菌數量增加，提示泌尿系統有感染。伴隨尿內白血球數量的增加是診斷尿路感染的主要依據。必要時進行尿液細菌培養，進一步微生物鑑定。

【尿類酵母檢測異常結果解讀】

陽性：

（1）因患者免疫力低下引起的尿路感染，常由於體內菌群失衡引起。

（2）女性真菌性陰道炎的分泌物混入，其症狀是搔癢、灼痛及分泌物增多等。

【管型檢測異常結果解讀】

（1）透明管型為無色透明、內部均勻的圓柱形體，可偶見於正常人清晨濃縮尿中；當有輕度或暫時性腎功能改變時，尿內可有少量透明管型，數量增加見於急性腎小球腎炎、急性腎盂腎炎、心功能不全等，發熱、劇烈運動、麻醉後也可增多。

（2）尿液內病理管型，如顆粒管型、白血球管型、上皮細胞管型、紅血球管型等。

①上皮細胞管型：管型基質中含有多量腎小管上皮，此種管型提示腎小管病變，為腎小管上皮細胞脫落的證據，見於急性腎小球腎炎、間質性腎炎、腎病症候群、高熱、子癇、金屬中毒及慢性腎炎的晚期。

②紅血球管型：腎小球濾出的紅血球充滿在管型中，是由於泌尿系統出血所致，通常紅血球多已破壞，見於急性腎小球腎炎、慢性腎炎急性發作型、血型不合輸血引起的溶血反應。

③白血球管型：管型內包含來自腎小管管腔間質的白血球，一般認為這是腎臟中有嗜中性白血球滲出和間質性炎症。常見於急性腎盂腎炎、間質性腎炎、腎病症候群、急性腎小球腎炎。

④顆粒管型：是由腎實質性病變導致的變性細胞的分解產物，或血紅素及其他物質聚集於糖蛋白管型基質而形成。見於急性腎小球腎炎後期、慢性腎炎或藥物中毒引起的腎小管損傷。

⑤脂肪管型：管型基質內含有大量脂肪滴，為腎上皮脂肪變性的產物。見於腎病症候群、慢性腎炎急

7·類酵母（U-YLC）

【項目簡介】

類酵母菌是真菌或真菌的一種，正常尿液中無。在免疫功能低下，長期使用廣譜抗生素、免疫抑制劑、抗癌藥物，器官移植及患有重症消耗性疾病患者的尿中會出現。

【方法及參考範圍】

雷射流式細胞計數原理；陰性。

【尿類酵母檢測影響因素】

（1）檢體留取過程汙染。

（2）尿中紅血球出現時容易引起酵母菌檢測假陽性，需顯微鏡鏡檢綜合判斷。

8·管型（U-CAST）

【項目簡介】

管型是蛋白質在腎小管集合管凝固而形成的蛋白聚體。形成管型的必要條件包括：尿中有少量的白蛋白和腎小管上皮細胞產生的糖蛋白；腎小管有使尿液濃縮和酸化的能力，濃縮可以提升蛋白的含量及鹽的濃度，酸化可使蛋白沉澱；要有可交替使用的腎單位。正常人雙腎共用 200 萬個腎單位交替工作和休息。管型的形成必須具備尿液在腎單位的下部有足夠的停滯時間，以便蛋白質濃縮、沉析並凝聚成管型。管型種類包括：透明管型、細胞管型（紅血球管型、白血球管型、上皮細胞管型）、顆粒管型、脂肪管型、蠟樣管型、腎衰管型。正常

人偶見透明管型，尿中出現管型提示腎臟相關疾病，主要用於腎病的診斷、治療及預後觀察。

【方法及參考範圍】

雷射流式細胞計數原理；0 ～ 1.3/μL。

【管型檢測影響因素】

環境變化（pH 變化或低滲）隨放置時間有形成分破壞或溶解。

9·黏液絲（MUCUS）

【項目簡介】

由尿路分泌或陰道分泌引起，在正常尿中可出現，尤其在女性尿中，可引起尿液分析儀乾化學檢測蛋白等結果假陽性。當黏液絲大量出現時表示尿道受炎症反應刺激，需結合其他檢測結果綜合判斷。

【方法及參考範圍】

雷射流式細胞計數原理；陰性。

10·結晶（X' TAL）

【項目簡介】

正常尿液中鹽類結晶形成取決於尿中鹽類物質的飽和度及尿液的 pH、溫度、膠體物質（黏液蛋白）的濃度等因素，代謝紊亂或缺乏抑制晶體沉澱的物質也會產生鹽類結晶。尿中常見的結晶如尿酸鹽結晶、草酸鈣結晶、磷酸鹽結晶等，一般無臨床意義。若在新鮮尿液中經常出現並伴有較多紅血球，則應懷疑結石的可能。尿中出現磺胺類藥物結晶對臨床用藥有參

性發作型、中毒性腎病。

⑥蠟樣管型：常與腎小管炎症相關，提示局部腎單位阻塞及少尿、無尿，管型長期滯留於腎小管中演變而來。見於慢性腎功能衰竭、腎澱粉樣變，偶見於腎移植的急性和慢性排斥反應。

⑦腎衰管型：由於損壞的腎小管上皮細胞碎裂後，在明顯擴大的集合管內凝集而成。見於急性腎功能不全患者，在多尿的早期，此管型可大量出現，隨腎功能的改善，腎衰管型可逐漸減少或消失。在慢性腎功能不全時出現此管型提示預後不良。

【黏液絲檢測異常結果解讀】

增多時提示炎症刺激；大量出現時可干擾細胞及尿蛋白檢測，需注意鑑別。

【尿結晶檢測異常結果解讀】

（1）酸性尿中的結晶：常見與疾病無關的結晶有尿酸鹽、草酸鈣結晶等；與疾病相關的異常結晶有亮氨酸、酪氨酸、膽紅素及膽固醇結晶等。當尿中出現尿酸鹽、草酸鈣結晶並伴有紅血球時提示膀胱或腎結石的可能。非晶體尿酸鹽一般無臨床意義。

（2）鹼性尿中的結晶：三價磷酸鹽結晶；磷酸鈣結晶，在膀胱滯留、下肢麻痺、慢性膀胱炎、前列腺肥大及慢性腎盂腎炎的尿中可大量出現；尿酸銨結晶，常見於腐敗分解的尿中，無臨床意義；非晶型磷酸鹽結晶無臨床意義。

（3）藥物結晶：服用磺胺類藥物可在泌尿道內形成結晶，在新鮮尿中出現大量結晶且伴有紅血球時，有發生泌尿道結石或導致尿閉的可能，應及時停藥並多飲水。

考價值。在急性肝壞死患者的尿中可出現亮氨酸結晶和酪酸結晶。

【方法及參考範圍】

雷射流式細胞計數原理；<10/μL。

【尿結晶檢測影響因素】

藥物、尿液放置時間、結晶析出。

11·電導率（COND）

【項目簡介】

電導率表示液體中離子傳導電流的能力，與滲透壓有較好的相關性。滲透壓能精確反映腎臟的濃縮和稀釋功能，透過電導率推算滲透壓，有助於正確估計腎臟的濃縮和稀釋功能。

【方法及單位】

電極法； mS/cm。

【尿電導率檢測影響因素】

（1）導電性取決於離子的多少，因此導電率很大程度上受離子含量的影響。

（2）受飲水量及溫度的影響。

（3）極端滲透壓情況下，細胞大小和形態會發生變化，引起分類結果不準確。

【尿常規檢測結果的綜合分析及指導建議】

（1）尿常規檢測結果分析注意事項：

①乾化學法與流式法均檢測潛血與紅血球、白血球，但乾化學法受多種因素影響，因此只作為初篩，檢測結果應以尿沉渣檢測及顯微鏡鏡檢結果為準。

【尿電導率檢測異常結果解讀】

反映腎濃縮和稀釋功能，臨床意義與尿比重相似，但尿比重與電導率相關性較差。

（1）病理性上升，反映尿中離子、顆粒或細胞物質增多，常見於急性腎小球腎炎、心功能不全、高熱、脫水、糖尿病等。

（2）病理性減低，說明尿中離子成分少，腎小管濃縮功能低，反映腎臟回吸收原尿功能變差，常見於慢性腎功能不全、尿崩症等。

（3）尿鈣、尿鈉電解質成分較多時，電導率增加，可以透過電導率來監測預防結石的發生。

（4）異常上升與紅血球有相關性，應排除結石的可能。

（5）高濃度葡萄糖、蛋白質對滲透壓和比重有影響，對電導率沒有影響。

（6）年齡增加，電導率下降。另外電導率數值與飲水量有很大相關性。

②異常情況下尿中有形成分（管型、結晶、類酵母等）應以鏡檢結果為準。

③尿液受多種因素影響，日間差異較大，一次檢測結果不能確認診斷時，需經多次檢測確定。

④避免檢體留取過程中的汙染對檢測結果影響。

（2）尿常規檢測臨床應用

①泌尿系統炎症、結石、腫瘤、結核和腎移植時均可引起尿液的變化，因此尿常規檢查是泌尿系統疾病診斷和療效觀察的首選項目。

②對其他系統疾病的診斷，如糖尿病、急性胰腺炎、慢性肝炎和阻塞性黃疸的鑑別等。

（3）尿常規項目異常的臨床表現及指導建議

泌尿系統感染臨床表現會出現尿痛、尿急、血尿等症狀；腎結石或輸尿管結石出現腰腹部絞痛，建議到內科或泌尿外科就診；腫瘤可出現無痛性血尿等症狀。尿蛋白陽性需排除生理性影響，結合腎功能檢測診斷是否存在腎臟疾病，建議腎內科就診。尿糖陽性需結合血糖情況確定是否患有糖尿病或腎糖閾降低引起的尿糖陽性，建議內分泌科就診。膽紅素陽性需結合肝功能等檢測確認是否存在肝膽系統疾病，建議肝病科就診。

二、尿微量白蛋白

【項目簡介】

尿微量白蛋白是指尿白蛋白含量為 30 ～ 300mg/gCr。尿微量白蛋白增加提示早期腎損害，有助於腎小球疾患的早期診斷；糖尿病、高血壓患者如早期發現尿微量白蛋白上升，應及時進行早期治療，此時腎損害可逆轉，延緩疾病進展；尿微量白蛋白也是糖尿病腎病及高血壓腎病早期診斷首選項目。

檢體留取方式與尿常規相同。

【方法及參考範圍】

免疫比濁法；0 ～ 30mg/gCr。

【尿微量白蛋白檢測影響因素】

尿液應離心後取上清檢測，排除其他干擾。

【尿微量白蛋白檢測結果分析及指導建議】

尿微量白蛋白可以反映糖尿病腎病、高血壓腎病，當尿微量白蛋白檢測結果為 30 ～ 200mg/gCr 時，病程為可逆的，及時發現並採取適當的治療方式，可以逆轉或延緩病情進展。所以尿微量白蛋白檢測有重要意義，如出現異常需到內科及時就醫。

第三節　糞便檢測的臨床意義解讀

糞便是消化器官排泄的廢物，其主要成分為食物殘渣、消化道分泌物、黏膜脫落物、無機鹽、腸道細菌和水分等。當消化系統有病變時，可影響糞便的顏色、性狀及組成，從而間接判斷消化系統（胃、腸、胰腺、肝膽系統）有無炎症、出血、寄生蟲感染、腫瘤等疾病。健康體檢常見的檢測項目包括：糞便常規及便潛血檢查，可以反映消化系統炎症及腫瘤；便幽門螺旋桿菌檢測，可以反映是否存在幽門螺旋桿菌感染，用於萎縮性胃炎、胃潰瘍、胃癌等的輔助診斷。

【糞便檢體採集方法】

用乾燥、清潔、無吸入性容器直接接取新鮮自然排出的糞便，表面無異常時分別在糞便外表及內層 6 個位點挑取糞便；如有膿血黏液等異常成分，挑取異常部位糞便，留取糞便檢體約 2 ～ 3g（約一平勺，切勿超量）。檢體不得混有尿液及其他汙水，也不可用紙包裹。放入送檢容器內（體檢中心提供），確保樣本包裝外部清潔，無汙染。核對容器上貼好的條碼個人資訊及檢測項目是否正確。送入檢測實驗室指定放置處。

便常規、便潛血、便幽門螺旋桿菌抗原檢測，可留取一份檢體，糞便採集流程如圖 1-3-1 所示。

圖 1-3-1　糞便檢體採集流程

【糞便檢體採集注意事項】

（1）糞便檢體必須新鮮，檢體留取後需在
1 小時內送檢，否則可因 pH 及消化酶等影響，
而使糞便中細胞成分破壞分解。

（2）避免汙染，用杯子直接接取糞便，切
勿留取便盆或馬桶中的糞便檢體，糞便檢體中
也不可混入植物、泥土、汙水等異物。

（3）不應從衛生紙或衣褲等物品上留取檢
體，不能用棉簽有棉絮的一端挑取檢體（吸收
性物質會引起細胞變形，影響檢驗結果）。

（4）牙齦出血及痔瘡出血會對檢測結果產
生影響。

一、一般常規體檢項目

1．糞便常規

【項目簡介】

食物經過胃腸道消化吸收後，與食物殘

渣、消化道分泌物、腸黏膜脫落物、無機鹽、腸道細菌和水分等組成糞便排出體外。糞便的性狀能夠反映胃腸道功能的狀況。糞便常規檢測包括糞便外觀及顯微鏡沉渣檢測，主要用於消化系統疾病的檢查。

【方法及參考範圍】

肉眼觀察及顯微鏡法；正常糞便／軟便。

鏡檢；紅血球（RBC）：0/HPF，白血球（WBC）：偶見 0 ～ 1/HPF。

【糞便常規檢測影響因素】

（1）糞便檢體的容器必須密封。糞便檢體留取應選擇其中膿血黏液等病理成分，若無病理成分，可多部位取材。採取檢體後，應在 1 小時內送檢，否則可因 pH 及消化酶等影響，使糞便中細胞成分破壞分解。

（2）紙包裹便，檢體會因紙吸收水分引起細胞變形及破壞影響檢測結果。

（3）許多藥物對大便的色澤會產生影響。為了最大限度地避免和清除藥物干擾檢測，檢驗取樣應盡量避開血藥高峰期。

2・便潛血

【項目簡介】

健康人每日胃腸道生理性失血量為 0.6mL，當出血量 >2mL 時為病理性出血，患者可能無臨床症狀，紅血球在消化道內被分解破壞，釋放出血紅素，肉眼和顯微鏡下不易被發現，採用單克

【糞便常規檢測異常結果解讀】

（1）異常情況便外觀如下。

①稀便：急慢性胃腸炎；

②米泔水樣便：常見於霍亂；

③黏液便：常見於腸炎、痢疾；

④膿血便：常見於痢疾、大腸直腸癌；

⑤水樣便：見於消化不良、急性胃腸炎；

⑥黑便或柏油便：常見於上消化道出血；

⑦灰白色便：常見於膽囊梗阻、膽道結石、膽道腫瘤等；

⑧綠色稀便：見於嬰幼兒腹瀉；

⑨鮮血便：下消化道出血、痔瘡；

⑩果醬樣便：急性溶組織阿米巴痢疾。

（2）鏡檢見白血球，2 ～ 15/HPF 見於腸炎，>15/HPF 並伴有紅血球時見於細菌性痢疾。

（3）鏡檢見紅血球，常見於腸炎、痢疾、腫瘤等腸道疾病，腸道、肛門出血。

（4）澱粉顆粒、脂肪球、肌纖維、結締組織提示消化不良或胰腺功能不全。出現大量食物殘渣時提示消化不良。

（5）大量真菌出現提示菌群失調。

（6）蛔蟲、蟯蟲、條蟲等寄生蟲感染時可找到其蟲卵或成蟲、節片。

【便潛血檢測異常結果解讀】

當便潛血 >0.2μg/mL 時定性檢測呈陽性反應。

陽性：見於消化道炎症、潰瘍、腫瘤、結腸息肉及各種出血性疾病。

隆膠體金免疫層析法檢測便中的血紅素含量為便潛血（OB）試驗。常用於消化道出血性疾病檢查及臨床應用藥物的監測，該方法不受飲食的限制，不受動物血或鐵劑等藥物的干擾，能夠準確檢測出無症狀少量持續的出血。

【方法及參考範圍】

單克隆膠體金免疫層析法；陰性。

【便潛血檢測影響因素】

（1）正常人便潛血陽性，可能由於某些藥物刺激胃腸道造成的隱性出血，如阿斯匹靈。

（2）糞便形成過程中，少量消化道出血可能與糞便混合不均勻，而且消化道出血可能呈間斷性，因此需連續檢測 3 次。

（3）月經期、痔瘡以及肛裂或口腔、鼻出血等因素可造成假陽性結果。

（4）出現柏油樣便時血紅素濃度 >2,000μg/mL，可能會出現免疫學前帶現象導致假陰性結果，此時必須將糞便稀釋 50 ～ 100 倍再進行檢測。

（5）若血紅素在消化道內存留時間過長，可能被胃酸或腸內細菌分解的酶降解破壞致免疫原性減弱，導致假陰性反應。必須增加檢測樣本濃度。

【糞便常規及潛血檢測結果的綜合分析及指導建議】

（1）當糞便常規檢測白血球 >15/ 高倍視野

時，同時伴有不等量紅血球可診斷為細菌性痢疾；當白血球在 2 ～ 15 個／高倍視野時，可能為胃腸道炎症，建議腸道門診就診。

（2）糞便常規檢測發現澱粉顆粒、脂肪球、肌纖維、結締組織、大量食物殘渣等時提示消化不良。

（3）糞便常規檢測發現大量真菌時提示腸道菌群失調，需消化內科及時就診。

（4）糞便常規及便潛血檢查可以反映消化系統炎症、潰瘍、息肉及腫瘤。

（5）痔瘡、肛裂或牙齦出血等因素可造成潛血結果陽性，需連續送檢三次，排除暫時性干擾，判斷是否存在持續消化道出血，需消化內科及時就診，進行胃腸鏡等檢查。

（6）便潛血不能對胃腸道出血性病變做結論性診斷，只能作為篩檢和輔助診斷用，需進一步行內視鏡檢查。

3・糞便幽門螺旋桿菌抗原（Hp-SA）

【項目簡介】

幽門螺旋桿菌（Hp）存在於人體胃幽門部的黏膜組織，80％的胃潰瘍和 95％的十二指腸潰瘍是由幽門螺旋桿菌感染引起的，是目前所知能夠在胃中唯一生存並致病的細菌。世界上有近半數人受幽門螺旋桿菌感染，感染首先引起慢性胃炎導致胃潰瘍和胃萎縮，嚴重者發展為胃癌。據統計初次感染幽門螺旋桿菌年齡

【糞便幽門螺旋桿菌抗原檢測異常結果解讀】

胃黏膜一般 1 ～ 3 天脫落一次，定植於胃黏膜表面的幽門螺旋桿菌則隨脫落的黏膜一起排到糞便當中。若治療成功，則幽門螺旋桿菌抗原難以測出；若治療不成功，則在數日後細菌含量升高，糞便中檢測到幽門螺旋桿菌抗原。該檢測對疾病的診斷及療效觀察、隨訪分析均具有重要意義。

較早的族群，萎縮性胃炎及胃癌發病率高。慢性胃炎和消化道潰瘍的普遍症狀為：食後上腹部飽脹、不適或疼痛，常伴有其他不良症狀如噯氣、腹脹、反酸或食慾減退，有些患者還可出現反覆發作性劇烈腹痛、上消化道少量出血等。因此及早發現幽門螺旋桿菌感染可以及時有效地利用抗生素消滅幽門螺旋桿菌，對預防和控制胃癌有重大意義。

透過糞便幽門螺旋桿菌抗原檢測了解是否存在幽門螺旋桿菌的感染。

【糞便幽門螺旋桿菌抗原檢測檢體採集方法】

糞便常規及便潛血，可使用同一糞便檢體進行檢測。

【方法及參考範圍】

膠體金法；陰性。

【糞便幽門螺旋桿菌抗原檢測影響因素】

陰性結果時應考慮排菌量過少或與間斷性排菌有關。需連續三次檢測。

【糞便幽門螺旋桿菌抗原檢測結果的綜合分析及指導建議】

（1）糞便幽門螺旋桿菌抗原檢測可以反映是否存在幽門螺旋桿菌感染，可作為萎縮性胃炎、胃潰瘍、胃癌等的輔助診斷。

（2）陰性結果不排除幽門螺旋桿菌感染，需連續三次檢測。

（3）檢測結果陽性，建議消化內科就診。

採用聯合抗生素治療方法。

（4）必要時結合胃鏡檢查。

二、特殊從業人員體檢項目

1．糞寄生蟲鏡檢（阿米巴原蟲感染檢測）

【項目簡介】

正常糞便無寄生蟲，當感染了鉤蟲、蛔蟲、蟯蟲、條蟲、中華肝吸蟲、原蟲（阿米巴）時可在糞便中透過顯微鏡檢測到蟲卵或滋養體，根據不同蟲卵不同的形態特徵，判斷寄生蟲感染的類型，採取相應的治療方式。如今隨著人們生活條件的改善，寄生蟲感染已經很少見。

溶組織阿米巴原蟲感染（也叫阿米巴痢疾），是餐飲從業人員從業條件的篩檢項目，屬國家傳染病防治法規定的第二類法定傳染病管理。該寄生蟲經口感染，主要寄生在結腸內，引起阿米巴痢疾或阿米巴結腸炎，一定條件下可感染肝、肺、腦、泌尿生殖系統及其他部位形成潰瘍或膿腫。阿米巴感染的傳染源主要是已感染的慢性患者、恢復期患者及健康帶蟲者，食入或間接食入帶有阿米巴包囊的物體可感染。

【方法及參考範圍】

肉眼觀察及顯微鏡法；未見蟲卵（未見阿米巴原蟲包囊及滋養體）。

【糞寄生蟲鏡檢異常結果解讀】

（1）發現蟲卵並根據相關臨床症狀判斷相應寄生蟲感染，採取相應驅蟲方式。

（2）溶組織阿米巴感染潛伏期可1～2週，甚至長達數月。患者可能與阿米巴包囊共棲生存。當身體營養不良、感染、腸道功能紊亂、腸黏膜損傷時，身體抵抗力低下，在細菌加乘性下，可促進阿米巴增殖，損害腸黏膜。

（3）急性非典型性阿米巴病，起病緩慢，無明顯全身症狀，腹部有不適感，可排稀便。缺乏典型的痢疾樣糞便，顯微鏡鏡檢可發現滋養體。

（4）急性典型性阿米巴病，起病較緩，腹痛，腹瀉，排泄每天10餘次，大便中帶血及黏液，呈暗紅色或紫紅色、果醬樣便外觀，有腥臭味，顯微鏡鏡檢可見黏液中成團的紅血球、較少的白血球及活動的滋養體。

【糞寄生蟲鏡檢影響因素】

（1）花粉與蛔蟲卵形態相似，容易混淆。

（2）中華肝吸蟲、鞭蟲卵易與靈芝孢子粉相混淆，需注意區別。

（3）檢測阿米巴滋養體時需及時送檢並保溫。

2．糞便普通細菌培養鑑定及藥敏（痢疾、傷寒病病原菌篩檢）

【項目簡介】

用於腸道細菌感染（如痢疾、傷寒等）的診斷、抗生素的選擇和使用以及餐飲行業健康體檢。痢疾、傷寒病屬國家傳染病防治法規定的第二類法定傳染病管理。痢疾及傷寒經消化道傳播，患者糞便排出人體後可汙染手、食物和水源，經口腔進入人體。約 10 ～ 200 個痢疾志賀菌即可使人致病。健康人因接觸患者或帶菌者及其生活用具被感染。

【檢體留取要求】

（1）檢體採集原則：腹瀉患者應在急性期採集，最好在使用抗生素前或停用後 3 ～ 5 天採集。

（2）應採集新鮮有膿血黏液部位的糞便，約指頭大小，半小時內送檢。

糞便細菌培養檢體採集流程如圖1-3-2所示。

圖 1-3-2　糞便細菌培養檢體採集流程

【方法及參考範圍】

普通細菌培養法；無致病菌生長（未培養出痢疾及傷寒沙門菌）。

【影響因素】

樣本放置過久，細菌死亡，培養基中不能生長。

3‧糞便霍亂弧菌培養及鑑定

【項目簡介】

人類是霍亂弧菌的唯一易感者，主要透過汙染的水源或飲食經口而被感染。霍亂弧菌對酸敏感，但如能透過胃酸到達小腸，由於菌毛作用，則可在腸黏膜表面吸附並迅速繁殖，經過很短的潛伏期後便急性發病。弧菌不侵入上皮細胞和腸腺，但在其繁殖過程中產生的霍亂腸毒素，可作用於小腸黏膜，引起腸液過度分泌，患者出現上吐下瀉、米泔水樣便、水電解質紊亂等一系列症狀。霍亂和副霍亂的實驗室

【糞便細菌培養的異常結果解讀】

正常糞便中約 2/3 是細菌，屬於腸道正常菌群，主要是大腸埃希菌、腸球菌等。由於食入汙染食物等因素導致其他致病菌生長，患者出現腹瀉、嘔吐等全身症狀，嚴重者可能導致死亡。引起腸道感染的致病菌主要是志賀菌屬引起的痢疾，以及傷寒桿菌、副傷寒桿菌引起的傷寒、副傷寒，由霍亂弧菌感染引起的霍亂。糞便細菌培養檢測出志賀菌屬細菌（包括福氏痢疾桿菌、志賀痢疾桿菌、宋內志賀桿菌、鮑氏志賀桿菌），是臨床確診痢疾的重要依據。培養、鑑定出相應的傷寒、霍亂等病原體是傷寒、霍亂等相關疾病的診斷依據。透過藥敏試驗為臨床合理用藥提供重要參考。

診斷對疾病的確診、採取緊急防治措施控制和消滅本菌具有特殊的重要意義。霍亂屬國家傳染病防治法規定的第一類法定傳染病，一經發現感染，須立即上報。

【檢體要求】

新鮮糞便檢體於無菌容器內或取肛拭子（不能排便者）直接置於鹼性蛋白腺水中，及時送檢。

【方法及參考範圍】

鹼性蛋白腺水增菌，慶大霉素瓊脂培養。

霍亂弧菌培養程序：將糞便接種在慶大霉素瓊脂培養基中孵育 24 小時，同時接種在鹼性蛋白腺水中增菌 6 ～ 8 小時後，再轉種慶大霉素瓊脂培養基中孵育 24 小時，觀察結果。

【報告方式】

霍亂弧菌培養陰性。

結合菌落特點，可疑霍亂弧菌培養陽性，需進行 O1、 O139 血清群鑑定，如發生凝集反應，同時鹽水凝集反應陰性，初步判斷為可疑霍亂弧菌感染，應屬第一類法定傳染病管理範疇，應立即上報防疫部門。

【影響因素】

樣本放置過久，細菌死亡，培養不能生長。

【糞便霍亂弧菌培養的異常結果解讀】
霍亂是由霍亂弧菌引起的急性腸道傳染病，它可以引起流行、暴發和大流行。臨床特徵為劇烈腹瀉、嘔吐、大量米泔水樣便、患者水電解質紊亂和周圍循環衰竭，嚴重休克者可併發急性腎功能衰竭，甚至死亡。霍亂流行迅速且在流行期間發病率及死亡率均高，危害極大。隨著人民生活水準的提升及衛生條件的改善，霍亂弧菌引起的傳染病已經得到有效的控制，但也常出現散發病例。因此早期迅速和正確的診斷，對治療和預防本病的蔓延有重大意義。霍亂弧菌的培養和鑑定除用於臨床霍亂弧菌感染的診斷外，也用於餐飲服務人員的健康體檢。霍亂主要發生在夏秋季，高峰期在 7 ～ 8 月。

第四節　臨床血液樣本採集及檢測影響因素

　　臨床血液學、臨床生化學、臨床免疫學檢查，出凝血功能及血栓性疾病檢測均需採集靜脈血，檢測樣本分為全血、血清、血漿等。血常規、糖化血紅素、血沉檢測使用全血；生化、免疫檢測使用血清；凝血功能檢測使用血漿。全血和血漿樣本根據不同檢測項目，採用不同的抗凝劑。

　　【血液樣本採集方法及患者準備】

　　（1）血液樣本採集時間。

　　早晨時的體力、情緒等因素對檢驗結果的影響較小，是大部分檢體採集的最佳時間；採集血液樣本要求空腹 8 ～ 12 小時，理想的時間是早晨 7 點～ 10 點，最後一次食物和液體攝入最好在前一天下午 6 點～ 7 點。但也不可空腹時間過長。

　　（2）採血前避免情緒激動、寒冷、高熱及劇烈運動。

　　（3）如有可能，最好停服干擾檢測的藥物。

　　（4）目前靜脈採血採用真空採血法。

　　真空採血法是最好的靜脈血採集技術，採用真空負壓的方法，避免了血液外溢引起的汙染，並有利於檢體的轉運和保存。標準真空採血管採用國際通用的管蓋和標籤顏色，顯示採

血管內添加劑的種類和檢測用途，可根據需求選擇相應的試管。檢體採集量需達到指定刻度。

（5）採血管的使用：

①全血細胞分析使用 EDTA-3K 抗凝管（紫帽）。

②糖化血紅素使用 EDTA-3K 抗凝管（紫帽）。

③生化檢測項目使用無抗凝劑乳膠分離管（紅帽）。

④免疫檢測項目使用無抗凝劑乳膠分離管（紅帽）。

⑤凝血功能檢測使用 3.2%檸檬酸鈉抗凝管（藍帽）。

⑥血沉檢測使用 3.8％檸檬酸鈉抗凝管（黑帽）

（6）靜脈採血注意事項

①如靜脈血管不明顯，採血不順利，止血帶壓迫時間過長，容易引起淤血、靜脈擴張，可能影響某些指標的檢查結果。

②採血不順利時，易導致檢體溶血或出現小凝塊，可能影響檢驗結果。

③體檢時血常規與生化、免疫檢測同時抽血。

④避免在輸液或輸注脂肪乳過程中採血，如必須採血則避免輸液同側採集。

⑤每個檢測條碼對應一管血，檢驗項目與

採血管類型相對應。

⑥取血後，應伸直手臂不要彎曲，在抽血部位按壓 3～5 分鐘進行止血。切勿揉搓，以免血液滲入皮下造成瘀斑及血腫。因個人的凝血功能差異，有人必須按壓稍長時間方可止血。

⑦抽血後出現暈針現象，應平臥，飲少量糖水，待症狀緩解後再進行體檢。

⑧若局部出現淤血，應在 24 小時後用溫熱毛巾溼敷，可促進淤血吸收。

【血液學檢測影響因素】

（1）檢體採集前要求被檢驗者處於安靜狀態，情緒高度緊張會使血糖、血紅素和紅、白血球上升。

（2）固定生物影響因素。

①性別因素：性別間的差異，如體重、體表面積和肌肉量不同會有差異。如 γ-GT、TG、 UA、 Crea、 CK、 AST、 ALP、Fe、 Urea、 CHO 在男性中所測得的結果比在女性中所測得的結果偏高。

②年齡因素：隨年齡的上升，Ca、 TP 和ALB 數值下降，而 GLU、 Urea、 TC 的濃度和 LDH 活性上升。

③遺傳和種族：遺傳和種族因素也是造成檢測結果有差異的原因。

（3）可變生物影響因素。

①飲食：餐後採血會出現脂血而致血清、

血漿混濁，可引起血中 Glu 和 TBIL 的增加，ALT 和 K^+ 明顯升高，UA、 TP、 Ca、 TC 輕到中度上升。攝入過多脂肪可導致 TG 數值上升。高蛋白飲食可使 Urea、 UA 升高。

②餐後立即抽血，可造成高鉀低磷，混濁的血清可使 TBIL、 LDH、 TP 上升，有可能造成 UA、 Urea 降低。

③空腹超過 24 小時，可能會造成 BIL 明顯增加而 GLU、 ALB 下降。

④酒精影響：飲酒幾分鐘後可使 AST 輕度升高，3 小時後達到最高，一段時間後 γ-GT 輕度上升。長期飲酒者可顯示持續性的 γ-GT 數值升高。即使是少量飲酒後，在一些個體中也可以檢測到 TG 持續幾個小時或幾天的大量上升。

⑤勞累、寒冷、情緒激動等刺激可使白血球上升。

⑥運動影響：經過幾小時的運動，尤其是對未經過訓練的人，細胞極易損傷，且易導致肌肉組織中的酶如 AST、 LDH、 CK 的濃度升高。劇烈運動後，CK、 LDH、 AST、 ALT、 GLU、 CREA、 Urea、 UA、 WBC、 K^+、 BIL、 HDL 會升高。運動員的 LDH、 Urea、 HDL 等較高。

⑦體重影響：肥胖人士除了 GLU、 TC、 UA 普遍偏高外，肥胖男性還會有 Crea、

TP、 AST 偏高及磷偏低的現象，而肥胖女性則有鈣偏低的情況。

⑧精神緊張：緊張可使兒茶酚胺和類固醇的產生增加，皮質醇、腎素、醛固酮和生長激素的數值升高。TSH 和 PRL 數值也可能增加。

⑨長期臥床：腎臟排泄鈉、鈣、氯、磷酸鹽和氨增加，ALP 數值升高。

⑩電離輻射：電離輻射治療，由於腫瘤組織的溶解，常可導致PLT和WBC的下降，UA升高。

⑪日光照射： WBC、 PLT、 ESR 偏高，BIL 偏低。

⑫妊娠影響：使 ALP、 TC、 TG、 TF、 WBC、 PP、 E2、 E3、 PRL、 AFP、 AMY 檢測結果偏高，使 Urea、 Na$^+$、 Fe、 Mg、 TP、 ALB、 CHE、 HGB、 HCT、 RBC 檢測結果偏低。

⑬溶血影響：長時間過度加壓可使血管內溶血，用針筒採血時用力過大等導致血管外溶血，檢體用力振盪會導致溶血，溶血使 LDH、 HBDH、 BIL、 AST、 CK、 CKMB、 AST、 MG、 ACP、 K 偏高。紅血球膜完整性被破壞，嚴重影響檢驗結果的項目主要有： LDH、 K$^+$、 HGB、 ACP， 同 時 也 有 Fe、 ALT 的改變。

⑭口服避孕藥（OC）：服用 OC 後，血清中的酶在一定週期、一定範圍內升高，然後降

低。甲狀腺素結合球蛋白可升高 44%。

⑮生物節律：個體的生理節律是 24 小時內有規律的反覆出現的特定現象，某些人在 24 小時內會有不規則的血液成分變化，必須鑑別兩者的差異。時區改變時，常常出現生物節律的改變，如穿越經線，身體必須 6～8 小時去適應新的時區。

（4）採血部位、姿勢和止血帶的使用

①採血時要避開水腫、破損部位，防止組織損傷、外源性凝血因子進入針管。如果採血過慢或不順利，可能活化凝血系統，使凝血因子活性上升，血小板假性減低。輸液患者應在輸液裝置的對側手臂採血，可避免血液被稀釋。絕不能在輸液裝置的同側採血。

②姿勢的影響結果：由於姿勢不同造成靜脈承受壓力不同，如站立姿勢會使 TP、ALB、 Ca、 HCT、 ALT、 Fe、 TC 偏高。

③止血帶壓迫時間不宜超過 1 分鐘。壓迫時間過長，產生靜脈淤血，pH 降低，低氧效應迫使鉀離開細胞，引起血清鉀數值假性升高。受檢者反覆握拳，以顯示靜脈血管，前臂肌肉收縮，有助於鉀釋放，可引起鉀上升 1～2mmol/L，也可引起纖溶活性注射顯影劑、血小板釋放及某些凝血因子活性注射顯影劑。使用止血帶達到 2 分鐘時，可引起血中膽固醇數值增加 5% ；如果止血帶滯留 5 分鐘，可增加 10%～15%。

（5）時間影響因素

① WBC 測定值下午高於上午，有些人可相差 1 倍左右。

② TG、 P、 Urea、 HCT 測定值下午高於上午。

③晝夜節律、季節、海拔高度對許多試驗結果都存在一定影響。

（6）藥物因素

①抗生素：青黴素類和磺胺類藥物能上升血液中 UA 濃度，磺胺類抑制腸內細菌繁殖，使尿膽紅素不能還原為尿膽原，無法得出尿膽原的正確檢測結果。

②鎮痛消炎藥物：阿斯匹靈、氨基比林等會使尿中膽紅素檢測值升高；嗎啡、哌替啶和吲哚美辛、布洛芬等可導致檢驗中澱粉酶和脂肪酶含量明顯升高。用藥後 4 小時內影響最大，24 小時後消失。

③抗癌藥物：絕大多數抗癌藥物對人體造血系統有抑制和毒害作用，可導致血液中 RBC、 WBC、 PLT 和 HGB 數量的減少（少數藥物可使血細胞異常增多）、肝功能改變、TG 升高。其中胺甲蝶呤抑制骨髓，且損害腎功能；硫唑嘌呤損害肝功能，出現黃疸；阿糖胞苷使 ALT、 AST 異常升高。

④激素類藥物：雌激素類藥物能影響人體中血脂的含量，使葡萄糖耐受試驗減低，並可

引起血小板和紅血球量的減少；礦物皮質素易導致水、鈉瀦留和低鉀血症；腎上腺素可減少鈣、磷的吸收，且排出量增加，故血鈣、血磷偏低，另外可明顯升高血糖值。

⑤利尿藥物：臨床上常用的為氫氯噻嗪、呋塞米、三氯噻嗪和依他尼酸等。典型的臨床反應為低血鉀、低血容量和低血氯，長期使用後可見高氮質血症和高尿酸血症。

⑥抗糖尿病藥：胰島素使用後可出現低血糖症。其他抗糖尿病藥（如氯磺丙脲等）可損害肝功能，使 ALT、 AST 升高，出現黃疸、血細胞減少等。

⑦抗癲癇藥：如苯妥英因抑制葉酸的吸收，常見巨細胞性貧血。因輕度抑制骨髓，故使血細胞（尤其是白血球和血小板）減少，偶有再生障礙性貧血的報導。卡馬西平可致粒細胞、血小板減少，長期使用損害肝功能。

第五節　血液學檢測的臨床意義解讀

【項目介紹】

血液是由細胞成分（包括紅血球、白血球、血小板）和非細胞成分（血漿）組成，血液不斷在血管內流動，輸送氧氣並運輸二氧化碳，直接或間接地與全身各個組織器官相連繫，參與身體各項生理活動。臨床血液學檢查

一般使用全血對血液中成分進行檢測，本文主要介紹血常規檢查和紅血球沉降率（ESR）。

一、血常規檢查

【項目介紹】

血液常規檢查主要是檢測血液內的細胞成分包括紅血球、白血球、血小板及其相關參數。全自動血細胞計數儀測定可提供 24 項相關檢測參數，血液常規檢查是最常用的檢驗項目，用於血液系統疾病（各種類型貧血、白血病）、感染性疾病、腫瘤等疾病的診斷及療效觀察。

樣本採集：靜脈採集 EDTAK3（紫帽管）抗凝全血。

1・紅血球（RBC）和血紅素（Hb）

【項目簡介】

紅血球是血液中數量最多的一種細胞。直徑 6～9μm，成雙凹圓盤形，內含血紅素，起著輸送氧氣，運出二氧化碳的功能，對維持身體生理活動發揮重要作用。紅血球的平均壽命為 120 天，在各種生理或病理情況下，會引起紅血球數量和血紅素含量的減少或增多。透過血液常規檢驗，可以協助診斷各種貧血和紅血球增多症。

【方法及參考範圍】

電阻抗法（紅血球檢測）、比色法（血紅

【紅血球和血紅素檢測異常結果解讀】

增多：

（1）生理性增加：新生兒、高原居住者。

（2）病理性增加：真性紅血球增多症、代償性紅血球增多症（如先天性心臟病、慢性肺臟疾病、脫水）。

減少：

（1）生理性減少：嬰幼兒及生長發育期的青少年，由於生長發育迅速，造血原料相對不足；妊娠中後期的孕婦，血容量快速增加，引起血液相對稀釋；老年人造血功能逐漸減退，使紅血球和血紅素逐漸減少。

（2）病理性減少：各種貧血、白血病、產後、手術後、大量失血。

素檢測）；

紅血球計數和血紅素。

男性　（4.3～5.8）$\times 10^{12}$/L、130～175g/L

女性　（3.5～5.5）$\times 10^{12}$/L、115～150 g/L

【紅血球和血紅素檢測影響因素】

樣本劇烈振盪等導致的溶血會使紅血球假性減低；紅血球冷凝集可使紅血球計數假性減低；嚴重的黃疸或高脂血症使血紅素結果假性上升。

2・紅血球比積（HCT）

【項目簡介】

紅血球比積（HCT）又稱紅血球比容，曾稱紅血球壓積，是指紅血球容積占全部血液容積的百分比。紅血球比積主要與血液中紅血球的數量和大小有關，是血液中紅血球濃度的指標。用於診斷各種貧血和紅血球增多症。

【方法及參考範圍】

血細胞分析儀（電阻抗法）；

男　40%～50%，

女　35%～45%。

【HCT 檢測影響因素】

紅血球冷凝集可使 HCT 假性上升。

3・平均紅血球體積（MCV）

【項目簡介】

平均紅血球體積指血液中每個紅血球的平均體積，以 fL 為單位，對各種類型貧血性疾病的鑑別診斷有非常重要的參考價值。

【HCT 檢測異常結果解讀】
（1）上升：大面積燒傷、脫水、各種原因引起的紅血球與血紅素增多症（如真性紅血球增多症或肺心病）等。
（2）降低：各類貧血時隨紅血球數的減少而有不同程度的降低。

【MCV 檢測異常結果解讀】
（1）增大：見於缺乏葉酸、維生素 B_{12} 所引起的營養性巨幼細胞性貧血、惡性貧血等。
（2）減小：見於慢性失血性貧血、缺鐵性貧血、遺傳性球形紅血球增多症、慢性感染、中毒等。

【方法及參考範圍】

血細胞分析儀計算法（電阻抗法）；82 ～ 100fL。

【MCV 檢測影響因素】

紅血球冷凝集可使 MCV 假性上升。

4 · 平均紅血球血紅素含量（MCH）

【項目簡介】

平均紅血球血紅素含量是指每個紅血球內所含血紅素的平均量，以 pg 為單位，用於判斷貧血類型及輕重程度，並對貧血的鑑別診斷有一定意義。

【方法及參考範圍】

血細胞分析儀計算法（電阻抗法）；27 ～ 34pg。

【MCH 檢測影響因素】

紅血球冷凝集可使 MCH 結果假性上升。

【MCH 檢測異常結果解讀】
(1) 增多：見於葉酸、維生素 B_{12} 缺乏引起的營養性巨幼細胞性貧血、惡性貧血等。
(2) 減少：見於慢性失血性貧血、缺鐵性貧血、遺傳性球形紅血球增多症、慢性感染、中毒等，如慢性炎症、尿毒症等。

5 · 平均紅血球血紅素濃度（MCHC）

【項目簡介】

平均紅血球血紅素濃度是指每升血液中含有的血紅素濃度，用於判斷貧血類型和輕重程度，並對貧血的鑑別診斷有一定意義。

【方法及參考範圍】

血細胞分析儀計算法（電阻抗法）；316 ～ 354g/L。

【MCHC 檢測影響因素】

(1) 紅血球冷凝集可使 MCHC 結果假性

【MCHC 檢測異常結果解讀】
(1) 上升：一般無臨床意義。
(2) 降低：見於慢性失血性貧血、缺鐵性貧血。

上升。

（2）乳糜血可使 MCHC 結果假性上升。

6‧紅血球體積分布寬度（RDW-CV）

【項目簡介】

表示紅血球體積大小的分布情況，用於貧血的診斷和療效觀察。

【方法及參考範圍】

血細胞分析儀計算法（電阻抗法）；11%～15%。

【RDW-CV 檢測影響因素】

紅血球冷凝集等影響 RBC、MCV 結果時，均可影響 RDW-CV 結果。

7‧白血球（WBC）

【項目簡介】

白血球是人體重要的免疫細胞，具有很強的吞噬能力，是抵禦病原微生物入侵的重要防衛系統，白血球能透過變形而穿過毛細血管壁，集中到病原體入侵部位，將病原體包圍、吞噬。在不同病理情況下，會引起各類白血球數量和品質的改變。白血球檢測就是測定血液中各類白血球的總數及分類。人體中正常成熟的白血球可以分為五類：嗜中性白血球、嗜酸性粒細胞、嗜鹼性粒細胞、淋巴球和單核細胞。臨床上，檢查白血球總數、白血球分類計數及其形態學改變，可用於感染性疾病的輔助診斷和鑑別診斷、血液系統疾病鑑別診斷和治

【RDW-CV 檢測異常結果解讀】

紅血球體積大小不等時 RDW-CV 增加，結合 MCV，可用於貧血的形態學分類，早期缺鐵性貧血 RDW 增大。

【白血球檢測異常結果解讀】

上升：

（1）生理性上升：上午低、午後高、平靜時低、劇烈運動後高，一天中最低與最高結果可相差 1 倍。高溫、嚴寒、飽餐、疼痛、經期、情緒激動或極度恐懼均可升高。妊娠後期及分娩期上升（分娩後 2～5 天恢復正常）。

（2）病理性上升：見於急性或慢性感染、急性溶血、急性中毒、尿毒症、嚴重燒傷、傳染性單核細胞增多症、傳染性淋巴球增多症、急性出血、廣泛的組織損傷、手術創傷後、腫瘤、骨髓增生性疾病、白血病、金屬或藥物中毒等。

降低：

長期接觸放射線，使用某些藥物（磺胺藥、氯霉素、苯妥英以及抗腫瘤藥等），接觸有害化學物質（如苯、鉛、汞等），某些感染（如傷寒桿菌感染、病毒感染等），血液系統疾病［如骨髓增生異常症候群（MDS），再生障礙性貧血、粒細胞減少等］，自身免疫病，黑熱病，瘧疾，非白血性白血病等。

療分析、抗代謝和腫瘤治療中細胞毒性藥物使用監測。

【方法及參考範圍】

雷射流式細胞計數法；（3.5～9.5）×10^9/L（成人）。

【白血球檢測影響因素】

冷球蛋白上升可使白血球計數結果假性上升，紅血球冷凝集也可影響白血球檢測結果。

8．嗜中性白血球百分數（NEUT%）、嗜中性白血球絕對值（NEUT）

【項目簡介】

嗜中性白血球在五種白血球中比例最高，是具有分葉狀或桿狀的一種白血球，嗜中性白血球具有趨化作用、吞噬作用、殺菌作用和活化補體功能，在血液的非特異性反應中發揮十分重要的作用。

【方法及參考範圍】

雷射流式細胞計數法；嗜中性白血球百分數　40%～75%，嗜中性白血球絕對值（1.8～6.3）×10^9/L。

9．淋巴球百分比（LYM%）、淋巴球絕對值（LYM）

【項目簡介】

淋巴球是體積最小的白血球，屬於免疫細胞，可以合成和釋放淋巴因子，參與細胞免疫和體液免疫，是身體免疫應答功能的重要細胞

【NEUT%和NEUT檢測異常結果解讀】

上升：

（1）生理性上升：一般下午較早晨高；飽食或情緒激動、劇烈運動、高溫或嚴寒，新生兒、妊娠5個月以上及分娩陣痛族群等均可引起升高。

（2）病理性增多：見於細菌感染引起的急性炎症、膿腫、化膿性腦膜炎、肺炎、闌尾炎、中耳炎、扁桃體炎、腎盂腎炎、輸尿管炎、膽囊炎、輸卵管炎、盆腔炎等。

（3）急性或慢性粒細胞白血病、骨髓增生異常症候群、惡性腫瘤、自身免疫性溶血性貧血。急性出血、手術後、燒傷、嚴重創傷、尿毒症、酸中毒、某些寄生蟲病、組織局部缺血或壞死等。

（4）急性中毒：安眠藥、農藥、汞中毒、鉛中毒等。

（5）使用腎上腺皮質激素、腎上腺素等。

降低：

見於傷寒、副傷寒、瘧疾、流感、化學藥物中毒、放射性損傷、抗癌藥物化療、極重度感染、再生障礙性貧血、粒細胞缺乏症、自身免疫性疾病（如系統性紅斑狼瘡）等。

【LYM％和LYM檢測異常結果解讀】

上升：

（1）生理性上升：6歲前兒童伴隨免疫功能成熟，淋巴球百分比偏高。

（2）病理性上升：見於病毒感染性疾病（如百日咳、麻疹、腮腺炎、傳染性肝炎），惡性腫瘤（如急、慢性淋巴球白血病及惡性淋巴瘤等），也可見於慢性炎症、急性傳染病的恢復期、器官移植後的排斥反應等。

降低：

見於患者長期接觸放射線、使用腎上腺皮質激素、抗淋巴球蛋白治療等以及先天性免疫缺陷、傳染病急性期等。

【MONO％和MONO檢測異常結果解讀】

上升：

病理性上升：某些感染（如傷寒、結核、瘧疾、黑熱病等），亞急性感染性心內膜炎，活動性肺結核，某些血液病（如單核細胞白血病、淋巴瘤、霍奇金病等），急性傳染病或急性感染恢復期。

【EO％和EO檢測異常結果解讀】

上升：

（1）見於過敏性疾病：食物過敏、藥物過敏、花粉過敏、過敏性哮喘。

（2）過敏性皮膚病：溼疹、天疱瘡、銀屑病、剝脫性皮膚炎。

（3）寄生蟲感染：各類寄生蟲感染。

（4）某些惡性腫瘤：慢性粒細胞白血病、嗜酸性粒細胞白血病、多發性骨髓瘤、淋巴瘤、肺癌等。

降低：

（1）多數患急性傳染病（如傷寒、副傷寒）時，嗜酸性粒細胞減少，但猩紅熱發作時上升。

（2）使用腎上腺皮質激素後可使嗜酸性粒細胞檢測值降低。

成分，是免疫功能的主要執行者，可對抗外界感染及監控體內細胞變異。該兩項檢測用於各類感染性疾病、血液系統等疾病的輔助診斷和鑑別診斷。

【方法及參考範圍】

雷射流式細胞計數法；淋巴球百分比20％～50％，淋巴球絕對值（1.1～3.2）$\times 10^9$/L。

10．單核細胞百分比（MONO％）、單核細胞絕對值（MONO）

【項目簡介】

單核細胞是血液中最大的細胞，也是體積最大的白血球，是身體防禦系統的一個重要組成部分，也是抵禦細胞內致病菌和寄生蟲的主要防衛系統，具有辨別和殺傷腫瘤細胞的能力，當身體發生炎症或其他疾病時可引起單核細胞總數及百分比的變化，有助於感染、血液系統等疾病的輔助診斷。

【方法及參考範圍】

雷射流式細胞計數法；單核細胞百分比3％～10％，單核細胞絕對值（0.1～0.6）$\times 10^9$/L。

11．嗜酸性粒細胞百分比（EO％）、嗜酸性粒細胞絕對值（EO）

【項目簡介】

嗜酸性粒細胞在瑞氏染色時因細胞質內顆粒易與嗜酸性染料結合而得名。嗜酸性粒細胞

具有殺傷細菌、寄生蟲功能，也是免疫反應和過敏反應過程中極為重要的細胞，對過敏性疾病、藥物過敏反應、寄生蟲感染、膠原病、骨髓增殖性疾病、慢性粒細胞白血病等疾病的診斷有意義。

【方法及參考範圍】

雷射流式細胞計數法；0.4%～8%　（0.02～0.52）×10^9/L。

12 · 嗜鹼性粒細胞百分比（BASO%）、嗜鹼性粒細胞絕對值（BASO）

【項目簡介】

嗜鹼性粒細胞是五種白血球中比例最少的細胞。瑞氏染色時因細胞質內顆粒易與嗜鹼性染料結合而得名。嗜鹼性細胞表面有 IgE 的 Fc 受體，當與 IgE 結合後可被致敏，當受相應抗原攻擊時可引起顆粒釋放反應。嗜鹼性顆粒中含有豐富的組織胺、肝素，組織胺可以改變毛細血管通透性，肝素可以抗血凝和使血脂分散，它們反應快且作用時間短，故又稱為快反應物質。顆粒中還含有緩慢作用物質，可以改變血管的通透性，使平滑肌收縮，特別是使支氣管和細支氣管平滑肌收縮，引起哮喘。嗜鹼性粒細胞參與特殊的免疫反應，即第 1 型變態反應。

【方法及參考範圍】

雷射流式細胞計數法；0～1%　（0～0.06）

【BASO％和BASO檢測異常結果解讀】

上升：

（1）慢性粒細胞白血病常有嗜鹼性粒細胞增多，可達 10%或更多。

（2）嗜鹼性粒細胞白血病，為罕見的白血病類型，嗜鹼性粒細胞可異常增多。

（3）某些轉移癌、骨髓纖維化、過敏反應。

降低：無臨床意義。

$\times 10^9/\text{L}$。

13·血小板數（PLT）

【項目簡介】

血小板是血液中的一種無核細胞，也是血細胞中最小的一種，是從骨髓成熟的巨核細胞胞漿解脫下來的小塊胞質，血小板數量和品質與止血和凝血功能密切相關。血小板具有黏附、聚集、分泌、促凝等功能。在止血和凝血過程中發揮重要作用。臨床上主要用於出血血栓性疾病分析，瀰散性血管內凝血（DIC）病情判斷及手術前了解患者出凝血功能狀態，避免術中出血等。

【方法及參考範圍】

雷射流式細胞計數法；$125 \sim 350 \times 10^9/\text{L}$。

【血小板檢測影響因素】

（1）紅血球冷凝集可使血小板計數結果假性減低。

（2）血小板聚集可使血小板計數結果假性減低。

（3）冷球蛋白上升可使血小板計數結果假性上升。

14·血小板平均體積（MPV）

【項目簡介】

血小板平均體積是指血小板體積的平均值，與血小板數量呈線性負相關，分析 MPV 應結合血小板數量的變化才有意義，臨床常用

【血小板檢測異常結果解讀】

增多：

（1）骨髓增殖性疾病，如原發性血小板增多症、慢性粒細胞白血病、真性紅血球增多症。

（2）反應性增多，如急性失血、急性溶血、排斥反應、某些腫瘤的早期。

減少：

（1）生成減少：再生障礙性貧血、急性白血病和放射病等。

（2）破壞亢進：如原發性血小板減少性紫癜（ITP）、系統性紅斑狼瘡（SLE）、藥物過敏性血小板減少性紫癜、感染性血小板減少症、輸血後血小板減少症、脾功能亢進、代謝病等。

（3）消耗過多：如 DIC、血栓性血小板減少性紫癜（TTP）、溶血性尿毒症候群、體外循環性血小板減少、產科大出血併發症等。

（4）先天性血小板減少症。

（5）其他原因如肝病性血小板減少症。

【MPV 檢測異常結果解讀】

增大：

（1）MPV 增大可作為骨髓造血功能的較早期指標，而且 MPV 增大常伴隨血小板升高。

（2）也見於血小板破壞增多，但骨髓代償功能良好者。

減小：

見於骨髓造血功能不良，血小板生成減少者。MPV 隨血小板數量同時下降，可提示骨髓造血功能低下。

於鑑別血小板減少的原因。

【方法及參考範圍】

雷射流式細胞計數法；9 ～ 13fL。

【 MPV 檢測影響因素】

血小板聚集可使血小板計數減低，影響血小板相關參數。

15・血小板壓積（PCT）

【項目簡介】

血小板壓積又稱血小板比容，是指抗凝全血經離心沉澱後，下沉的血小板在全血中所占容積的百分比，儀器中是由血小板計數和血小板平均體積換算得來。

【方法及參考範圍】

雷射流式細胞計數法；0.17%～ 0.35%。

【 PCT 檢測影響因素】

血小板聚集可使血小板計數減低，影響血小板相關參數。

【 PCT 檢測異常結果解讀】
（1）上升：見於骨髓纖維化、慢性粒細胞性白血病、脾切除術後。
（2）降低：見於再生障礙性貧血、血小板減少症、化療後。

16・血小板體積分布寬度（PDW）

【項目簡介】

血小板體積分布寬度（PDW）是反映血液內血小板體積大小是否均一的參數，以測得的血小板體積大小的變異係數表示。PDW 在正常範圍內說明血小板體積均一性好。

【方法及參考範圍】

雷射流式細胞計數法；9%～ 17%。

【 PDW 檢測異常結果解讀】
（1）增加：表示血小板體積大小不均。見於骨髓血小板生成障礙或生成過速，如先天性血小板異常症候群、急性白血病、巨幼細胞性貧血、惡性貧血、慢性粒細胞白血病等。
（2）減少：無臨床意義。

【PDW 檢測影響因素】

血小板聚集可使血小板計數減低，影響血小板相關參數。

17·大血小板比率（P-LCR）

【項目簡介】

大血小板比率是指大血小板占總的血小板的百分比，對判斷骨髓造血功能有一定的臨床意義。一般新生的血小板體積偏大，衰老的體積偏小，大血小板止血功能優於小血小板。

【方法及參考範圍】

雷射流式細胞計數法；13%～ 43%。

【P-LCR 檢測影響因素】

血小板聚集可使血小板計數減低，影響血小板相關參數。

【P-LCR 檢測異常結果解讀】

（1）上升：可見於原發性血小板增多症、巨核細胞白血病、出血性疾病恢復期。

（2）降低：若和血小板計數同時減少，可能與出血相關。

【血常規檢測結果的綜合分析及指導建議】

（1）關於血常規檢測結果的分析必須注意的幾點：

①血常規是臨床最常用、最基本的檢測項目，主要參數是紅血球（血紅素）、白血球、血小板，其他項目均為輔助參數。其中紅血球參數在紅血球及血紅素減少的情況下對貧血類型的鑑別有意義。白血球參數及五種類型白血球的計數對感染病原體的類型的鑑別有重要意義。

②血常規中白血球結果受日間變化、運動、寒冷、情緒、刺激等影響較大。

③靜脈血與末梢血檢測結果差異較大，靜脈血白血球低於末梢血，靜脈血血小板高於末梢血。

（2）血常規項目異常的臨床表現及指導建議：

①血紅素低於正常參考下限，可診斷為貧血，按照血紅素降低的程度分為輕度、中度、重度貧血。貧血的類型包括缺鐵性貧血（小細胞低色素性貧血），巨幼細胞性貧血（大細胞性貧血），溶血性貧血（先天性細胞膜、血紅素、酶缺陷，機械性損傷，血型不合輸血等），失血性貧血。

②血紅素明顯上升，生理性上升見於高原生活、缺氧環境；病理性上升見於脫水、肺心病、肺氣腫、真性紅血球增多症（血液病的一種）。

③多數炎症情況下，會出現白血球及嗜嗜中性白血球的明顯上升，是確定是否炎症感染的指標。

④白血球上升如出現嗜嗜中性白血球幼稚細胞可能為重度感染，如伴有血小板或血紅素的降低可能為血液病，需血液科進行骨髓細胞學檢查。

⑤白血球降低多見於病毒感染、理化損傷、藥物使用。如服用阿斯匹靈、抗生素等可引起白血球明顯降低，停藥一段時間後即可恢復。

　　⑥血小板減少多見於自身免疫性血小板減少性紫癜、系統性紅斑狼瘡、藥物過敏等，需血液科進一步檢查確認診斷。

　　⑦血小板增多常見於骨髓增殖性疾病，需血液科就醫診斷及治療。

二、紅血球沉降率

【項目簡介】

　　血液中的紅血球因細胞膜表面的唾液酸具有負電荷，使細胞之間互相排斥，故紅血球之間彼此分散懸浮而下沉緩慢。如血漿或紅血球本身發生某些病理變化，可使紅血球之間排斥力降低，紅血球沉降加快。因此 ESR 可以反映某些病理狀態。但 ESR 是個非特異性檢查指標，如出現異常需進行其他相關檢測。臨床上主要用於感染、風溼、腫瘤及血液系統疾病的輔助診斷。

　　樣本採集：靜脈採集檸檬酸鈉（黑帽管）抗凝全血。

【方法及參考範圍】

　　魏氏法（以紅血球在第 1 小時沉降的距離作為判斷標準）；男性　0 ～ 15mm/h，女性 0 ～ 20mm/h。

【 ESR 檢測影響因素】

　　檢體採集後應及時檢測，放置時間過長可引起假性上升。

【 ESR 檢測異常結果解讀】
　上升：
　（1）生理性：幼兒、女性生理期、妊娠三個月至產後一個月。
　（2）病理性：
　　①各種急性炎症、活動性結核、慢性腎炎、肝硬化。
　　②結締組織病、紅斑狼瘡、風溼熱活動期。
　　③惡性腫瘤、多發性骨髓瘤。
　　④高球蛋白症、高膽固醇血症。
　　⑤嚴重組織損傷、貧血、重金屬中毒等。

第六節　生化檢驗項目的臨床意義解讀

　　臨床生物化學檢查是運用物理、化學、生物學技術和方法對人體血清或血漿進行檢測，以了解人體的肝功能、腎功能、糖代謝、脂代謝、心腦血管疾病、離子代謝等狀況，為疾病的診斷和預防提供有效的資訊。

　　樣本採集：糖化血紅素項目靜脈採集EDTAK3（紫帽管）抗凝全血。

　　其他生檢驗測項目靜脈採集非抗凝血（紅帽管）。

一、肝功能檢查

　　肝臟是人體的重要器官，其主要功能包括代謝功能、排泄功能、解毒功能、凝血和纖溶因子的生成。肝臟是蛋白質和各種酶合成的器官，又是消化液和解毒物質排泄的器官。透過肝功能檢查可以了解肝臟有無損傷及損傷程度。肝功能檢查包括酶學檢查、膽紅素代謝檢查、蛋白質代謝檢查。肝臟有較強的再生和代償能力，有時檢查結果正常也不能排除疾病的存在，應結合其他臨床檢查綜合判斷。體檢常用肝臟功能檢查包括：ALT、 AST、 ALP、γ-GT、 ChE、 TBIL、 DBIL、 TBA、 TP、ALB、 A/G、 PA。

註：縮略詞解釋將在下文中逐一體現。

（一）酶學檢查

【項目介紹】

肝功能酶學檢查是肝病實驗室檢查最重要的內容。肝臟是人體含酶最豐富的臟器，在肝臟有實質性損傷時，有些酶從受損傷的肝細胞中大量逸出，另有一些酶在肝細胞病變時生成減少或病理性生成亢進，因此血清酶學活性的變化能反映肝臟的病理和功能狀態。

1・麩丙轉胺酶（ALT）

【項目簡介】

麩丙轉胺酶（ALT）主要存在於肝臟，也廣泛存在於心臟、腎臟、骨骼肌、胰腺、脾臟、肺等組織中，主要存在於細胞質內，是臨床診斷肝臟功能常用檢查項目。

【方法及參考範圍】

速率法；女性 7～40IU/L，男性 9～50IU/L。

【ALT 檢測影響因素】

（1）脂血、溶血、黃疸均會干擾檢測結果。

（2）某些藥物會干擾檢測結果。

2・天門冬胺酸胺基轉移酶（AST）

【項目簡介】

天門冬胺酸胺基轉移酶（AST）主要分布在心肌，其次是肝臟、骨骼肌和腎臟等組織中。正常時血清中的 AST 含量較低，細胞受損

【ALT 檢測異常結果解讀】

上升：

（1）肝膽疾病：ALT 值 >60IU/L 時，提示可能存在肝細胞損傷。當 ALT>300IU/L 時提示極度的肝細胞損傷。見於急慢性病毒性肝炎、肝硬化活動期、肝壞死、肝癌、脂肪肝、膽囊炎、膽石症、膽道梗阻、藥物性肝炎。

（2）心血管疾病：心肌梗塞、心肌炎、心力衰竭。

（3）骨骼肌疾病、多發性肌炎、肌營養不良、肺梗塞、腎梗塞、休克及傳染性單核細胞增多症。

（4）一些藥物也可引起升高。如氯丙嗪、異煙肼、奎寧、甲巰咪唑、降脂藥物（他汀類）等。

（5）中毒，如有機磷、鉛中毒等。

（6）過度疲勞、劇烈運動、肥胖等可引起輕度上升。

降低：無意義。

【AST 檢測異常結果解讀】

上升：

（1）急性病毒性肝炎可顯著上升。

（2）慢性病毒性肝炎時，輕度上升，ALT/AST>1。若 AST 升高較 ALT 顯著，ALT/AST<1 提示慢性肝炎進入活動期。

（3）藥物性肝炎、脂肪肝、肝癌等輕度升高，酒精性肝病顯著上升，ALT/AST<1。

（4）急性心肌梗塞 AST 明顯上升，6～8 小時開始升高，18～24 小時達峰值，3～6 天恢復正常。

（5）心肌炎、多發性肌炎、腎炎及肺炎等可引起上升。

（6）肝硬化及膽汁淤積時可輕度升高。

時，細胞膜通透性增加，胞漿內的 AST 釋放入血，其血清濃度升高，臨床一般常作為肝臟功能、心肌梗塞和心肌炎的輔助檢查。

【方法及參考範圍】

速率法；女性　13 ～ 35IU/L，男性　15 ～ 40IU/L。

【 AST 檢測影響因素】

（1）脂血、溶血、黃疸均會干擾檢測結果。

（2）某些藥物會干擾檢測結果。

3・鹼性磷酸酶（ALP）

【項目簡介】

血清中鹼性磷酸酶主要來自肝臟和骨骼，生長期兒童主要來自於成骨細胞和生長中的骨軟骨細胞，少量來自肝臟。鹼性磷酸酶經肝膽系統進行排泄，當鹼性磷酸酶產生過多或排泄受阻時，均可使鹼性磷酸酶升高，臨床上可作為肝膽疾病和骨骼肌疾病的輔助指標。ALP 為肝膽阻塞性或占位性病變、成骨性疾病提供非常有價值的資訊，可作為肝膽腫瘤代表物。

【方法及參考範圍】

酶比色法；0.00 ～ 160.00IU/L。

【 ALP 檢測影響因素】

（1）脂血、溶血、黃疸均會干擾檢測結果。

（2）長時間放置可影響結果。

（3）某些藥物會干擾檢測結果，可能影響結果的可靠性。

【 ALP 檢測異常結果解讀】

上升：

（1）見於阻塞性黃疸、急性或慢性黃疸型肝炎、膽石症、膽道炎、肝內外梗阻、原發性膽汁性肝硬化、肝癌等。

（2）骨骼系統的疾病，例如成骨細胞瘤、佝僂病、骨軟化症、骨折恢復期和惡性腫瘤也可導致鹼性磷酸酶的升高。

（3）生理性上升，如妊娠期間（第四個月開始上升）、兒童生理性骨骼發育期。

【γ-GT 檢測異常結果解讀】

上升：

（1）膽道阻塞性疾病，如膽石症、膽道炎、肝外梗阻、原發性膽汁性肝硬化均可顯著上升。

（2）急性肝炎、慢性活動性肝炎、肝硬化輕中度上升。

（3）在原發性和轉移性肝癌時其活力顯著升高，特別在診斷惡性腫瘤患者有無肝轉移和肝癌術後有無復發時，有重要意義。

（4）急慢性酒精性肝病、藥物性肝炎可明顯上升，是酒精肝中毒的明顯指標。

（5）脂肪肝、胰腺炎、胰腺腫瘤、前列腺腫瘤可輕度上升。

4 · γ- 穀氨醯轉肽酶（γ-GT）

【項目簡介】

血清 γ- 穀氨醯轉肽酶分布於肝腎胰腺等器官，在肝臟中主要分布於肝毛細膽管系統，部分經膽汁排泄。在檢測此類疾病時，γ-GT 活性通常是唯一升高的檢測指標，也是已知的最敏感的指標之一。γ-GT 可用於監測肝膽占位性或阻塞性疾病，是酒精中毒篩檢的敏感指標。

【方法及參考範圍】

酶比色法；5.00 ～ 50.00IU/L。

【 γ-GT 檢測影響因素】

（1）脂血、溶血、黃疸均會干擾檢測結果。

（2）某些藥物會干擾檢測結果。

5 · 膽鹼脂酶（ChE）

【項目簡介】

人體膽鹼脂酶有兩種，一種是乙醯膽鹼水解酶，見於紅血球、中樞神經系統灰質內，支配肌細胞的交感神經節的運動神經終板，存在於肺和脾內，不存在於血漿中。另一種是乙醯膽鹼脂酶，存在於肝臟、胰腺、心臟、血清和腦白質中，臨床常規檢測的血清膽鹼脂酶是指乙醯膽鹼脂酶，簡稱 ChE。血清膽鹼脂酶是衡量肝功能受損的指標，用於評估肝臟的儲備功能和慢性肝病的預後。用於術前篩檢膽鹼脂酶變異體的存在，從而避免因琥珀膽鹼類肌肉鬆弛藥的緩慢消失而引發的持續窒息。有機磷農

藥對膽鹼脂酶有強烈的抑制作用，膽鹼脂酶降低是有機磷中毒的指標。

【方法及參考範圍】

酶比色法；5,000.00 ～ 12,000.00U/L。

【 ChE 檢測影響因素】

（1）脂血、溶血、黃疸均會干擾檢測結果。

（2）生物鹼新斯的明和毒扁豆鹼等藥物可能會干擾檢測結果。

（二）膽紅素和膽汁酸代謝檢查

膽紅素是人膽汁中主要的色素，與血清白蛋白構成複合物轉運到肝臟。在肝內，膽紅素與葡萄糖醛酸結合後溶解度增加，然後透過膽管轉運並經消化道排出。在一些疾病或其他情況下，由於發生溶血，膽紅素的生成速度超過了肝臟的代謝速度，導致循環中未結合（間接）膽紅素增加。肝功能不全和其他幾種膽紅素結合機制受損的疾病同樣會引起循環中未結合膽紅素數值升高。膽管阻塞或肝細胞結構受損會導致循環中結合膽紅素（直接膽紅素）和未結合膽紅素（間接膽紅素）數值升高。膽汁酸是膽汁的主要成分，由肝細胞利用膽固醇為原料合成，血清總膽汁酸濃度可反應肝膽系統功能障礙。

1.總膽紅素和直接膽紅素（TBIL、 DBIL）

【項目簡介】

血清總膽紅素（TBIL）包括結合膽紅素

【 ChE 檢測異常結果解讀】

上升：

（1）遺傳性高膽鹼脂酶血症。

（2）腎臟疾病、嚴重肥胖、甲狀腺功能亢進、糖尿病、冠心病、脂肪肝等都可引起 ChE 上升。

（3）老年性痴呆患者 ChE 活性升高。

降低：

（1）見於有機磷化合物中毒，可判斷中毒程度、療效及預後。輕度中毒時 ChE 活性約為正常值下限的 50% 左右，中度中毒時為 30% 左右，重度中毒為 20% 以下。

（2）重症肝炎 ChE 降低程度與嚴重程度呈正比。慢性肝炎、肝硬化、肝癌時 ChE 持續降低提示預後不良。肝功能不全時 ChE 明顯降低。

（3）遺傳性膽鹼脂酶異常病：體內存在非典型膽鹼脂酶變異體導致血清 ChE 下降。

（4）營養不良時血清 ChE 降低。

（5）藥物引起的 ChE 下降，見於生物鹼新斯的明和毒扁豆鹼。

【 TBIL 和 DBIL 異常結果解讀】

上升：

（1）溶血性黃疸，溶血性疾病紅血球破壞過多引起膽紅素增多，以間接膽紅素增加為主，如新生兒黃疸、輸血血型不合、惡性瘧疾等。

（2）梗阻性黃疸，肝細胞對膽紅素轉運障礙、結合缺陷、排泄障礙及膽道阻塞均可引起膽紅素上升，以直接膽紅素增加為主。如膽汁淤積性肝硬化、膽結石、膽道寄生蟲、肝癌、胰頭癌、膽管癌等。

（3）肝細胞性黃疸，見於急性黃疸性肝炎、慢性活動性肝炎、肝硬化、肝壞死、酒精性肝炎、藥物或化學品肝損害、肝膿腫、脂肪肝、傳染性單核細胞增多症等。

（4）先天性黃疸，屬於遺傳性異常。

（直接膽紅素 DBIL）和未結合膽紅素（間接膽紅素 IBIL）。正常人血清中80%以上為間接膽紅素，為脂溶性，不能透過腎臟排泄，對人體有一定毒性。直接膽紅素是經過肝臟轉化，為水溶性，可透過腎小球濾過，隨尿液排出，當膽紅素生成過多或者肝臟攝取、結合、轉運能力下降或膽紅素代謝障礙時，均可引起血中膽紅素濃度升高，臨床表現為黃疸。

【方法及參考範圍】

重氮法； TBIL　0.00～23.00μmol/L，

DBIL　0.00～8.00μmol/L。

【 TBIL 和 DBIL 影響因素】

（1）溶血、脂血會干擾檢測結果。為避免溶血應儘快分離血清。

（2）過度空腹可使結果上升。

（3）檢體暴露於日光或紫外線下可使結果下降。

2‧膽汁酸（TBA）

【項目簡介】

膽汁酸是膽汁的主要成分，由肝細胞利用膽固醇為原料合成。初級膽汁酸隨膽汁進入腸道，協助脂類物質消化吸收。進入腸道的膽汁酸在細菌的作用下，轉變為次級膽汁酸被腸道重吸收，經門靜脈回到肝臟，肝細胞將其攝取再利用，與新合成的膽汁酸一起隨膽汁進入腸道，形成膽汁酸的腸肝循環。當肝細胞損傷或

【 TBA 檢測異常結果解讀】

上升：

（1）見於肝細胞損害，在肝硬化時總膽汁酸明顯高於其他指標。急性肝炎、慢性活動性肝炎、酒精性肝炎、中毒性肝炎時也可上升。

（2）膽道梗阻。膽石症、膽道腫瘤等肝內外膽道梗阻，膽汁酸排泄受阻。

（3）門脈分流術後，膽汁酸直接進入體循環，血膽汁酸上升。

膽道梗阻時都會引起膽汁酸的代謝障礙，血清
總膽汁酸濃度會升高。

【方法及參考範圍】

酶循環法；0.00 ～ 20.00µmol/L。

【 TBA 檢測影響因素】

（1）溶血、脂血會干擾檢測結果，為避免
溶血應儘快分離血清。

（2）過度空腹可使結果上升。

（3）檢體暴露於日光或紫外線下可使結果
下降。

（三）蛋白質代謝檢查

蛋白質是組成人體一切細胞和組織的重要
成分，是生命活動的主要承載者，沒有蛋白質
就沒有生命活動的存在。肝臟是合成蛋白質的
重要器官，可合成白蛋白、糖蛋白、脂蛋白、
凝血因子及各種轉運蛋白，白蛋白以外的其他
蛋白成分統稱為球蛋白。當肝細胞損傷時血清
中蛋白質的含量將會減少，因此測定血清蛋白
對肝臟疾病有重要診斷價值。蛋白質測定包括
總蛋白、白蛋白，用於肝臟功能、營養狀態和
失水程度分析。

1．總蛋白（TP）

【項目簡介】

血清總蛋白包括白蛋白及球蛋白。白蛋白
是蛋白質的主要成分。當肝功能損傷時，蛋白

【 TP 檢測異常結果解讀】

上升：

（1）血清水分減少，總蛋白濃度相對上升。急性失水（如嘔吐、腹瀉、高熱等）時，血清總蛋白濃度有時可達到 100 ～ 150g/L。休克、毛細血管通透性的變化、血漿發生濃縮。慢性腎上腺皮質功能減退患者，鈉丟失繼發性水分丟失，血漿出現濃縮現象。

（2）血清蛋白質合成增加。大多發生在多發性骨髓瘤患者，此時主要由於球蛋白的增加，其量可超過 50g/L，總蛋白則可超過 100g/L。

降低：

（1）血清中水分增加，血漿被稀釋，如水腫、靜脈輸液、妊娠後期。

（2）營養不良和消耗增加。長期食物中蛋白質含量不足或慢性腸道疾病所引起的吸收不良，原料不足，嚴重結核病、甲狀腺功能亢進和惡性腫瘤等，均可造成血清總蛋白濃度降低。

（3）合成障礙，主要是肝功能障礙、慢性感染。

（4）蛋白質丟失。嚴重燙傷，大量血漿滲出，或大量出血時；腎病症候群時，尿中長期蛋白質的丟失；潰瘍性結腸炎可從糞便中長期丟失一定量的蛋白質，這些均可使血清蛋白質濃度降低。

【ALB 檢測異常結果解讀】

上升：

（1）血液濃縮。如各種原因的失水。

（2）水分不足。晨間空腹取血時禁食禁水，常有水分不足，一般情況可增加 4%～5%。

（3）先天性免疫球蛋白缺乏症。白蛋白代償性增多。

降低：

（1）血液稀釋。如妊娠、靜脈快速輸液、心力衰竭。

（2）營養不良。如蛋白質食物缺乏、攝入熱量不足、長期飢餓、厭食、感染、吸收不良症候群、消化道術後、慢性疾病、昏迷或其他攝食障礙性疾病，通常伴有體重減低。

（3）合成減少。如慢性肝炎、肝硬化、重症肝炎、慢性酒精中毒或先天性無白蛋白血症。

（4）丟失增多。如失血、灼傷、慢性腎炎、腎病症候群、潰瘍性結腸炎、漿膜腔積水、嚴重滲出性皮膚病、長期血液或腹膜透析。

（5）消耗增加。慢性消耗性疾病（如結核病、惡性腫瘤、白血病、心衰、結締組織病）、長期臥床、持續高熱、獲得性免疫缺陷症候群（AIDS）等。

（6）分解亢進。如創傷、急性感染和炎症性疾病、未控制的糖尿病、甲狀腺功能亢進。

【A/G 檢測異常結果解讀】

血清總蛋白減去白蛋白後即得球蛋白數值，一些炎症、免疫系統疾病可引起球蛋白上升，而先天性免疫功能缺陷、腎上腺皮質功能亢進可引起球蛋白降低。

（1）球蛋白上升：見於多發性骨髓瘤、原發性巨球蛋白血症、肝硬化、結締組織病、血吸蟲病、瘧疾、慢性感染、黑熱病、慢性腎炎。

合成能力降低，血清總蛋白及白蛋白降低。透過蛋白質檢查可以反映肝臟功能及營養狀況等。

【方法及參考範圍】

雙縮脲（biuret）法；65 ～ 85g/L。

【TP 檢測影響因素】

多種藥物影響如腎上腺素、腎上腺皮質類固醇、蛋白合成激素、甲狀腺激素、黃體酮可使血清總蛋白上升；雌激素、口服避孕藥、利福平、吡嗪醯胺、三甲雙酮等可使血清總蛋白減低。

2．白蛋白（ALB）

【項目簡介】

白蛋白是血清蛋白的主要成分，由肝細胞合成。白蛋白是身體的營養物質，具有維持身體血容量和血液膠體滲透壓的功能。又作為轉運各種維持生命必要物質的載體如激素、離子、微量元素，也是轉運各種有害物質的載體如膽紅素、毒素、藥物。當白蛋白重度減少時可出現腹水。主要用於肝臟功能、營養狀態、腎病和其他原因的低蛋白血症分析。

【方法及參考範圍】

溴甲酚綠法（BCG）；40 ～ 55g/L。

3．血清白蛋白與球蛋白比值（A/G）

【項目簡介】

血清總蛋白包括白蛋白和球蛋白，球蛋白是指除白蛋白以外的各類蛋白質。正常情況下

血清蛋白主要為白蛋白，球蛋白的含量很少。當某些肝臟疾病時，球蛋白合成亢進，出現白蛋白、球蛋白比例發生變化。據此判斷肝臟對蛋白質代謝的狀況。

【方法及參考範圍】

A/G　1.2 ～ 2.4。

4・血清前白蛋白（PA）

【項目簡介】

血清前白蛋白是在肝臟合成的蛋白質，屬於糖蛋白，分子量比白蛋白小，電泳速度比白蛋白快，在電泳中條帶位於白蛋白前方，因此稱為前白蛋白。主要包括視黃醇結合蛋白和甲狀腺結合蛋白，具有重要的生物活性，在甲狀腺素和維他命 A 的轉運中發揮重要作用。前白蛋白半衰期短，肝臟疾病時血清前白蛋白的變化較血清白蛋白的變化更為敏感，可以快速反應肝功能損傷。

【方法及參考範圍】

免疫比濁法；22 ～ 40mg/dL。

【肝功能檢查結果的綜合分析及指導建議】

（1）關於肝功能檢測結果的分析必須注意的幾點：

①體檢前一天避免高脂飲食，否則會產生乳糜血干擾檢測結果。

②體檢前三天避免飲酒，否則會使 γ-GT 檢測結果上升。

（2）球蛋白降低：低 γ- 球蛋白血症或先天性無 γ- 球蛋白血症、腎上腺皮質功能亢進、使用免疫抑制劑等。

（3）A/G 上升主要是由於球蛋白減少，而由於白蛋白增多的情況很少見。

（4）A/G 降低見於慢性肝病、多發性骨髓瘤、原發性巨球蛋白血症、肝硬化、結締組織病、血吸蟲病、瘧疾、慢性感染、黑熱病、慢性腎炎。

【 PA 檢測異常結果解讀】

上升：見於霍奇金病。

降低：

（1）作為急性時相反應蛋白，在感染、創傷、腫瘤、腎炎、腎病症候群中下降，是反映肝功能和身體營養的敏感指標。

（2）作為早期肝功能損傷指標，急性肝炎患者血清前白蛋白降低，早於其他血清蛋白的改變，當病情好轉時，血清前白蛋白含量逐漸回升。

（3）前白蛋白降低是營養不良診斷和檢測指標。

（4）可見於長期慢性感染和晚期惡性腫瘤。

③過度勞累導致 ALT、 AST 結果偏高。

④青少年 ALP 呈生理性上升。

（2）肝功能檢測結果的指導建議

①肝功能檢測結果輕度異常，有可能由肥胖、脂肪肝、勞累等引起。

② ALT、 AST 檢測結果明顯上升可能由病毒性肝炎引起，常見的為 A 型肝炎、 B 型肝炎、 E 型肝炎等，臨床表現為黃疸、乏力、食慾不振等。其中 A 型肝炎和 E 型肝炎是透過飲食傳播；B 型肝炎、C 型肝炎是透過血液傳播。需結合肝炎病毒學檢測確定感染類型，建議傳染科就診。

③ ALP、 γ-GT 上升一般與膽結石、膽囊炎有關，也見於肝膽腫瘤，需結合影像學檢查進一步確診。γ-GT 上升與酒精中毒性肝炎密切相關。

④總膽紅素、直接膽紅素及膽汁酸上升，與膽囊炎、膽結石、肝炎、肝硬化、肝癌等疾病相關。需結合其他檢查，內科及時就診。

⑤總蛋白、白蛋白及前白蛋白，反映肝臟功能及營養狀況，如出現明顯降低應結合肝功能狀況，及時內科就診。

⑥血清 ChE 降低的臨床意義更大，常見於有機磷化合物中毒。如果膽鹼脂酶濃度降低到 2,500U/L 以下時，乙醯膽鹼在體內蓄積，可導致血管擴張、心率減慢、窒息，若此時使用某些麻醉藥物，會加劇這種作用。

二、腎功能檢查

腎臟是排泄水分、代謝產物和廢物，以維持體內水、電解質和酸鹼平衡的器官。此外，腎臟還製造一些重要的生理活性物質，如腎素和紅血球生成素等，它們對血壓、內分泌和造血等重要功能均有調節作用。由於腎臟有多方面的功能，有強大的儲備力，且受個體差異性影響，即使最敏感的檢查方法也難以查出早期和輕微的腎實質損害。因此腎功能檢查的目的是了解腎臟是否有較廣泛的損害，以便制訂治療方案；定期複查腎功能，觀察其動態變化，對估計預後有一定意義。腎功能常見體檢檢測項目包括：血清肌酐（CREA）、血清尿素（Urea）、尿酸（UA）、胱抑素 C（Cys-C）、β_2 微球蛋白（β_2-MG）。

1．血清肌酐（CREA）

【項目簡介】

肌酐在肌肉代謝中由肌酸生成，其濃度相當穩定。在腎功能正常時，肌酐大部分由腎小球濾過排出。肌酐測定用於腎功能分析，急性和慢性腎病的診斷和治療監測，是臨床反映腎小球濾過率的較好指標，也可作為肌肉量的分析指標。

【方法及參考範圍】

酶比色法；41.00 ～ 111.00μmol/L。

【 CREA 檢測異常結果解讀 】

上升：

（1）見於腎小球濾過率降低或腎血流量減少，如急性腎小球腎炎、慢性腎炎失代償期、急性腎功能不全、慢性腎功能不全、充血性心力衰竭、休克等原因的失水。

（2）肌肉量增大，如肢端肥大症、巨人症、運動員、同化荷爾蒙治療等。

降低：

尿崩症、妊娠、肌肉萎縮、肌營養不良、蛋白質熱能營養不良、惡液質、皮肌炎、甲狀腺功能亢進症、長期臥床、活動減少和肝功能障礙等。

【CREA 檢測影響因素】

（1）酮症酸中毒產生的酮體包括乙醯乙酸，乙醯乙酸可在肌酐檢測中產生交叉反應，使得肌酐檢測結果假性升高，易誤疑為急性腎衰。

（2）受年齡、性別、體重、肌肉量影響。

（3）檢體溶血會干擾檢測結果。

2·血清尿素（UREA）

【項目簡介】

尿素是蛋白質氮代謝的主要終末產物。尿素在肝臟中透過尿素循環，由氨基酸脫氨基後所形成的氨合成。絕大多數的尿素透過腎臟排泄，少量也可透過汗液排泄或透過腸道中細菌的作用而降解，腎功能篩檢試驗可檢測血液中尿素數值。UREA 主要用於腎功能分析，也用於蛋白質代謝和營養學分析。

【方法及參考範圍】

速率法（紫外顯色尿素酶法）；

男性　3.10～8.0mmol/L，

女性　2.6～7.5mmol/L。

【UREA 檢測影響因素】

（1）男性高於女性，而且隨年齡的增加有上升趨勢。

（2）檢體溶血對結果有干擾。

（3）血氨濃度上升的患者，可使尿素上升。

【UREA 檢測異常結果解讀】

生理性升高：

高蛋白的飲食可致血清尿素上升。男性比女性高 0.7～1.07mmol/L，隨年齡的增加有上升的傾向，成人日間生理變動平均為 1.35mmol/L。

病理性升高：

（1）腎前性：最重要的是失水致血液濃縮，引起腎血流量減少，腎小球濾過率減低而使尿素瀦留。如脫水、水腫、腹水、循環功能不全等。

（2）腎性：急性腎小球腎炎、腎功能衰竭、慢性腎盂腎炎都可使血尿素增加。

（3）腎後性：如前列腺腫大、尿路結石、膀胱腫瘤致尿道受壓等都可使血尿素增加。

（4）體內蛋白分解過剩，如急性傳染病、上消化道出血、大面積燒傷、大手術後及甲狀腺功能亢進。

降低：

見於嚴重的肝臟疾病、急性腎小管壞死、尿崩症以及妊娠、低蛋白膳食、蛋白質營養不良、滲透性利尿等。

3．血清尿酸（UA）

【項目簡介】

尿酸是嘌呤在人體內代謝的終末產物。外因是食物中核酸分解產生嘌呤，內因是體內組織核酸分解生成嘌呤核苷，嘌呤核苷和嘌呤又經過水解脫氨及氧化作用形成尿酸，尿酸除一小部分由肝臟分解破壞外，大部分經腎小球濾過後，幾乎百分之百被腎小管重吸收，因此尿酸清除率極低，如腎小球濾過功能受損，尿酸更容易瀦留在血液中。正常腎臟排出肌酐和尿素較尿酸更容易，所以腎臟病變早期時，血中尿酸首先增加，因而更有助於早期診斷。尿酸檢測應用於多種腎病和代謝障礙性疾病的診斷和治療、關節炎鑑別和腎功能分析，包括腎衰、痛風、白血病、銀屑病、飢餓或其他消耗性疾病以及接受細胞毒性藥物治療的患者。

【方法及參考範圍】

酶比色法；

男性　208 ～ 428μmol/L，

女性　155 ～ 357μmol/L。

【UA 檢測影響因素】

藥物治療影響：乙醯唑胺、布美他尼、氫氯噻嗪、環孢霉素、乙胺丁醇、呋塞米、甲氧氟烷、菸鹼酸酯、吡嗪醯胺可使結果偏高。

【UA 檢測異常結果解讀】

上升：

（1）尿酸對痛風診斷最有幫助，痛風患者血清中尿酸上升，但有時也會出現正常尿酸值。飲食中嘌呤攝入增加、內源性嘌呤代謝增加、腎臟尿酸排泄降低可導致高尿酸血症。

（2）可見於低氧血症、灼傷、腎功能不全、腎結石、糖尿病腎病、中毒性肝炎（氯仿及鉛中毒）、呼吸性酸中毒、酮症酸中毒、尿路梗阻等。

（3）在核酸代謝增加時，如白血病、多發性骨髓瘤、真性紅血球增多症等血清尿酸值亦常見上升。

（4）在腎功能減退時，常伴有血清尿酸值上升。

（5）可見於自發的或家族性高尿酸血症。

（6）飲食中富含核酸食物，如豆製品、海鮮、啤酒等可使尿酸上升。

降低：

生成減少如黃嘌呤尿症、肝病、嚴重貧血；排泄增多如腎小管重吸收障礙、酒精中毒、藥物促進排泄等。

上升：

(1) 腎臟損害，如慢性腎炎、腎盂腎炎、腎結核、糖尿病腎病、高血壓腎病。

(2) 在腎移植發生排斥反應時，胱抑素 C 升高早於肌酐和肌酐清除率。

(3) 在冠狀動脈手術中可出現上升，相對於其他物質，胱抑素 C 是檢測術後腎損傷最敏感且唯一的檢測指標。

(4) 胱抑素 C 對甲狀腺功能的變化非常敏感，在甲狀腺功能亢進患者中上升。

(5) 健康成年人血清胱抑素 C 隨著年齡的增加其平均數值呈上升趨勢，因此胱抑素 C 用於評估老年人腎功能比肌酐更有意義。

(6) 血清胱抑素 C 是反映急性心力衰竭預後的一個敏感指標。血清胱抑素 C 越高，死亡率越高。

降低：

甲狀腺機能低下患者胱抑素 C 降低。

【β_2-MG 檢測異常結果解讀】
上升：

(1) 急性腎小管損傷或壞死，慢性間質性腎炎等情況，可見 β_2 微球蛋白顯著升高。腎小球病、腎小管病、腎衰竭和腎澱粉樣變性可上升。

(2) 當體內有炎症（肝炎、類風溼關節炎）、多發性骨髓瘤、淋巴瘤或惡性腫瘤時顯著上升。

(3) 自身免疫性疾病，如系統性紅斑狼瘡、溶血性貧血時可上升。

4・血清胱抑素 C（Cys-C）

【項目簡介】

胱抑素 C 是一種低分子量蛋白質，由 122 個胺基酸組成，分子量為 13KD。它是半胱氨酸蛋白酶抑制劑的一種，廣泛存在於人的體液中，其中腦脊液中濃度最高，尿中最低。由於分子量小，它幾乎可以完全由腎小球濾過，然後由腎小管吸收、降解，因此血清或血漿中的胱抑素 C 的濃度直接反映了腎小球的濾過率，是早期腎損傷的靈敏指標。胱抑素 C 含量穩定，不受肌肉、年齡、性別、飲食和炎症等的影響，與其他檢測指標相比，胱抑素 C 能更加準確和直接的檢測腎小球濾過率，更好的監測腎病進程，指導臨床用藥。現臨床建議血清胱抑素 C 作為腎小球濾過功能的首選指標。

【方法及參考範圍】

免疫比濁法；0.59 ～ 1.03mg/L。

【Cys-C 檢測影響因素】

嚴重溶血、乳糜血、黃疸血會導致結果升高。

5・血清 β_2 微球蛋白（β_2-MG）

【項目簡介】

β_2 微球蛋白是體內有核細胞特別是淋巴球膜上組織相容性抗原（HLA）的輕鏈蛋白組分，隨著 HLA 不斷更新而降解後進入血液。β_2 微球蛋白在電泳時出現在 β_2 區帶而得名。正常情況下 β_2 微球蛋白生成量較恆定，由於分子量

小，可以從腎小球自由濾過，99.9％在近端腎小管吸收，僅有微量從尿中排出，是近端腎小管重吸收功能的診斷指標。由於腫瘤細胞分裂和增殖快，β_2 微球蛋白生成速度超過腎小管重吸收的閾值，腫瘤患者血液和尿液中 β_2 微球蛋白增多。因此 β_2 微球蛋白也作為腫瘤代表物。

【方法及參考範圍】

免疫比濁法；$0.8 \sim 2.2$ mg/L($68 \sim 186$ nmol/L)。

【腎功能檢查結果的綜合分析及指導建議】

（1）由於腎臟具有強大的儲備功能，難以查出早期和輕微的腎實質損害。因此腎功能檢查的目的是了解腎臟是否存在較廣泛的損害。腎功能檢測的項目 CREA 是反映腎功能的較可靠指標，由於 UREA 受飲食等腎前性因素影響較大，所以單項 UREA 上升不能確認診斷為腎功能異常，需結合 CREA 的指標，兩者都上升時對診斷腎臟疾病更有意義。但 CREA 也受肌肉、年齡、性別的影響，因此需綜合判斷，建議腎內科就診。

（2）UA 對痛風的診斷具有重要價值，如明顯上升建議外科或風溼免疫科就診。

（3）Cys-C是最敏感的檢測腎功能的方法，可以更好地反映腎病進程，若上升需腎內科就診。但老年人因代謝緩慢，可出現輕度上升。

（4）β_2-MG 除反映腎小管功能外，在腫瘤相關疾病時也可上升，上升時需結合腎功能，

腫瘤相關檢測情況綜合分析。

三、糖尿病檢查

食物中的澱粉和糖在腸道消化成為葡萄糖，經腸道吸收進入血液，然後供給全身的組織細胞，再經氧化分解產生生命活動所必要的能量，而多餘的葡萄糖以糖原的形式儲存在肝臟或轉變為脂肪，作為能量儲備。人體內血糖濃度受胰島素和肝臟的調節，任何環節發生障礙均可以發生糖尿病。糖尿病是由多種原因引起的以慢性血糖升高為特徵的代謝性疾病，是由胰島素的分泌及作用缺陷引起。糖類、脂肪、蛋白質長期代謝紊亂，可引起多系統損害，包括眼、腎、心臟、血管、神經等組織器官的慢性進行性病變及功能減退，病情危重時可發生急性代謝紊亂、糖尿病酮症酸中毒、高血糖高滲狀態等。糖尿病分為 I 型糖尿病和 II 型糖尿病，I 型糖尿病是由於胰島素絕對缺乏引起的糖尿病，與自身免疫有關，體內存在自身抗體。I 型糖尿病多在 30 歲以前發病，發病急，多飲、多食、多尿和體重減少的「三多一少」症狀較為明顯。II 型糖尿病是由於胰島素抵抗和胰島素分泌不足引起的糖尿病。胰島素對血糖的調控主要表現在兩個方面：①促進骨骼肌、心肌及脂肪組織攝取葡萄糖；②抑制肝糖原分解及糖異生，如胰島素不能有效地促進

周圍組織攝取葡萄糖，或不能抑制肝臟葡萄糖輸出，稱為胰島素抵抗或胰島素敏感性下降。II 型糖尿病多發生在 40 歲以上的成年人，起病緩慢，病情較輕，症狀不典型。糖尿病診斷一般包括空腹葡萄糖、糖化血紅素、餐後葡萄糖耐受、胰島素及 C 肽等。常規體檢一般檢測空腹血糖及糖化血紅素。

【糖尿病診斷標準】

以下 4 條滿足其中 1 條即可診斷為糖尿病，

（1）伴有糖尿病症狀，隨機血糖 >11.1 mmol/L。

（2）伴有糖尿病症狀，不同時間多次檢測空腹血糖 >7.0mmol/L。

（3）葡萄糖耐受試驗 2 小時血糖 >11.1 mmol/L，無糖尿病症狀者需改日再測。

（4）糖化血紅素（HbA1c）>6.5%。

1・葡萄糖（GLU）測定

【項目簡介】

葡萄糖是外周血中最主要的碳水化合物。葡萄糖的氧化反應是體內細胞最重要的能量來源。由於肝臟及胰島素的調節，正常人血糖濃度較為穩定，血糖濃度在多種激素的調控下波動範圍較小，當調節因素發生障礙時，就會出現血糖上升或減低。血液葡萄糖檢測用於糖尿病診斷及治療監測，以及昏迷的鑑別診斷。

正常人進餐後 0.5～1 小時血糖升至峰值，

2～3 小時恢復至餐前數值，II 型糖尿病患者峰值延遲，糖利用能力下降，致餐後血糖數值持續上升，因此餐後 2 小時血糖，作為糖尿病的診斷標準敏感性更高。餐後血糖升高也是發生心血管併發症的獨立危險因素。

樣本採集：靜脈採集非抗凝血（紅帽管）。

【方法及參考範圍】

己糖激酶法；空腹血糖 3.9～6.10mmol/L，餐後 2 小時血糖 3.9～7.8mmol/L。

【血清葡萄糖檢測影響因素】

（1）血細胞中的糖酵解會使葡萄糖濃度降低，因此檢體採集後需儘快分離血漿或血清。

（2）溶血嚴重的樣本，紅血球中釋放較多的有機磷酯和一些酶，影響反應體系，從而影響結果。

【血清葡萄糖檢測結果的分析及指導建議】

（1）空腹血糖濃度在 6.1～7.0mmol/L，必須臨床就診，結合餐後血糖檢測，餐後 2 小時血糖作為糖尿病的診斷標準敏感性更高。如餐後 2 小時血糖 <7.8mmol/L 稱為空腹血糖異常，說明患者有發展為糖尿病的風險，需透過飲食和體育鍛鍊控制血糖濃度。

（2）空腹血糖濃度在 <7.0mmol/L，餐後 2 小時血糖 7.8～11.1mmol/L 說明患者葡萄糖耐受受損，見於糖尿病前期、甲狀腺功能亢進、肢端肥大、肥胖症及皮質醇增多症，此

【血清葡萄糖檢測異常結果解讀】

上升：

生理性

餐後 1～2 小時、飽食、高糖飲食、注射葡萄糖後、劇烈運動、情緒緊張腎上腺素分泌增多或注射腎上腺素後血糖可以上升。

病理性

（1）見於 I 型及 II 型糖尿病患者（詳見糖尿病診斷標準）。

（2）升高血糖的激素分泌增加以及其他內分泌疾病，如嗜鉻細胞瘤、腎上腺皮質功能亢進、肢端肥大症、甲狀腺功能亢進。

（3）應激性血糖上升：顱內壓上升、顱腦外傷、顱內出血、腦膜炎、麻醉、窒息、肺炎、急性傳染病、心梗，刺激血糖中樞、由脫水引起的血糖濃縮等。

降低：

成人血葡萄糖低於 2.8 mmol/L 稱為低血糖，接受藥物治療的糖尿病患者低於 3.9 mmol/L 屬於低血糖範疇。

生理性

見於飢餓和劇烈運動。

病理性

（1）胰島 β 細胞瘤，胰島素分泌過多；治療胰島素用量過多；降糖藥用量過大。

（2）垂體前葉功能亢進，腎上腺皮質功能減退，甲狀腺機能低下。

（3）自身免疫症候群。

（4）肝糖原儲備不足，重型肝炎、肝硬化及肝癌。

（5）長期營養不良、惡病質。

類患者應長期回診，約 1/3 患者可恢復正常，1/3 仍為葡萄糖耐受受損，1/3 最終可能轉為糖尿病。

（3）伴有糖尿病症狀，不同時間多次檢測空腹血糖>7.0mmol/L，可以初步診斷糖尿病。

（4）結合患者臨床症狀，檢測兩次以上餐後 2 小時血糖數值均 >11.1mmol/L，可診斷為糖尿病。

（5）空腹血糖正常，餐後出現低血糖，見於自主神經失調、迷走神經興奮所致的特發性低血糖。此類患者建議少食多餐，食用高蛋白、高脂肪、低糖高纖維的食物。

（6）空腹血糖明顯減低（<2.8mmol/L），可出現低血糖昏迷，服糖後可及時緩解症狀，此類情況多發生在使用胰島素治療糖尿病患者，應注意隨身攜帶糖類食物，防止意外發生並及時就醫。

（7）餐後血糖檢體留取方法：患者正常飲食，從吃第一口食物開始計時，至 2 小時開始抽血，前後不能超過 5 分鐘。

2．糖化血紅素（GHb）測定

【項目簡介】

糖化血紅素是血紅素與血清糖類經非酶促結合而成的，由於糖化過程非常緩慢，一旦形成不再解離，故對糖尿病患者的診斷和監測有意義。糖化血紅素包括 HbA1a、

【糖化血紅素檢測異常結果解讀】

（1）糖化血紅素含量能反映體內近 6～8 週血液葡萄糖平均數值，升高見於糖尿病及其他高血糖患者，用於糖尿病診斷及療效監測，HbA1c 不能反映瞬間血糖數值及波動情況。

（2）若糖化血紅素 >9％說明患者持續存在高血糖，會發生糖尿病腎病、動脈硬化、白內障等併發症，同時也是心肌梗塞、中風死亡的一個高度危險險因子，糖化血紅素每升高 1％，則發生冠心病風險增加 15％，發生中風風險增加 17％。

（3）糖尿病高血糖時，糖化血紅素升高；應激性高血糖時，糖化血紅素正常。

HbA1b、 HbA1c， 其 中 HbA1c 是 GHb 的主要成分，故 HbA1c 能確切反映葡萄糖的數值。HbA1c 生成後與紅血球共壽命，反映測試前紅血球半衰期 60 天的血糖平均數值，故上升提示過去 6～8 週血糖持續在較高數值。糖化血紅素與血糖的濃度呈正相關，有報告指出 HbA1c 每增加 1% 相當於平均血糖數值上升1.1～1.7mmol/L。用於糖尿病的監測，I 型糖尿病一般間隔 1～2 個月，II 型糖尿病間隔4～6 個月測定一次。糖化血紅素是國際上分析長期血糖控制的金標準。

樣本採集：靜脈採集 EDTAK3（紫帽管）抗凝全血。

【方法及參考範圍】

高效液相色譜（HPLC）法；HbA1c（%）4.0%～6.0%。

【糖化血紅素檢測影響因素】

（1）參考值隨年齡的增大有一定的增加。

（2）高脂血症檢體可使結果偏高。

（3）對於患有貧血或血紅素疾病的患者，糖化血紅素檢測結果需謹慎分析。

【糖化血紅素檢測結果的綜合分析及指導建議】

（1）糖化血紅素是臨床上評估血糖控制狀況的黃金標準。

（2）糖化血紅素的濃度取決於血糖的濃度以及血液中血紅素的含量，可以結合血糖數值

輔助診斷糖尿病。

（3）糖化血紅素是血糖控制狀況的監測指標，可以反映患者 6 ～ 8 週的血糖數值情況，結果穩定干擾因素少。

（4）貧血患者因血紅素含量低，導致糖化血紅素檢測結果異常，與真實血糖數值不符。

（5）血紅素結構異常，可使高效液相層析法檢測糖化血紅素結果異常，與血糖結果不符，需結合血糖數值綜合判斷。

（6）對於糖尿病患者，糖化血紅素作為血糖控制監測指標，在治療初期一般每三個月檢測一次，療效穩定後一般每半年檢測一次。

3 · 胰島素（INS）

【項目簡介】

胰島素是一種小分子蛋白質激素，由胰島 β 細胞分泌，是身體內唯一能降低血糖的激素。胰島素在調節糖代謝，控制血糖數值的同時，還能促進糖原、脂肪、蛋白質合成，是重要的內分泌激素。胰島素測定能反映胰島 β 細胞的功能是否正常，用於糖尿病的病理生理和胰島 β 細胞的功能分析、Ⅰ型糖尿病與Ⅱ型糖尿病的鑑別診斷、空腹低血糖和某些高胰島素血症的病因學分析。胰島素釋放試驗用於了解胰腺分泌胰島素功能的狀況，常與口服葡萄糖耐受試驗同時進行。

樣本採集：靜脈採集非抗凝血（紅帽管）。

【胰島素異常結果解讀】

胰島素分泌有顯著的日間、生理學波動，其濃度變化範圍在 2.6 ～ 100μU/mL 之間。

降低：

（1）Ⅰ型糖尿病和Ⅱ型糖尿病晚期，可見血清胰島素降低。

（2）餐後反應性低血糖，空腹及糖負荷均可正常、減低或上升，但高峰延遲於血糖高峰之後。

上升：

（1）胰島 β 細胞瘤、肢端肥大、庫欣症候群、甲狀腺機能低下等。

（2）應激狀態，如急性外傷、燒傷時可升高。

（3）INS 分泌上升，空腹及糖負荷後均高於正常，可見於肥胖症、Ⅱ型糖尿病早期或輕症病例、空腹低血糖、胰島素抵抗、胰島素自身免疫症候群以及皮質醇增多症等。

胰島素釋放試驗：在空腹、服糖後 1 小時、2 小時、3 小時檢測胰島素，常用於糖尿病分型診斷，正常人在口服葡萄糖後胰島素分泌增加，其高峰與血糖高峰一致。Ⅰ型糖尿病患者胰島素不增加或增加甚微，Ⅱ型糖尿病患者可呈現與正常人相似的反應，但胰島素分泌遲緩，高峰後移，可延遲至 2 小時至 3 小時出現，呈延遲曲線，胰島 β 細胞瘤，胰島素分泌增加。

【方法及參考範圍】

化學發光微粒子免疫檢測法；空腹　2.6 ～ 24.9μU/mL，

胰島素釋放正常反應：空腹　2.6 ～ 24.9 μU/mL。

1 小時左右達到空腹的 5 ～ 10 倍，2 小時開始下降，3 小時降至空腹時數值。

4 · C- 肽（C-P）

【項目簡介】

C- 肽是和胰島素一起由胰島 β 細胞以分子方式釋放的多肽，分泌一個胰島素分子，必然同時釋放一個 C- 肽分子，因此其測定的意義與胰島素相同。但 C- 肽沒有生物活性，不能產生生理效應，半衰期比胰島素長 2 ～ 3 倍，且不受外源性胰島素的影響，因此血中 C- 肽濃度可更好地反映胰島 β 細胞的功能。臨床 C- 肽檢測用於胰島素治療的糖尿病患者胰島 β 細胞功能分析，胰島 β 細胞瘤和異位胰島素瘤低血糖的診斷以及胰腺移植和胰腺切除術的療效評估和檢測。

樣本採集：靜脈採集非抗凝血（紅帽管）。

【方法及參考範圍】

化學發光微粒子免疫檢測法；空腹　0.81 ～ 3.85ng/mL。

C- 肽釋放實驗：

（1）空腹　0.81 ～ 3.85ng/mL。

【 C- 肽異常結果解讀】

上升：

空腹上升見於胰島 β 細胞瘤、異位胰島素瘤、胰島素自身免疫症候群、胰島素抗體、肥胖、皮質醇增多症、甲狀腺功能亢進、肢端肥大、腎功能衰竭、皮質類固醇的使用。

降低：

糖尿病患者胰島素和 C- 肽均降低，但 C- 肽不受外源性胰島素的影響。當外源性胰島素使用過量，並引起低血糖時，血清胰島素升高，但 C- 肽仍降低，可真實反應胰島功能，用於鑑別低血糖原因。

C- 肽釋放試驗與胰島素釋放試驗。

（2）1 小時左右達到空腹的 5～10 倍。

（3）2 小時開始下降。

（4）3 小時降至空腹時數值。

5・葡萄糖耐受試驗

【項目簡介】

　　葡萄糖耐受試驗是一種葡萄糖負荷試驗，用以了解胰島 β 細胞功能和身體對血糖的調節能力。正常人在口服一定量葡萄糖後血糖濃度可暫時性升高，但在 2 小時內血糖濃度恢復正常。在口服一定量葡萄糖後，不同時間檢測血糖數值的變化，稱為葡萄糖耐受試驗。其方法是早晨空腹檢測血糖數值後，口服 75g 無水葡萄糖後，0.5 小時、1 小時、2 小時、3 小時分別再檢測血糖濃度，觀察血糖濃度變化，透過血糖濃度的變化了解患者的胰島功能，是診斷糖尿病的確診試驗。

【方法及參考範圍】

　　己糖激酶法；

（1）空腹：3.9～6.10mmol/L。

（2）1 小時：7.8～9.4mmol/L；峰值<11.1mmol/L。

（3）2 小時：3.9～7.8mmol/L。

（4）3 小時：3.9～6.10mmol/L。

口服葡萄糖耐受試驗檢測方法：

（1）試驗前三天，每日糖類攝入量不少於150g，以維持正常生理活動。

【葡萄糖耐受試驗異常結果解讀】

（1）空腹血糖濃度在 6.1～7.0 mmol/L，餐後 2 小時血糖<7.8 mmol/L 稱為空腹血糖異常，說明患者有發展為糖尿病的風險，需透過飲食和體育鍛鍊控制血糖濃度。

（2）空腹血糖濃度在<7.0 mmol/L，餐後 2 小時血糖 7.8～11.1 mmol/L 說明患者葡萄糖耐受受損，見於糖尿病前期、甲狀腺功能亢進、肢端肥大、肥胖症及皮質醇增多症，此類患者應長期回診，約 1/3 患者可恢復正常，1/3 仍為葡萄糖耐受受損，1/3 最終可能轉為糖尿病。

（3）空腹血糖減低，口服葡萄糖後血糖上升不明顯，不出現血糖高峰，曲線低平常見於：胰島素 β 細胞瘤、甲狀腺機能低下、垂體前葉功能減退、腎上腺皮質功能減退，也可能由於胃排空延遲，小腸吸收不良引起。

（4）服糖後血糖數值急遽升高提前出現峰值（一般峰值可在 1 小時之內出現）且血糖數值>11.1 mmol/L，2 小時血糖又低於空腹數值，見於胃切除患者，胃腸道迅速吸收葡萄糖，或嚴重的肝損害患者，肝臟不能迅速攝取和處理葡萄糖而使血糖急遽升高，引起反應性胰島素分泌增多，同時進一步使肝外組織利用葡萄糖加快，使 2 小時血糖數值明顯降低。

（5）空腹血糖正常，峰值時間及峰值均正常，但患者 2～3 小時後出現低血糖。見於自主神經失調、迷走神經興奮所致的特發性低血糖。此類患者建議少食多餐，食用高蛋白、高脂肪、低糖高纖維的食物。

（6）空腹血糖低於正常，峰值提前＞11.1 mmol/L，2 小時血糖仍處於高數值，且尿糖陽性，常見於晚期肝硬化、廣泛性肝壞死、嚴重的病毒性肝炎、重度脂肪肝、肝癌等。

（2）實驗前停用可能對結果影響的藥物，胰島素、腎上腺皮質激素、避孕藥、利尿藥或苯妥英（3～7 天）。

（3）受試者空腹 8～12 小時後，早晨 8 點之前空腹抽血檢測葡萄糖，然後將 75g 無水葡萄糖溶於 300mL 水中口服。從服糖第一口開始計時，5 分鐘內服完。

（4）根據醫囑要求，分別於服糖後 0.5 小時、1 小時、2 小時、3 小時分別再次抽血檢測血糖或胰島素、C- 肽的濃度。

（5）受試過程中勿食其他食物及飲料、不吸菸、不進行劇烈運動。

【影響因素】

（1）血細胞中的糖酵解會使葡萄糖濃度降低，因此檢體採集後需儘快分離血漿或血清。

（2）溶血嚴重的樣本，紅血球中釋放較多的有機磷酯和一些酶，影響反應體系，從而影響結果。

四、脂代謝及心腦血管疾病危險因素檢測

血脂和同半胱胺酸是評估動脈粥狀硬化疾等心腦血管疾病危險因素的主要檢測指標。血脂是指血清中的膽固醇、甘油三酯、少量磷脂、糖脂、類固醇的總稱，是身體細胞重要組成成分和基礎代謝的必要物質。血脂在體內必須與載脂蛋白結合成脂蛋白的形式才能在

血液循環中轉運。血脂和脂蛋白測定是早期發現高脂血症，協助診斷動脈粥狀硬化疾，分析冠心病、腦梗塞等疾病風險，監測藥物治療療效的重要指標。血脂測定包括總膽固醇（TC）、甘油三酯（TG）、高密度脂蛋白膽固醇（HDL）、低密度脂蛋白膽固醇（LDL）、載脂蛋白和脂蛋白等。心腦血管疾病是嚴重危及人類健康的疾病，是主要疾病和死亡因素之一，同半胱胺酸（HCY）是心腦血管疾病的獨立危險因素。健康體檢常規檢測指標主要有：TC、 TG、 HDL、 LDL。以及 HCY、 CK、 CK-MB、 Hs-CRP、 Lp-a、 sdLDL-C 可 以作為心腦血管疾病的補充檢測項目。

1．膽固醇（TC）

【項目簡介】

血清總膽固醇是各種脂蛋白所含膽固醇的總和。很多組織可合成膽固醇，尤其是在肝臟或腸壁。體內約有 3/4 的膽固醇是新合成的，有 1/4 來源於飲食。膽固醇測定主要用於動脈粥狀硬化疾患病風險的篩檢，膽固醇數值升高的疾病以及脂類和脂蛋白代謝異常疾病的診斷和治療。

【方法及參考範圍】

酶比色法；

（1）2.84 ～ 5.18mmol/L 為正常範圍。

（2）5.18 ～ 6.2mmol/L 屬邊緣升高。

（3）>6.2mmol/L 為高膽固醇血症。

【 TC 檢測異常結果解讀】

上升：

（1）高膽固醇血症是導致冠心病、心肌梗塞和動脈粥狀硬化疾的危險因素之一。包括原發性和繼發性高膽固醇血症。原發性見於家族性高膽固醇血症（低密度脂蛋白受體缺陷）、家族性 APO-B 缺陷症、多源性高脂血症、混合性高脂蛋白血症。

（2）繼發性上升見於腎病症候群、甲狀腺功能減低、糖尿病，妊娠等。

（3）總膽管阻塞，如膽道結石，肝、膽、胰的腫瘤等，由於總膽管阻塞膽固醇隨膽汁排出障礙而升高。

（4）高膽固醇飲食，高飽和脂肪酸攝入。

（5）長期吸菸、飲酒、精神緊張和血液濃縮。

（6）使用某些藥物：糖皮質素、環孢素、口服避孕藥。

降低：

（1）家族性低脂蛋白血症、甲狀腺功能亢進。

（2）慢性消耗性疾病如嚴重肝病、惡性腫瘤、嚴重貧血等。

（3）嚴重營養不良，膽固醇攝入減少。

【TC 檢測影響因素】

抗壞血酸與甲基多巴血中濃度高於治療數值時，導致膽固醇結果偏低。

2・甘油三酯（TG）

【項目簡介】

甘油三酯是三分子脂肪酸與一分子甘油結合而成，是人體的脂肪組成成分，能量的儲存形式。甘油三酯部分在肝臟中合成，部分透過食物攝取。肝臟、脂肪組織及小腸是合成甘油三酯的重要場所，以肝臟合成的能力最強。高脂肪、高碳水化合物飲食可使體內甘油三酯升高。甘油三酯是冠心病、腦血管疾病的重要危險因素。控制甘油三酯是減少心腦血管疾病發生的重要對策。

【方法及參考範圍】

酶比色法；

（1）0.40～1.70mmol/L 為正常範圍。

（2）1.7～2.26mmol/L 為邊緣升高。

（3）>2.26mmol/L 為升高。

【TG 檢測影響因素】

（1）抗壞血酸和羥苯磺酸鈣使甘油三酯降低。

（2）檢測前 3 日內高脂飲食可影響檢測結果。在少數情況下，丙種球蛋白病，特別是 IgM（Waldenström 氏巨蛋白血症）類，可能影響結果的可靠性。

3・高密度脂蛋白膽固醇（HDL）

【項目簡介】

【TG 檢測異常結果解讀】

上升：

（1）甘油三酯直接參與膽固醇及膽固醇脂的合成，上升可見於動脈粥狀硬化疾性心血管疾病的高風險族群。

（2）家族性高脂血症、家族性混合型高脂蛋白症等。

（3）高血壓、動脈粥狀硬化疾。

（4）當甘油三酯重度升高時，常可伴發急性胰腺炎。

（5）脂肪肝、糖尿病、甲狀腺功能減低、腎病症候群、膽管阻塞。

（6）肥胖、高脂、高熱量、高糖飲食及酗酒等。

（7）口服避孕藥。

降低：

（1）嚴重肝病，吸收不良。

（2）腎上腺皮質功能減退、甲狀腺功能亢進。

（3）低 β 脂蛋白血症或無 β 脂蛋白血症。

高密度脂蛋白主要在肝臟合成，負責將外周組織中的膽固醇逆向轉運入肝臟。然後，膽固醇轉化為膽汁酸，透過膽道分泌進入腸道。從而防止動脈粥狀硬化疾的形成。血清中高密度脂蛋白膽固醇的濃度與動脈粥狀硬化疾的發病風險呈負相關，因此高密度脂蛋白膽固醇被認為是一種抗動脈粥狀硬化疾的血脂，是冠心病的保護因素之一。一般情況下，停經前的女性高於男性。長期適量運動可使高密度脂蛋白膽固醇升高。在評估心血管疾病的危險因子中HDL-C降低的臨床意義比膽固醇和甘油三酯高。

【方法及參考範圍】

均相酶比色法；男性　1.16 ～ 1.42mmol/L，女性　1.29 ～ 1.55mmol/L。

【 HDL 檢測影響因素】

（1）年齡和性別：兒童時期男女 HDL-C 數值相同；青春期男性開始下降。

（2）飲酒與吸菸：飲酒使 HDL-C 輕度升高，吸菸使 HDL-C 降低。

（3）飲食：高糖及素食飲食HDL-C降低。

（4）運動：長期足量的運動使 HDL-C 升高。體力勞動可使 HDL-C 升高。

4·低密度脂蛋白膽固醇（LDL）

【項目簡介】

低密度脂蛋白（LDL）在導致動脈粥狀硬

【 HDL 檢測異常結果解讀】

上升：

運動及長期體力勞動可使高密度脂蛋白升高。

降低：

（1）高密度脂蛋白膽固醇降低可作為動脈粥狀硬化疾和冠心病的危險因子。在冠心病、腦血管疾病、高甘油三酯血症時減少。

（2）肝功能損害、慢性肝炎、肝硬化等因合成減少而降低。

（3）糖尿病腎病、腎病症候群、慢性腎衰竭。

（4）使用雄激素、吸菸。

【 LDL 檢測異常結果解讀】

上升：

（1）LDL 上升是動脈粥狀硬化疾發生發展的主要脂類危險因素，見於遺傳高脂蛋白血症、脂肪肝、冠心病、心肌梗塞、中風。

（2）可用於早期辨別動脈粥狀硬化疾的危險性及對使用降脂藥物的監測，為高血脂症治療的決策指標。

（3）腎病症候群、慢性腎功能衰竭、糖尿病、慢性肝病、阻塞性黃疸、使用糖皮質素及雄激素。

降低：

（1）營養不良、低脂飲食、慢性貧血，創傷和嚴重肝病。

（2）甲狀腺功能亢進症、肝硬化。

（3）低 β 脂蛋白血症。

化疾和影響其發展進程上發揮重要作用，會使血脂沉積在血管壁上，形成粥狀硬化疾，造成血管逐漸被堵塞，導致冠心病的發生，LDL 是動脈粥狀硬化疾的獨立危險因素。在與冠狀動脈粥狀硬化疾有關的所有指標中，LDL-C 是最為有用的臨床預測指標。

【方法及參考範圍】

均相酶比色法；

(1) 0.00 ～ 3.36mmol/L。

(2) <2.6mmol/L 為控制理想數值。

(3) 3.36 ～ 4.1mmol/L 為邊緣升高。

(4) >4.1mmol/L 為升高。

心腦血管疾病危險因素包括：

低、中度危險險族群：年齡（男 >45 歲，女 >50 歲）、吸菸、低 HDL、肥胖和心血管病家族史。

高度危險險群：冠心病、糖尿病、高血壓合併 3 個低、中度危險險因素、缺血性腦中風、慢性腎病。

極高度危險險群：急性冠狀動脈症候群、冠心病合併糖尿病、缺血性腦中風合併糖尿病。

動脈粥狀硬化疾心血管疾病危險族群的降脂治療，LDL 控制目標為：

(1) 低、中度危險險群： LDL 應控制在 <3.4mmol/L。

(2) 高度危險險群： LDL 應控制在 <2.6

mmol/L。

（3）極高度危險險群：LDL 應控制在 <1.8 mmol/L。

5．同半胱胺酸（Hcy）

【項目簡介】

同半胱胺酸（Hcy）是甲硫胺酸代謝產生的一種含硫胺基酸，80% 的 Hcy 在血中透過二硫鍵與蛋白質結合，只有很少部分游離同半胱胺酸參加循環。Hcy 在維他命 B_6、B_{12}、葉酸和酶的作用下，參與身體轉硫基、轉甲基的過程，當身體代謝出現障礙時，Hcy 在體內積聚。高濃度的 Hcy 會對血管內皮細胞造成損傷和功能異常，使血管內膜增厚、斑塊形成、管腔狹窄甚至阻塞，最終導致心臟血流受阻，動脈粥狀硬化疾及冠心病的發生。因此 Hcy 與心腦血管疾病密切相關，是心腦血管疾病發病的一個重要獨立危險因素。

【方法及參考範圍】

免疫比濁法；

Hcy 正常參考範圍與年齡相關：

（1）成人：≦ 15μmol/L。

（2）老年人（≧60歲）：15～20μmol/L。

【Hcy 檢測影響因素】

（1）紅血球中的 Hcy 釋放到血液中會使 Hcy 結果升高，因此要注意及時分離血漿或血清。

【Hcy 檢測異常結果解讀】

上升：

（1）心腦血管疾病，有研究認為 Hcy 是動脈粥狀硬化疾和心腦血管疾病發生的獨立危險因子。研究發現 Hcy 每升高 5μmol/L，冠心病的危險性增加 1.6 倍，腦血管疾病的危險性增加 1.8 倍，外周血管疾病的危險性增加 6.8 倍。

（2）H 型高血壓：原發性高血壓伴 Hcy 升高稱為 H 型高血壓，研究顯示 H 型高血壓發生中風的風險比單純高血壓患者高 5 倍。

（3）遺傳因素：基因缺陷或者突變導致 Hcy 代謝缺乏所必要的酶。

（4）葉酸、B_6、B_{12} 等 B 族維他命營養缺乏會引起 Hcy 在體內堆積，致使中度或輕度的 Hcy 升高，也會增加心臟病的危險。

（5）腎臟疾病：血液中的 Hcy70% 經腎臟排泄，慢性腎衰患者 Hcy 可達正常成人的 2～4 倍，發生心腦血管栓塞疾病的機率明顯增加。

（6）老年痴呆：Hcy 數值升高對大腦有損傷，是引起老年痴呆的因素之一。

（7）生活方式：喝酒、抽菸、高脂飲食、精神壓力均可使 Hcy 升高。改變生活方式，補充葉酸、B_6、B_{12} 等可以降低 Hcy 數值。

（2）S-腺苷同半胱胺酸（SAH）會引起嚴重的干擾。但正常人體血液中含 SAH 量極低，一般不會造成干擾。

（3）使用下列藥物治療的患者，會引起 Hcy 檢測數值偏高：胺甲蝶呤、卡馬西平、苯妥英、一氧化二氮、6- 氮尿嘧啶苷。

6·肌酸激酶（CK）

【項目簡介】

肌酸激酶主要存在於心臟、肌肉以及腦組織的細胞質和粒線體中，是一種與細胞能量運轉，肌肉收縮、三磷酸腺苷（ATP）再生有直接關係的重要激酶，是一種二聚體形式存在的酶，由 M 和 B 兩個亞單位組成，組合成 CK-MB、CK-MM、CK-BB 三種同工酶，CK-MM 主要存在於骨骼肌與心肌，CK-BB 主要存在腦、胃腸和泌尿生殖系統，CK-MB 主要存在於心肌。正常人血清中 CK 主要為 CK-MM，CK-MB 小於 5％，CK-BB 微量，不易測出。當心肌細胞缺血、缺氧時，血液中的 CK 和 CK-MB 均可上升。肌酸激酶用於診斷和監測心肌梗塞和損傷，心肌梗塞發生 4 小時後就能檢測到肌酸激酶升高。在心肌損傷 12～24 小時後達到峰值，在 3～4 天後下降到正常範圍。

【方法及參考範圍】

速率法；女　40.00～200.00IU/L，

男　50.00～310.00IU/L。

【CK 檢測異常結果解讀】

上升：

（1）骨骼肌病變和損傷，如創傷、骨骼肌損傷、手術、進行性肌萎縮、肌炎、破傷風、驚厥、癲癇發作等。

（2）心肌損傷，如心肌梗塞、急性心肌炎、心包炎等。

（3）其他疾病，如腦及神經性疾病、內分泌疾病、肺炎、急性溶血性疾病等。

（4）肌肉組織損傷：劇烈體育運動或體力活動之後。

（5）巨分子 CK（免疫球蛋白與肌酸激酶結合物 Ig-CK）可引起不明原因的 CK 明顯上升。

降低：

甲狀腺功能亢進、類風溼性關節炎、SLE、乾燥症候群、化療、高膽紅素血症。

【CK 檢測影響因素】

溶血可使檢測結果上升。

7・肌酸激酶同工酶（CK-MB）

【項目簡介】

肌酸激酶同工酶（CK-MB）：肌酸激酶有三種同工酶的形式，是由兩種類型單體亞單位組成的二聚體。這三種同工酶由 M（來源於骨骼肌）單體和 B（來源於大腦）單體組合而成。

許多器官都含有 CK，但同工酶在各個器官中的分布有所不同。骨骼肌富含 MM 同工酶，而大腦、胃部、腸道、膀胱和肺部主要含有 BB 同工酶。大量的 MB 同工酶存在於心肌組織中。因此，在許多疾病中總血清 CK 活性會升高。特異性的缺乏使其診斷價值受到限制。不同器官的 CK 同工酶有顯著的不同，血清中出現的 CK-MB 主要來源於心肌組織，這使 CK 成為急性心肌梗塞診斷中最有價值的酶之一。CK-MB 同工酶測定對心肌疾病及心肌梗塞的診斷具有重要意義。

【方法及參考範圍】

（1）免疫紫外分光光度法（UV 法）（檢測 CK-MB 活性）；0.00 ～ 24.00IU/L

（2）酶聯免疫吸附測定（檢測 CK-MB 濃度法）；0 ～ 5.11mg/L

【CK-MB 檢測影響因素】

【CK-MB 檢測異常結果解讀】

CK-MB 在急性心肌梗塞（AMI）發病後 3 ～ 6 小時開始升高，12 ～ 24 小時達峰值，48 ～ 72 小時降至正常。對於 AMI 的早期診斷其敏感性高於總 CK。還可以估計梗塞範圍大小和再梗當機率。同時 CK-MB 升高還見於其他心肌損傷（心絞痛、心臟手術、安裝起搏器、冠狀動脈造影等）骨骼肌損傷等。

免疫抑制法檢測 CK-MB 時，易受到巨 CK 和 CK-BB 異常上升影響，使檢測結果出現 CK-MB 活性上升甚至大於總 CK。該方法檢測原理是假定在肌肉損傷後僅有 CK-MM、CK-MB 被釋放入血，檢測試劑含有抗 CK-M 抗體，該抗體能抑制所有 CK-M 的活性，剩下的是無 CK-M 活性，相當於 CK-M 和 CK-B 活性，樣本中得到的 CK-MB 活性應該乘以 2，巨 CK 不含 M 亞單位，不發生免疫抑制，在典型的巨 CK 血症的病例中，測定後活性乘以 2 會產生意外的結果，即巨 CK 部分如同 CK-MB 而被錯誤的顯現，以致測得的 CK-MB 活性超過樣本中的總活性。

酶聯免疫吸附測定檢測 CK-MB 濃度，可以避免巨 CK 帶來的影響。

8·高敏感度 C 反應蛋白（hs-CRP）

【項目簡介】

【 Hs-CRP 檢測異常結果解讀】

上升：

（1）作為急性時相反應的一個極靈敏的指標，CRP 濃度在急性心肌梗塞、創傷、感染、炎症、外科手術、腫瘤浸潤時迅速顯著地升高。

（2）hs-CRP>3mg/L 可能存在心血管疾病發生的高度風險。

（3）併發感染鑑別：hs-CRP 是非特異性指標，當 hs-CRP>10 mg/L 時，可能是炎症、感染、組織損傷等問題。

（4）分析疾病活動和療效：hs-CRP 濃度持續居高不下，通常是嚴重的預後症狀，一般表示存在感染控制不良。

高敏感度 C 反應蛋白檢驗（hs-CRP），C 反應蛋白是炎症反應中的典型急性時相反應蛋白。hs-CRP 是最為敏感的急性時相反應代表，在細菌感染、炎症、組織損傷過程中 hs-CRP 濃度快速升高。hs-CRP 升高常早於發熱等臨床症狀出現。研究認為，hs-CRP 也是動脈粥狀硬化疾、冠心病危險性分析指標。健康人體內 hs-CRP 數值 <5mg/L，因此篩檢時，使用高度敏感的方法能檢測出 <1mg/L 的 CRP 即為

hs-CRP。

【方法及參考範圍】

免疫比濁測定法；

用於心血管疾病危險性預測： hs-CRP <1.0mg/L 為低度危險性；1.0 ～ 3.0mg/L 為中度危險性；>3mg/L 為高度危險性。

用於細菌感染等炎症：hs-CRP>5.01mg/L。

【 hs-CRP 檢測影響因素】

（1）對於接受單克隆鼠抗體治療或出於診斷目的注入單克隆鼠抗體的患者樣本可能出現錯誤結果。

（2）用作診斷用途時應始終結合患者病歷、臨床檢查和其他檢測結果評估結果。

9．脂蛋白（a）（Lp-a）

【項目簡介】

脂蛋白（a）是肝臟合成的一種特殊的脂蛋白，富含膽固醇，與動脈粥狀硬化疾有關。脂蛋白（a）不受飲食、運動及降膽固醇藥物的影響，與高密度脂蛋白膽固醇和低密度脂蛋白膽固醇無明顯相關，被認為是動脈粥狀硬化疾的獨立危險因子。脂蛋白 a 與遺傳因素密切相關，在同一個體是相當恆定的，但個體之間差異較大。

【方法及參考範圍】

乳膠注射顯影劑免疫比濁法；0 ～ 75nmol/L

10．小而密低密度脂蛋白（sdLDL）

【 Lp-a 檢測異常結果解讀】

上升：

（1）見於遺傳性、家族性高膽固醇血症、動脈粥狀硬化疾、缺血性心腦血管疾病、心梗、腦梗等。

（2）各種急性時相反應，在急性創傷和急性炎症時可以升高。

（3）腎病、尿毒症、糖尿病腎病、妊娠、服用生長激素。

【sdLDL 檢測異常結果解讀】
上升：
（1）sdLDL 因易被氧化修飾，抗氧化劑含量低，清除緩慢，易黏附等特點而致動脈粥狀硬化疾。
（2）動脈粥狀硬化疾發生發展的主要是脂類危險因素，見於遺傳性高脂蛋白血症、脂肪肝、冠心病、心肌梗塞、中風。
（3）可用於早期辨別動脈粥狀硬化疾的危險性及對使用降脂藥物的監測，是高血脂症治療的決策指標。
（4）腎病症候群、慢性腎功能衰竭、糖尿病、慢性肝病、阻塞性黃疸、使用糖皮質素及雄激素。

【項目簡介】

低密度脂蛋白膽固醇數值升高是導致動脈粥狀硬化疾的獨立危險因素，而小而密低密度脂蛋白膽固醇（sdLDL）作為低密度脂蛋白膽固醇的主要成分，相對於大而輕低密度脂蛋白而言，其對血管壁有更高的侵入性、與低密度脂蛋白受體有更低的親和性，更長的血漿半衰期及對氧化應激的低耐受性，導致 sdLDL 更容易導致動脈粥狀硬化疾，是重要的頸動脈狹窄的獨立危險因素。

【方法及參考範圍】

過氧化物酶法；

20～44歲　男性：0.25～1.39mmol/L。

20～54歲　女性：0.24～1.11mmol/L。

45～79歲　男性：0.26～1.36mmol/L。

55～79歲　女性：0.26～1.36mmol/L。

【脂代謝及心腦血管疾病危險因素檢測的綜合分析及指導建議】

（1）飲食對血脂項目檢測結果影響較大，檢測前 72 小時避免高脂飲食。

（2）甘油三酯存在應激性改變，可能出現暫時性上升，需重複檢測確定是否為高脂血症。

（3）LDL 是最重要的心腦血管疾病危險因素檢測指標。對於存在不同危險因素的族群，要以不同數值的控制指標，作為藥物治療目標。

（4）檢查發現血脂中 TG、 TC、 LDL 任一項目邊緣上升，需控制飲食，若 TC>6.2mmol/L，TG>2.26mmol/L，LDL>4.1mmol/L 需 心血管內科就診，進行藥物治療。

（5）HDL 檢測結果上升，不是心血管危險因素，無須就醫。HDL 結果降低需結合其他血脂指標升高狀況，心血管內科就醫。

（6）Hcy 是發生心腦血管疾病的獨立危險因素，參考範圍與年齡相關，如明顯上升，需心血管內科就診，結合影像學判斷是否存在心腦血管病變。

（7）CK、 CK-MB 是反映心肌梗塞的指標，如出現上升需內科急診就診。

（8）hs-CRP除反映感染、創傷、腫瘤外，也可以作為心血管疾病的危險性預測指標。如上升需結合其他檢測綜合分析，內科就診。

（9）Lp-a 與遺傳因素密切相關，反映家族性高脂血症，是動脈粥狀硬化疾的獨立危險因子，但目前尚無有效藥物控制。

（10）sdLDL 是 LDL 的主要成分，是導致頸動脈狹窄的重要因素，如出現上升應及時內科就診。

11 · 乳酸脫氫酶（LDH）

【項目簡介】

乳酸脫氫酶（LDH）廣泛分布於各組織，特別是在心、肝、肌肉和腎中。對組織損傷的

【LDH 異常結果解讀】

上升：

見於心肌梗塞，與 CK 相比，心梗時雖活性上升出現較遲，陽性率降低，但持續時間較長，故仍可用於監測。也可見於急慢性肝炎、肝癌、手術、創傷、肌營養不良、皮肌炎、多肌炎、貧血、白血病、甲狀腺機能低下、胰腺炎、尿毒症、過量體育運動等。

診斷和惡性腫瘤的篩檢有其重要意義。

【方法及參考範圍】

速率法；$120.00 \sim 250.00$IU/L。

【影響因素】

（1）溶血可使結果升高。

（2）新生兒 LDH 含量最高，約為成人的兩倍，隨年齡增加逐漸降低，至 14 歲時趨於穩定。

12‧肌鈣蛋白 I（TNI）

【項目簡介】

肌鈣蛋白是與心肌收縮功能有關的蛋白，心肌肌鈣蛋白包括 TNT 和 TNI，肌鈣蛋白具有高度的組織特異性，心肌壞死使肌鈣蛋白釋放進入血液，因此是心肌梗塞診斷的特異指標。其特異性和靈敏性明顯優於常用的心肌酶檢測指標。

【方法及參考範圍】

酶聯免疫吸附測定；$0 \sim 0.11$ng/mL。

【影響因素】

檢體溶血可影響結果。

13‧肌紅蛋白（Mb）

【項目簡介】

肌紅蛋白（Mb）是一種氧和血紅素，與氧有很高的親和力，是肌肉中氧的儲存庫。肌肉活動時具有快速供氧的能力。主要分布於心肌和骨骼肌組織，在正常人血液含量很低，由腎臟排泄，當心肌和骨骼肌損傷時血中肌紅蛋白

【TNI 異常結果解讀】

上升：

（1）肌鈣蛋白 I 是急性心肌梗塞（AMI）的特異性診斷指標。肌鈣蛋白為心肌所獨有，急性心肌梗塞時，在胸痛發生後 3～6 小時開始升高，12～24 小時達高峰，5～7 天維持高濃度數值，7～10 天內恢復正常數值。其靈敏度高，特異性強，是 AMI 診斷的確定性生化指標。必須根據患者發病時間及臨床表現連續監測，以獲得診斷依據。

（2）在不穩定心絞痛、急性心肌炎時也可出現上升。

（3）由某些藥物或膿毒血症引起的心肌損傷可出現上升。

【Mb 異常結果解讀】

上升：

（1）急性心肌梗塞時，肌紅蛋白（Mb）是早期最靈敏的診斷指標，在症狀出現約 2～3 小時後，血中 Mb 可超出正常上限，6～12 小時達到峰值，18～30 小時後恢復到正常數值。Mb 持續不降低或反而升高，或下降後又升高說明梗塞區域繼續擴大，心肌壞死加重或有新的梗塞發生。

（2）Mb 陰性有助於除外心肌梗塞。急性胸痛發作 6～10 小時，Mb 正常可排除急性心肌梗塞。

（3）急性骨骼肌損傷、心力衰竭、急性或慢性腎衰竭及某些肌病時也可升高。

上升，測定肌紅蛋白對急性心肌梗塞（AMI）和某些骨骼肌損害的診斷有重要意義。

【方法及參考範圍】

酶聯免疫吸附測定；10 ～ 46ng/mL。

【影響因素】

檢體溶血可影響結果。

14・肌酸激酶 -MB 同工酶質量法（CK-MBmass）

詳見脂代謝及心腦血管疾病危險因素檢測 CK-MB。

15・N 端 -B 型利鈉利尿胜肽前體（NT-ProBNP）

【項目簡介】

B 型利鈉利尿胜肽（BNP）是心肌細胞合成和分泌的一種神經內分泌激素，其重要功能是利尿排鈉，對抗腎上腺素、腎素、血管緊張素引起的血管收縮及血壓升高，是心力衰竭的診斷標準。所測 BNP 數值來自於 ProBNP，當心室擴張、心肌壓力上升，心肌受機械牽張拉伸時，ProBNP 被裂解為兩個多肽片段，一個是有生物活性的 BNP，一個是無活性的 N 端 -B 型利鈉利尿胜肽前體，兩種多肽同時釋放入血，NT-ProBNP 濃度比 BNP 高，半衰期為 60 ～ 120 分鐘，BNP 半衰期為 20 分鐘。因此 NT-ProBNP 在體外的穩定性好，臨床應用更廣泛。

【方法及參考範圍】

【 NT-ProBNP 異常結果解讀】

（1）NT-ProBNP 是心力衰竭診斷的標準。用於心力衰竭的分級和診斷，NT-ProBNP 數值與心衰嚴重程度成正比。

（2）若 NT-ProBNP 不升高基本可以排除心力衰竭的診斷。

（3）可用於心源性呼吸困難與肺源性呼吸困難的鑑別診斷。前者 NT-ProBNP 升高，後者不升高。

（4）可用於監測心肌梗塞後心功能的狀態及判斷預後。

（5）可用於心力衰竭的療效監測，病情評估。

（6）可用於心臟手術患者的術前和術後的風險評估。

酶聯免疫吸附測定；0～125pg/mL。

【影響因素】

檢體溶血可影響結果。

五、離子和電解質檢查

與健康體檢相關的離子包括鈣、磷檢測，其與神經系統的生理功能和身體的物質代謝相關。血液電解質是維持身體代謝及酸鹼平衡的重要指標，與多種疾病的發展有關，特別是與心血管系統、神經系統的生理功能和身體的物質代謝重要相關，在疾病過程中，往往變化迅速，需密切觀察。

（一）血清離子檢查

1·血清總鈣（Ca）

【項目簡介】

鈣離子是人體中含量最多的金屬陽離子。大多數存在於骨骼及牙齒中，血液中的鈣不到總鈣的 1%，以離子鈣和蛋白結合鈣的形式存在。血鈣數值與人體許多重要功能有關，在調節鈣、磷代謝，維持血鈣正常濃度中發揮重要作用，降低神經肌肉的興奮性，參與肌肉收縮並且是凝血過程中的重要物質。用於抽搐症、急性胰腺炎、甲狀旁腺疾病、骨骼疾病、腫瘤性高鈣血症、慢性肝腎功能不全、多尿症的診斷、鑑別診斷和治療分析。

【方法及參考範圍】

鄰甲酚酞絡合酮法；2.11～2.52mmol/L。

【血清 Ca 檢測影響因素】

藥物：普通劑量的治療藥物濃度未發現干擾，但是含有鍶鹽的藥物可能會導致鈣的測量結果顯著上升。

如果不及時分離血清，長期與血塊接觸可能會導致鈣值降低。

患者的血清加入 EDTA（高鈣血症的治療）後不宜分析，因為 EDTA 會與鈣螯合，使之無法與鄰甲酚酞絡合酮反應。儲存或冷凍後，鈣與纖維蛋白（例如肝素血漿）、血脂或變性蛋白會聯合沉澱。

在極少數 γ- 球蛋白病，尤其是 IgM 型病例中，可產生不準確的結果。

2·血清無機磷測定（P⁻）

【項目簡介】

磷是身體重要組成部分。其中 87％以磷酸鹽的形式存在骨骼中，其餘以磷脂和核苷酸的形式存在於軟組織及細胞內。體內許多重要的物質如某些蛋白質、脂類化合物、核酸、輔酶等都含有磷。血液中存在少量磷酸鹽稱為無機磷，是調節人體酸鹼平衡的重要緩衝體系之一。主要用於鈣磷代謝、甲狀旁腺功能、骨病、腎功能不全的分析。

【血清 Ca 檢測異常結果解讀】

上升：

甲狀旁腺功能亢進、惡性疾病晚期、急性骨萎縮和骨折後期、結節病、維生素 D 過多症、大量使用維生素 D 治療、多發性骨髓瘤等。

降低：

（1）甲狀旁腺功能減退；鈣攝入不足或吸收不良，由於長期低鈣飲食、腸道吸收障礙等。

（2）維生素 D 缺乏症、兒童佝僂病、手足抽搐症、佝僂病及軟骨病。

（3）急慢性腎功能不全、尿毒症、腎病症候群、腎小管酸中毒、腎小管對 Ca 重吸收降低。

（4）低蛋白血症、慢性呼吸性鹼中毒、急性胰腺炎、消化性潰瘍、膽石症、敗血症等。

（5）血鈣降低也可見於一些精神症狀，如疲乏、淡漠、嗜睡、沮喪、厭食等。

【血清無機磷檢測異常結果解讀】

上升：可由原發或繼發甲狀旁腺功能減退、甲狀腺功能亢進、維生素 D 過量、門脈性肝硬化、急性肝壞死、腎功能不全、尿毒症、糖尿病酮症酸中毒、骨轉移癌、骨髓瘤及骨折癒合期等引起。

降低：可由甲狀旁腺功能亢進、佝僂病、軟骨病、長期腹瀉及吸收不良、酒精中毒、急性痛風、動脈造影、輸血等引起。

【血清鉀異常結果解讀】

上升：

（1）輸入過多：如鉀溶液輸入過快或量過大，特別是腎功能不全、尿量減少時，又輸入鉀溶液，尤其容易引起高血鉀症。

（2）排泄障礙：如少尿或無尿，如急性腎功能衰竭。

（3）細胞內鉀向細胞外轉移：如大面積燒傷、溶血性貧血、創傷、大劑量化療、血液透析、嚴重脫水，組織細胞大量破壞，細胞內鉀大量釋放入血。

（4）代謝性酸中毒時，血漿 H^+ 自細胞內轉移，細胞內的 K^+ 轉移到細胞外。與此同時，腎小管上皮細胞泌 H^+ 增加，泌 K^+ 減少，使鉀瀦留於體內。

（5）某些降壓藥物可引起血鉀上升。

降低：

（1）鉀攝入不足：長期低鉀飲食、慢性消耗性疾病，使鉀來源減少，而排鉀不變。

（2）鉀排出增多：長期使用排鉀利尿劑，原發性、繼發性醛固酮增多症，庫欣症候群，嚴重嘔吐、腹瀉、胃腸減壓和腸瘻等消化液丟失造成低鉀；使用大劑量腎上腺皮質類固醇或促腎上腺皮質激素，促使腎臟排鉀，長期使用可引起低血鉀；大量注射青黴素鈉鹽時腎小管會大量失鉀。血漿稀釋也可造成低血鉀。

（3）細胞外鉀進入細胞內：如靜脈輸入過多葡萄糖，尤其是加用胰島素時，為促進葡萄糖進入細胞合成糖原，鉀也進入細胞內，很易造成低血鉀。代謝性鹼中毒或輸入過多的鹼性藥物，形成急性鹼血症，H^+ 從細胞內移出到細胞外以中和鹼性。

（4）家族性週期性麻痺發作期，鉀大量進入細胞內，血清鉀明顯減低。

（5）鹼中毒時，可使鉀大量進入細胞內，血清鉀明顯減低。

（6）胰島素治療糖尿病，將葡萄糖合成糖原後細胞外鉀離子移入細胞內，引起血鉀降低。

【方法及參考範圍】

鉬酸鹽紫外線法；0.85～1.51mmol/L。

【血清無機磷檢測影響因素】

（1）溶血時紅血球破壞釋放無機磷酸鹽對磷的測定存在明顯的陽性干擾。

（2）含磷脂類的生物製劑，由於具有酸化作用可能會影響無機磷的檢測。

（二）血清電解質檢查

1．血清鉀測定（K^+）

【項目簡介】

人體內的鉀離子是維持細胞生理活動的主要陽離子，鉀離子是細胞內液的重要電解質。鉀在維持心肌和神經肌肉正常的應激性、維持酸鹼平衡等方面有重要作用。用於休克、酸中毒、強心苷、利尿劑治療的鉀代謝分析和心臟保護性監測、週期性麻痺鑑別診斷和低鉀血症疾病等的發現。

【方法及參考範圍】

間接離子選擇電極法；3.5～5.3mmol/L。

【影響因素】

（1）溶血或延遲分離血清均會使血鉀濃度上升。溶血樣品或樣品放置時間過長，血細胞中的鉀離子向血清中擴散，致使血清鉀上升，因此必須及時分離血清，方可避免。

（2）電極選擇性減弱。

（3）樣品中的脂質和蛋白質的溶劑置換效應（電解質排斥效應），造成結果降低。

2・血清鈉測定（Na⁺）

【項目簡介】

鈉是細胞外液的主要陽離子，是人體重要電解質，約44％分布在細胞外，9％分布在細胞內，其與分布在骨骼中，主要功能是維持體液的正常滲透壓及酸鹼平衡，並具有維持肌肉神經的應激作用，鈉的平衡主要透過腎臟的調節。血清鈉檢測用於判定失水程度，以及電解質、血漿滲透壓、酸鹼失衡診斷和腎上腺皮質功能的分析。

【方法及參考範圍】

間接離子選擇電極法；137～147mmol/L。

【影響因素】

樣品中的脂質和蛋白質的溶劑置換效應（電解質排斥效應），造成結果降低。

3・血清氯化物測定（Cl）

【項目簡介】

血清氯是血漿、胃、小腸及大腸分泌液中最豐富的細胞外陰離子，其主要功能是調節身體的酸鹼平衡、滲透壓及水、電解質平衡，參與胃液中胃酸的生成。用於鈉鉀代謝紊亂，酸鹼平衡失調的分析。

【方法及參考範圍】

【血清鈉異常結果解讀】

上升：

（1）攝入過多，輸入過多含鈉鹽的溶液，進食鈉鹽過量。

（2）腎上腺皮質功能亢進：如庫欣症候群、原發性醛固酮增多症、垂體瘤，由於激素的排鉀保鈉作用，使腎小管對鈉的重吸收增加，出現高血鈉。

（3）嚴重脫水：包括燒傷、大量出汗、長期腹瀉嘔吐等，中樞性尿崩症時抗利尿激素（ADH）分泌量減少，尿量增多，如供水不足，血鈉上升。

減低：

（1）攝入不足，長期低鈉飲食，營養不良。

（2）丟失過多：常見於幽門梗阻、嘔吐、腹瀉，胃腸道、膽道、胰腺手術後造瘻、引流等都可丟失大量消化液而發生缺鈉。

（3）尿鈉排出增多：見於嚴重腎盂腎炎、腎小管損害、腎上腺皮質功能不全、糖尿病等。

（4）皮膚失鈉：大量出汗只補充水分而不補充鈉，大面積燒傷、創傷等。

（5）抗利尿激素（ADH）過多：腎病症候群的低蛋白血症、肝硬化腹水、右心衰竭時有效血容量減低等都引起ADH增多，血鈉被稀釋。

【血清氯化物異常結果解讀】

上升：

（1）攝入過多，氯化物食入過多或輸入過多的氯化鈉溶液。

（2）排泄減少，急慢性腎小球腎炎導致衰竭及尿道和輸尿管梗阻，導致腎排氯下降，引起血氯升高。

（3）過度換氣，引起呼吸性鹼中毒，碳酸氫根減少，血氯代謝性上升。

（4）吸收增加，腎上腺功能亢進及使用糖皮質素等使腎小管對鈉吸收增加。

降低：

（1）攝入不足，長期飢餓、營養不良或無鹽飲食，使氯攝入不足。

（2）丟失過多，頻繁嘔吐、胃腸道減壓丟失大量胃液使血清氯離子減少。

（3）慢性腎功能不全、糖尿病及噻嗪類利尿劑，使尿液排出過多氯，血氯降低。

（4）慢性腎上腺皮質功能減退造成嚴重糖尿病患者排尿過多而丟失大量氯。

間接離子選擇電極法；99～110mmol/L。

【影響因素】

當樣品中的脂質和蛋白質含量增加時，產生溶劑置換效應（電解質排斥效應），造成結果降低。

第七節　免疫檢測的臨床意義解讀

免疫學檢查是透過免疫學檢驗的原理及方法對人體的甲狀腺功能、感染性疾病、腫瘤代表物、荷爾蒙及其他疾病相關物質進行檢測。以了解疾病狀態、療效觀察及預後監測。

樣本採集：靜脈採集非抗凝血（紅帽管）。

一、甲狀腺功能檢查

甲狀腺激素的分泌受下視丘、垂體的調控，甲狀腺激素又可對下視丘進行回饋調節，從而維持甲狀腺激素數值的動態穩定。甲狀腺激素在人體的生長、發育及糖、蛋白質、脂肪的代謝過程中，具有重要的生理作用，對神經系統、內分泌系統、心血管系統以及生殖系統具有重要影響。甲狀腺功能檢查有助於甲狀腺疾病或甲狀腺功能障礙的診斷，是臨床的重要檢測項目，隨著飲食結構的改變及社會生活情緒及壓力的各種因素的影響，甲狀腺疾病成為目前發病率較高的疾病，也是一種自身免疫性

疾病。常規體檢一般檢測甲狀腺功能包括游離三碘甲狀腺原氨酸（FT3）、游離甲狀腺素（FT4）、促甲狀腺激素（TSH）及甲狀腺相關自身抗體抗甲狀腺球蛋白抗體（TGAb）、抗甲狀腺過氧化物酶抗體（TPOAb）。

1．游離三碘甲狀腺原氨酸（FT3）

【項目簡介】

三碘甲狀腺原氨酸（T3）是由甲狀腺濾泡上皮細胞分泌的具有生物活性的甲狀腺激素。T3 在甲狀腺總的代謝中占 65％左右，其生物活性為甲狀腺素（T4）的 3 ～ 5 倍。T3 作為一種平衡混合物和血清結合激素在血流中循環。游離 T3（FT3）是一種未結合的具有生物活性的形式。FT3 雖然在總 T3 中僅占 0.2％～ 0.4％，但其是甲狀腺激素對各種靶器官作用的主要荷爾蒙。因 FT3 不受結合蛋白質濃度和結合特性變化的影響，因此是診斷甲狀腺功能亢進較靈敏的指標。

【方法及參考範圍】

電化學發光法；2.0 ～ 4.4pg/mL（3.1 ～ 6.8pmol/L）。

【FT3 檢測影響因素】

血清中的異嗜抗體可與試劑中的抗體發生反應，從而干擾實驗室中的免疫測定結果。經常與動物或動物血清產品接觸的患者易於受到上述影響，其檢測結果可能會出現異常值。

【FT3 檢測異常結果解讀】

上升：

（1）甲狀腺功能亢進、瀰漫性毒性甲狀腺腫（Graves）、早期橋本氏甲狀腺炎。

（2）FT3 是診斷 T3 型甲狀腺功能亢進的特異性指標。T3 型甲狀腺功能亢進的特點為 FT4 正常、TSH 減低，FT3 升高。T3 型甲狀腺功能亢進多見於功能亢進性甲狀腺瘤或多發性甲狀腺結節性腫大。

（3）缺碘引起 FT3 代償性上升。

（4）FT3 對甲狀腺功能亢進治療後的復發有診斷意義。

（5）妊娠可以升高。

降低：

（1）明顯甲狀腺機能低下、黏液性水腫、晚期橋本氏甲狀腺炎、低 T3 症候群。

（2）長期抗甲狀腺治療、使用糖皮質素苯妥英、多巴胺或卡馬西平。

【FT4 檢測異常結果解讀】

上升：

（1）原發性甲狀腺功能亢進症 FT4 升高，TSH 減低；繼發性甲狀腺功能亢進 FT4 升高，TSH 升高。

（2）瀰漫性毒性甲狀腺腫（Graves）、無痛性甲狀腺炎、橋本氏甲狀腺炎或亞急性甲狀腺炎的早期。

（3）在甲狀腺抑制治療中，可能與治療前給藥有關（如含碘放射顯影劑或含碘藥物），罕見於垂體瘤。

（4）妊娠、口服避孕藥。

降低：

（1）原發性甲狀腺功能減低：FT4 減低，TSH 升高；繼發性甲狀腺功能亢進：FT4 減低，TSH 減低。

（2）抗甲狀腺藥物治療期間、極端碘缺乏、繼發性（垂體）甲狀腺機能低下症。

（3）使用糖皮質素苯妥英、多巴胺或卡馬西平。

【TSH 檢測異常結果解讀】

上升：

（1）原發性甲狀腺機能低下，測定 TSH 是最敏感的指標。由於 T3（FT3）、T4（FT4）分泌減少，對垂體的抑制減弱，回饋調節使垂體分泌 TSH 增加，此種情況主要病變在甲狀腺。

（2）繼發性甲狀腺功能亢進 TSH 升高，T3（FT3）、T4（FT4）升高，此種情況主要病變在垂體或下視丘。

2．游離甲狀腺素測定（FT4）

【項目簡介】

甲狀腺激素（T4）是促進人體新陳代謝和生長發育的重要荷爾蒙，由甲狀腺合成和分泌，受垂體促甲狀腺素（TSH）調節。甲狀腺素（T4）是由甲狀腺濾泡上皮細胞分泌的具生物活性的甲狀腺激素，血清中 99.5％的 T4 與甲狀腺激素結合球蛋白（TBG）結合，結合的 T4 不能進入外周組織細胞，只有轉變為游離甲狀腺素（FT4）後才能進入組織細胞發揮生理作用，游離 T4（FT4）是一種未結合的具有生物活性的荷爾蒙，在總 T4 中僅占 0.03％，故測定 FT4 較 T4 更有價值。

【方法及參考範圍】

電化學發光法；0.93 ～ 1.7ng/dL（12 ～ 22pmol/L）

【FT4 檢測影響因素】

血清中的異嗜性抗體可與試劑中的抗體發生反應，從而干擾實驗室中的免疫測定結果。經常與動物或動物血清產品接觸的患者易於受到上述影響，其檢測結果可能會出現異常值。

3．促甲狀腺激素測定（TSH）

【項目簡介】

促甲狀腺激素（TSH）由垂體前葉細胞分泌，它可促進甲狀腺細胞對碘的攝取與甲狀腺球

蛋白的碘化，從而增加甲狀腺激素的合成與分泌。TSH 可促使血中 T3（FT3）、T4（FT4）濃度上升；而上升的 T3（FT3）、T4（FT4）又可回饋抑制垂體 TSH 的分泌，使 TSH 維持在正常數值。血清 TSH 測定是反映甲狀腺功能變化非常敏感的指標，特別適合於早期檢測或排除下視丘－垂體－甲狀腺中樞調節環路的功能紊亂。

【方法及參考範圍】

電化學發光法；$0.27 \sim 4.20 \mu IU/mL$。

【TSH 檢測影響因素】

人血清中的異嗜性抗體可與試劑中的抗體發生反應，從而干擾實驗室中的免疫測定結果。經常與動物或動物血清產品接觸的患者易於受到上述影響，其檢測結果可能會出現異常值。

4．抗甲狀腺球蛋白抗體測定（TGAb）

【項目簡介】

抗甲狀腺球蛋白抗體是一種以甲狀腺球蛋白為靶抗原的自身抗體，是各種自身抗體中最典型的、具有器官特異性的抗體，抗體以 IgG 類為主。主要存在於自身免疫性甲狀腺病患者體內。

【方法及參考範圍】

電化學發光法；$0 \sim 115 IU/mL$。

【TGAb 檢測影響因素】

人血清中的異嗜性抗體可與試劑中的抗體發生反應，從而干擾實驗室中的免疫測定結

（3）甲狀腺功能亢進接受碘治療後、某些嚴重缺碘或地方性甲狀腺腫流行地區的居民中，可伴有 TSH 上升。

（4）單獨 TSH 升高提示亞臨床甲狀腺機能低下症；對甲狀腺激素耐受的患者，TSH、FT4 均上升。

（5）手術切除甲狀腺後甲低、放射治療、抗甲狀腺藥物治療後甲低、垂體 TSH 瘤（垂體性甲狀腺功能亢進症）、下視丘性甲狀腺功能亢進症、慢性淋巴球性甲狀腺炎、單純性甲狀腺腫、甲狀腺機能低下症。

（6）先天性甲狀腺球蛋白增多症、地方性缺碘性甲狀腺腫。

（7）原發性膽汁性肝硬化、部分肝癌、急性肝炎等。

降低：

（1）原發性甲狀腺功能亢進症，自主性甲狀腺腺瘤，席漢症候群。

（2）垂體性或下視丘性甲低，垂體腫瘤（催乳素瘤，庫欣病，肢端肥大症），糖尿病等。

【TGAb 檢測異常結果解讀】

上升：

血清抗甲狀腺球蛋白抗體（TGAb）濃度升高常見於一些自身免疫性疾病引起的甲狀腺炎。高濃度的 TGAb 和 TPOAb 預示有慢性淋巴球浸潤性甲狀腺炎（橋本氏甲狀腺炎）。在自身免疫性甲狀腺炎（包括橋本氏甲狀腺炎）受試者中，甲狀腺球蛋白抗體的陽性率約 50%～80%，在 Graves 病患者中，甲狀腺球蛋白抗體的陽性率約 30%～50%。TGAb 檢測還可用於橋本氏甲狀腺炎的病程監測和鑑別診斷。

果。經常與動物或動物血清產品接觸的患者易於受到上述影響，其檢測結果可能會出現異常值。

5・抗甲狀腺過氧化物酶抗體（TPOAb）

【項目簡介】

甲狀腺過氧化物酶是甲狀腺激素合成過程的關鍵酶，存在於甲狀腺細胞的微粒體中，能與甲狀腺球蛋白協同將 L- 酪胺酸碘化成為甲狀腺激素。甲狀腺過氧化物酶是潛在的自身抗原，抗甲狀腺過氧化物酶抗體（TPOAb）是身體針對甲狀腺過氧化物酶而產生的自身抗體。TPOAb 主要存在於自身免疫性甲狀腺病患者體內。

【方法及參考範圍】

電化學發光法；0 ～ 34IU/mL。

【 TPOAb 檢測影響因素】

人血清中的異嗜性抗體可與試劑中的抗體發生反應，從而干擾實驗室中的免疫測定結果。經常與動物或動物血清產品接觸的患者易於受到上述影響，其檢測結果可能會出現異常值。

【甲狀腺功能檢測的綜合分析及指導建議】

（1）甲狀腺疾病女性多發。

（2）檢查結果 FT3 或 FT4 上升、 TSH 降低，常見為甲狀腺功能亢進，也可能為瀰漫性毒性甲狀腺腫（Graves）、早期橋本氏甲狀腺

【 TPOAb 檢測異常結果解讀】

上升：

主要見於慢性橋本氏甲狀腺炎，甲狀腺功能亢進，原發性甲狀腺功能低下者、部分亞急性甲狀腺炎及單純甲狀腺腫患者。某些患者 TGAb 陰性，但 TPOAb 陽性，故兩種抗體同時測定可提升抗甲狀腺自身抗體檢測數值。在疾病的緩解期或經過漫長的病程之後原先升高的抗體滴度可能轉為陰性。如果抗體在緩解之後再次出現，可能意味疾病復發。

炎。需內分泌科就診，結合甲狀腺抗體、影像學結果可進一步診斷。

（3）檢查結果 FT3 或 FT4 降低、 TSH 上升，可能為甲狀腺機能低下。需進一步甲狀腺功能抗體檢測，可伴或不伴有甲狀腺抗體（TPOAb 或 TGAb）明顯上升。需內分泌科進一步診斷治療。

（4）甲狀腺抗體（TPOAb 或 TGAb）明顯上升，見於甲狀腺功能低下患者，有時並不伴有 FT3、 FT4、 TSH 的改變。

（5）常規體檢 FT3、 FT4、 TSH 任意一項異常，需內分泌就診，結合甲狀腺抗體及其他影像學檢查確認診斷。

二、腫瘤代表物檢查

　　腫瘤代表物是在腫瘤發生和增殖過程中由腫瘤細胞產生，或是身體對應腫瘤細胞而產生的反應腫瘤存在和生長的一類物質，存在於患者血液中。血清腫瘤代表物的檢測對腫瘤的輔助診斷、鑑別診斷、觀察療效、檢測復發以及評估預後有一定價值。腫瘤代表物的形成可比影像學早 3 ～ 6 個月，對於早期監測、早期發現腫瘤有重要意義。多數腫瘤代表物與組織器官並不完全對應，一個組織或器官可出現多個腫瘤標記物升高，因此一般採用多種腫瘤代表物聯合檢驗的方法，以提升診斷敏感性。檢測

腫瘤標記物上升，如果無影像學改變，需定期監測。體檢常用檢測項目為：AFP、CEA、CA125、CA-199、TPSA、FPSA、FPSA/TPSA、CA-153、CA72-4、CYFRA21-1、NSE、ProGRP、SCC、Fet。

1.甲胎蛋白測定（AFP）

【項目簡介】

α1-甲胎蛋白（AFP）是胎兒發育早期，在肝臟未分化肝細胞和胎兒胃腸道及卵黃囊內合成的一種分子量約為70kDa的糖蛋白。新生兒時期甲胎蛋白含量較高，1歲左右降至正常。正常成人甲胎蛋白含量很低，當肝細胞發生惡性變時AFP含量明顯升高，因此AFP是臨床診斷原發性肝癌的重要指標。用於肝細胞癌篩檢、診斷、療效分析和復發判斷，也用於妊娠期胎兒神經管等先天性疾病篩檢。聯合CEA、CA199可用於轉移性肝癌與原發性肝癌的鑑別。

【方法及參考範圍】

電化學發光法、化學發光微粒子免疫檢測法；0～10ng/mL。

【AFP檢測影響因素】

（1）因抗原抗體反應的鉤狀效應，濃度過高時可出現假陰性。

（2）口服含胎盤素類藥物或保健品，可出現假陽性。

【AFP檢測異常結果解讀】

上升：

（1）AFP測定主要用於原發性肝癌的輔助診斷，血清含量＞400ng/mL為診斷閾值，其診斷原發性肝癌的陽性率可達60％～80％。是目前肝癌較好的早期診斷方法，可在症狀出現前6～12個月作出診斷，其專一性僅次於病理檢查的診斷方法。AFP是否降至正常是判斷手術治療根治的指標之一。

（2）見於急性病毒性肝炎、酒精性肝炎、肝硬化、慢性活動性肝炎、重型肝炎恢復期（提示肝細胞再生）、睪丸癌、卵巢癌、畸胎瘤、絨毛膜上皮細胞癌、運動失調性毛細血管擴張症、先天性腎病症候群等。但一般不超過300ng/mL。

（3）在腸炎和遺傳性酪胺酸血症等病症中AFP可呈中、低數值和暫時性或病症反覆性升高。胃癌、大腸直腸癌和胰腺癌等病症中AFP可呈中、低數值和暫時性或反覆性升高。

（4）羊水中AFP濃度與胎兒生長和孕週呈負相關，高於正常提示胎兒畸形、死胎、無腦兒和開放性神經管缺損等。

【AFP 檢測結果的分析及指導建議】

（1）AFP 是肝癌的腫瘤標記物，但肝炎、酒精中毒等其他疾病也可上升，一般不超過 300ng/mL。

（2）肝癌時一般明顯上升，但有些早期階段可能上升不明顯，同時不伴有影像學改變，必須定期監測。

（3）血清 AFP 聯合肝臟超音波檢查可用於原發性肝癌高度危險險群的篩檢。

（4）服用胎盤類保健品或某些類固醇，可使 AFP 上升，需停止服用後再檢測。

2 · 癌胚抗原測定（CEA）

【項目簡介】

癌胚抗原（CEA）是一種結構複雜、高度糖化的酸性糖蛋白分子。主要存在於成人癌組織以及胎兒的胃腸管組織中。CEA 類似於 AFP，屬於胚胎期和胎兒期產生的抗原。在結腸癌、肺癌、乳癌等腫瘤患者中可見上升，是一種較廣譜的腫瘤代表物。聯合 AFP 可用於轉移性肝癌與原發性肝癌的鑑別。用於腫瘤的療效觀察及判斷預後。

【方法及參考範圍】

電化學發光法、化學發光微粒子免疫檢測法；0～5ng/mL。

【CEA 檢測影響因素】

（1）濃度過高可出現假陰性。

【CEA 檢測異常結果解讀】

（1）健康成人血液中僅可見到極低數值的 CEA。在非惡性腸道疾病、結腸炎，消化道潰瘍，胰腺、肝臟和肺部疾患中（例如肝硬化、慢性肝炎、胰腺炎、潰瘍性結腸炎、克隆氏症、肺炎、肺氣腫、支氣管哮喘等慢性支氣管疾病），也可見到 CEA 數值有輕至中度的升高。吸菸也會導致 CEA 數值升高。

（2）在惡性腫瘤中，常見於消化道惡性腫瘤。肺癌、胰腺癌、乳癌等患者血清 CEA 含量可明顯上升。用於腫瘤的療效觀察及判斷預後，一般病情好轉時，血清 CEA 濃度下降，病情發展時可升高。CEA 診斷敏感度最高的是結腸、直腸癌和甲狀腺髓樣癌。在非轉移的乳癌中，血清 CEA 濃度僅有 10% 的病例上升，而一般不超過參考範圍上限值的 5 倍。在乳癌擴散中，臨床敏感度在 50%～60% 之間，25% 的患者 CEA 濃度超過參考範圍上限值的 5 倍。在胃、胰、肺、卵巢和子宮頸癌中，隨腫瘤的分期不同，50%～70% 的病例 CEA 濃度上升。

（3）腫瘤早期，CEA 含量較低，不易檢出，因此用於腫瘤早期診斷受到限制。

（2）吸菸者可出現假陽性。

【CEA 檢測結果的分析及指導建議】

（1）CEA 是應用最廣泛的腫瘤代表物，涉及多個器官，在體檢篩檢中更有意義。

（2）CEA 輕度上升，與腸炎、消化道潰瘍、胰腺炎、肺炎、肺氣腫等有關。

（3）吸菸族群可能輕度上升。

（4）消化道及肺腫瘤時，可輕度或明顯上升，必須結合影像學綜合判斷。

3．糖類抗原 125 測定（CA-125）

【項目簡介】

CA-125 是一種大分子量的黏蛋白型糖蛋白。其抗原表位在黏蛋白的蛋白質部分而不在糖鏈上。存在於上皮細胞內卵巢組織和患者的血清中，是重要的卵巢癌相關抗原。用於輔助診斷惡性漿液性卵巢癌，上皮性卵巢癌，也是卵巢癌手術和化療後療效觀察的指標。同時輸卵管腺癌、子宮內膜癌、子宮頸癌、胰腺癌、腸癌、乳癌和肺癌患者 CA-125 數值也會上升。另外 CA-125 也見於結核性腹膜炎、盆腔炎患者血清中。

【方法及參考範圍】

電化學發光法、化學發光微粒子免疫檢測法；0～35U/mL。

【CA-125 檢測影響因素】

月經期可出現假陽性反應，應避開月經期

【CA-125 檢測異常結果解讀】

上升：

（1）CA-125 可存在於卵巢、輸卵管、子宮內膜和子宮頸的上皮細胞中。卵巢癌患者血清 CA-125 數值明顯升高，其陽性率可達 90% 以上，故對診斷卵巢癌有較大臨床價值，尤其對估計治療效果和判斷有無復發危險極為靈敏。

（2）其他婦科腫瘤如子宮內膜癌、乳癌、子宮頸癌患者也可見 CA-125 數值上升。

（3）胃腸道癌如胰腺癌、肝腫瘤、膽管癌、大腸直腸癌，胃癌和其他惡性腫瘤如肺癌 CA-125 也可見升高。

（4）上升可見於急性子宮附件炎、宮外子宮內膜異位、子宮內膜異位相關的囊腫、骨盆炎症疾病、腹膜炎、結核性腹膜炎、腸梗阻、良性胃腸道疾病、急性胰腺炎、膽石症、膽囊炎、急慢性活動性肝炎、慢性肝臟疾病、肝硬化、無肝硬化的黃疸、肝肉芽腫病、自身免疫性疾病、心和腎臟功能不全、良性附件腫瘤、Meigs 症候群、平滑肌瘤。

（5）其他癌症，如子宮頸癌、乳癌、胰癌、膽道癌、肝癌、胃癌、結腸直腸癌、肺癌等也有一定的陽性反應。

（6）妊娠早期，可見 CA-125 上升。

檢測。

【 CA-125 檢測結果的分析及指導建議】

（1）女性 CA-125 上升，可能由婦科炎症或婦科腫瘤引起，需婦科就診。

（2）CA-125 雖然名為卵巢癌相關抗原，但非器官特異性，女性及男性其他器官腫瘤也可上升。需臨床就診結合其他檢測指標綜合分析。

（3）腹膜炎腹水中 CA-125 可明顯上升。

4．糖類抗原 19-9 測定（CA19-9）

【項目簡介】

CA19-9（糖鏈抗原 19-9 或唾液酸化的 Lewis（a）抗原）是一種生物代表物，是胃腸癌相關抗原。CA19-9 在正常人的分泌物（消化液、唾液、精液等）可少量存在。發生消化道病變時可大量分泌，在胰腺癌、結腸癌、胃癌、肝細胞癌、膽管細胞癌患者可明顯增加。在其他非惡性腫瘤時也可增加。因此 CA19-9 用於腫瘤早期診斷、治療監測和癌症復發的監測。

【方法及參考範圍】

電化學發光法、化學發光微粒子免疫檢測法；0 ～ 37U/mL。

【 CA19-9 檢測影響因素】

（1）在月經和妊娠期可見上升。

（2）體內存在異嗜性抗體（如鼠咬、蚊蟲叮咬）可使 CA19-9 假性上升。

（3）經常與動物（飼養寵物等）或動物血

【 CA19-9 檢測異常結果解讀】

（1）胰腺癌、結腸癌、胃癌、肝細胞癌和膽管細胞癌時，患者血清 CA19-9 數值可明顯升高，故 CA19-9 可作為這類癌症的主要輔助診斷指標。若血清 CA19-9 含量很高，但肝、膽、胰未發現異常者，應全面檢查胃、結腸、肺等臟器。

（2）在非惡性腫瘤中，梗阻性黃疸常與 CA19-9 增加有關，而血清中 CA19-9 的非特異性升高同時反映了膽汁黏蛋白的炎症分泌過多並滲入血清中。囊性纖維化、腎積水和橋本氏甲狀腺炎等良性疾病也會導致 CA19-9 數值升高。

（3）急性胰腺炎、膽汁淤積性膽管炎、膽石症、中毒性肝炎、慢性活動性肝炎、肝硬化等，血清 CA19-9 也可出現不同程度的升高。

（4）血清 CA19-9 與鹼性磷酸酶以及膽紅素數值間存在很強的相關性。

清產品接觸，易出現假性上升。

（4）接受過小鼠單株抗體治療的患者可使 CA19-9 假性上升。

（5）Lewis a-/b- 血型患者，由於缺乏反應性決定簇 CA19-9，可引起假陰性反應。

【CA19-9 檢測結果的分析及指導建議】

（1）CA19-9 是胃腸及胰腺消化系統腫瘤的較好檢測指標。

（2）CA19-9 輕度上升而又無臨床症狀和影像學改變，需定期複查。

（3）體內存在異嗜性抗體患者，CA19-9 可長期上升，但由於某些檢測試劑動物源性抗體選擇及純化度不同，可產生不同程度影響。此類 CA19-9 上升的患者，需採用不同儀器或方法進行驗證。

（4）CA19-9 在大腸直腸癌 CEA 沒有上升的患者中，可作為一種補充的疾病監測代表物。

5．總前列腺特異抗原測定（t-PSA）

【項目簡介】

前列腺特異性抗原（PSA）是一種與前列腺癌相關的抗原，是與腺體激肽釋放酶結構高度相似的糖蛋白，由前列腺上皮細胞分泌，具有絲氨酸蛋白酶的活性。存在於前列腺組織和精液中，微量進入血循環，正常人血清內含量極微量。前列腺癌患者，前列腺導管上皮結構遭到破壞，PSA 透過受損的腺管進入血液，使

【t-PSA 檢測異常結果解讀】
（1）前列腺癌時，可見血清 PSA 數值明顯升高。
（2）當行前列腺癌外科切除術後，PSA 數值升高，即有發生轉移及復發的可能。
（3）良性前列腺瘤、前列腺肥大或急性前列腺炎時，也可見血清 PSA 數值升高。良性前列腺增生者，PSA 數值越高，發生急性尿瀦留的風險越大。PSA 數值在 4～20ng/mL 時，應進行游離 PSA 的檢測，與前列腺癌相鑑別。
（4）正常女性血循環中有低數值的 PSA，當乳腺發生良性或惡性腫瘤時，PSA 數值可能升高。

血液中 PSA 含量上升。PSA 用於前列腺癌和前列腺良性疾病的診斷、鑑別診斷及前列腺癌病情變化和療效觀察，是較好的腫瘤代表物，因此作為男性體檢的指標有重要意義。

【方法及參考範圍】

電化學發光法、化學發光微粒子免疫檢測法；0 ～ 4ng/mL。

【t-PSA 檢測影響因素】

前列腺按摩或肛門指診後，血清 PSA 數值可增加 2 倍以上，2 ～ 3 週後恢復。故應先採集血液樣本後，再進行前列腺按摩和直腸檢查。

【PSA 檢測結果的分析及指導建議】

（1）前列腺癌是男性最常見的腫瘤，進展緩慢，前列腺癌是威脅 50 歲以上男性生命的主要腫瘤，隨著生活水準的改善，環境及膳食結構的變化，前列腺癌的發病率日趨升高，大於 65 歲的男性發病率明顯上升。

（2）前列腺癌早期，無明顯症狀，不易診斷，但結合直腸指診和 PSA 檢測，可以提升前列腺癌早期確診率。

（3）前列腺炎症或創傷、尿瀦留、直腸指檢、膀胱鏡檢、結腸鏡檢、尿道活檢、雷射治療後，可引起PSA不同程度和不同時期的上升。

（4）PSA>10ng/mL 時，患前列腺癌的風險性增加，前列腺癌的惡性程度與 PSA 濃度有關。

（5）若 PSA 數值在放療、荷爾蒙治療、根治切除術後、發生急遽下降後檢測不出，說明治療成功。如果手術治療後 PSA 升高，說明腫瘤復發。

（6）區分良性和惡性 PSA 升高，需結合游離 PSA（f-PSA）檢測及其他檢查，進一步診斷，前列腺癌患者游離 PSA 濃度低於前列腺良性增生患者。

6・游離前列腺特異抗原測定（f-PSA）

【項目簡介】

血清總 PSA（t-PSA）80％以各種結合形式存在，稱為複合 PSA（c-PSA），20％以未結合的形式存在，稱為游離 PSA（f-PSA），f-PSA 無結合酶的特性。透過對f-PSA的測定及f-PSA/t-PSA 比值的綜合分析，有助於 f-PSA 數值處於 4～10ng/mL 灰區範圍內的患者對於前列腺癌的篩檢和鑑別。用於前列腺癌與前列腺炎、前列腺肥大和前列腺良性腫瘤的鑑別。

【方法及參考範圍】

電化學發光法；0～1ng/mL。

【f-PSA 檢測影響因素】

（1）前列腺按摩或肛門指診後，血清 PSA 數值可增加 2 倍以上，2～3 週後恢復。故應在取血後進行前列腺按摩和直腸檢查。

（2）常溫或 4℃條件下，血清游離 PSA 濃度會隨時間延長而下降，所以，檢體應及時檢

【f-PSA 檢測異常結果解讀】

前列腺癌患者 PSA 絕大多數為結合狀態，用單項的血清總 PSA 濃度測定不能確認鑑別前列腺癌和良性前列腺增生，因濃度在 4～20ng/mL 範圍內二組患者有交叉，前列腺癌患者游離 PSA 與總 PSA 比值較前列腺增生患者低。f-PSA/t-PSA 比值有利於鑑別此二組患者。f-PSA 檢測主要適用於未經治療，總 PSA 值為 4～20ng/mL 的患者。

測，如不能檢測，應存於 -20℃。

7・游離前列腺特異抗原／總前列腺特異抗原比值（f-PSA/t-PSA）

【項目簡介】

用於前列腺癌與前列腺炎、前列腺肥大和前列腺良性腫瘤的鑑別。

【方法及參考範圍】

電化學發光法

（1）正常參考值（血清）：>0.25 良性疾病的可能性大。

（2）<0.15 前列腺癌的可能性大。

【 f-PSA/t-PSA 檢測影響因素】

由於該比值測定可能會出現商數偏差，造成明顯的結果差異，應結合其他檢查進行診斷。

8・糖類抗原 153 測定（CA-153）

【項目簡介】

CA15-3（糖類抗 15-3）是黏蛋白（mucin）型糖蛋白 Mucin-1（MUC-1）抗原上的表位。存在於乳腺、肺、卵巢、胰腺等惡性的或正常的上皮細胞膜上，是乳癌相關抗原也是手術後隨訪、檢測復發或轉移的指標。

【方法及參考範圍】

電化學發光法、化學發光微粒子免疫檢測法；0 ～ 32.5U/mL。

【 CA15-3 檢測影響因素】

CA15-3 對蛋白酶和神經醯胺敏感，因此應

【 f-PSA/t-PSA 檢測異常結果解讀】

前列腺肥大、前列腺炎、腎臟和泌尿生殖系統的疾病患者，也可見於 PSA 濃度上升。單獨使用 t-PSA 升高來診斷前列腺癌時，很難排除前列腺增生症，特別是當 t-PSA 濃度在 4 ～ 20ng/mL 時，此時使用 f-PSA/t-PSA 比值來判斷，比值< 0.15 時提示前列腺癌，> 0.25 時提示前列腺增生。

【 CA-153 檢測異常結果解讀】

（1）乳癌時，可見 CA-153 明顯升高，但在早期乳癌診斷時，敏感性較低，陽性率為 20% ～ 30%。晚期乳癌、轉移性乳癌陽性率可達80%。

（2）CA-153 是轉移性乳癌患者病程監測的有價值的指標。CA15-3 濃度上升可見於：乳癌和其他惡性疾病如卵巢癌、子宮內膜癌、子宮癌、肺癌、胃、胰、肝細胞癌患者。

（3）常用於追蹤乳癌經治療後有復發危險的患者及監測乳癌的轉移。在某些良性疾病，如乳房疾病、肝臟、胰腺、風溼、結核。以及其他器官癌症，如轉移性卵巢癌、結腸癌和支氣管癌時，其血清數值也可見不同程度的上升。

（4）血清 CA-153 濃度升高也可見於，依賴透析的腎功能不全、HIV 感染、慢性肝炎、支氣管疾病。各種良性疾病：肝臟、胰腺疾病，風溼病和結核病、良性乳房疾病、肌瘤病、纖維腺瘤和胸腔其他良性疾病。

【 CA72-4 檢測異常結果解讀】

（1）血清數值升高主要見於胃癌患者，其他惡性腫瘤如結腸直腸癌、膽管癌、胰腺癌、食道癌、卵巢癌，乳癌、子宮頸癌和子宮內膜癌患者中可見 CA72-4 濃度升高。

（2）CA72-4 也可見於某些非惡性疾病，如胃炎、胰腺炎、肝硬化、風溼性疾病、良性卵巢疾病（腺瘤、囊腫）、卵巢囊腫、乳房疾病、良性胃腸道疾病。

（3）CA72-4 與 CEA 聯合檢測可以提升診斷胃癌的敏感性。

（4）CA72-4 與 CA-125 聯合檢測可以提升卵巢癌的檢出率。

（5）正常人約 3.5％呈輕度上升，良性胃腸道疾病約 6.7％可見上升。

【 CYFRA 21-1 檢測異常結果解讀】

（1）CYFRA 21-1 主要用於監測非小細胞肺癌（NSCLC）的病程及療效判斷。肺部有不明的陰影，CYFRA 21-1>30ng/mL 提示存在原發性支氣管癌的可能性。

（2）上升也可見於子宮頸癌、乳癌、膽道癌、胰腺癌。

（3）也可用於監測橫紋肌浸潤性膀胱癌的病程。

（4）在良性肺部疾病（肺炎，結核，慢性支氣管炎，支氣管哮喘，肺氣腫）也可上升。在良性的肝病和腎功能衰竭患者中偶見 CYFRA 21-1 輕微升高。

（5）血中 CYFRA 21-1 數值顯著升高提示腫瘤已晚期或預後差。

（6）CYFRA 21-1 正常或輕微升高，不能排除腫瘤的存在。

避免微生物汙染。

9‧糖類抗原 72-4（CA72-4）

【項目簡介】

糖類抗原 72-4 是一種高分子量的腫瘤相關糖蛋白，是胃腸消化道的腫瘤代表物。可見於多種癌細胞的表面，包括胃癌、卵巢癌、乳癌、結腸癌和胰腺癌細胞。

糖類抗原 72-4 是胃癌手術療效和復發的重要代表物。

【方法及參考範圍】

電化學發光法；$0 \sim 8.2U/mL$。

【 CA72-4 檢測影響因素】

某些食物（羊肉、韭菜等）對結果影響較大，輕度上升時必須定期觀察。

10‧細胞角蛋白 19 片段（CYFRA 21-1）

【項目簡介】

CYFRA 21-1 是在癌症患者血清中發現的細胞角蛋白 19 片段，這是一種相對分子質量 40,000，等電點為 5.2 的酸性蛋白，主要分布於單層和偽複層上皮細胞，如支氣管上皮細胞和肺泡上皮細胞等。在腸上皮、胰管、膽囊、子宮內膜、輸卵管上皮細胞中也有發現，細胞癌變時即釋放入血。見於 70％的肺鱗癌，60％的肺腺癌，75％的非小細胞肺癌，是檢測非小細胞肺癌的重要指標。

【方法及參考範圍】

電化學發光法；0 ～ 3.6ng/mL。

11・神經元特異性烯醇化酶（NSE）

【項目簡介】

神經元特異性烯醇化酶（NSE）是一種酸性蛋白酶，參與糖酵解，在正常人腦組織中含量最高，存在於神經細胞和神經內分泌細胞以及這些細胞所引發的腫瘤細胞中。而癌腫組織糖酵解作用使細胞增殖週期加快，細胞 NSE 進入血液增多，並且導致此酶在血清中含量增多。另外，小細胞肺癌是一種能分泌 NSE 的神經內分泌性質的腫瘤，因此 NSE 是檢測腦神經瘤和小細胞肺癌的指標。

【方法及參考範圍】

電化學發光法；0 ～ 15.2ng/mL。

【NSE 檢測影響因素】

溶血對檢測結果影響較大。

12・胃泌素釋放肽前體（ProGRP）

【項目簡介】

胃泌素釋放肽前體（ProGRP）是胃泌素釋放肽（GRP）相對穩定的前體，是近年來發現的一種新的小細胞肺癌（SCLC）腫瘤代表物。小細胞肺癌具有神經內分泌特徵，癌細胞能釋放胃泌素釋放肽並可刺激小細胞肺癌的生長，由於 GRP 在血清中不穩定，易被降解，半衰期僅為 2 分鐘故很難測定其在血液中的濃度，而 ProGRP 位於 GRP 的前端在血液中較

【NSE 檢測異常結果解讀】

（1）肺癌：NSE 可作為檢測小細胞肺癌首選代表物，而 CYFRA 21-1 在非小細胞肺癌檢測中優於 NSE。

（2）神經母細胞瘤、精原細胞瘤、非肺部惡性疾病患者 NSE 濃度可升高。在原發腦瘤或腦轉移性瘤和惡性黑色素瘤及腎上腺嗜鉻細胞瘤（PC）患者中，可發現中樞神經系統（CNS）的 NSE 值升高。

（3）良性疾病：良性肺部和腦部疾病 NSE 濃度略有升高，主要見於腦脊液（CSF）中，包括下列疾病患者：腦脊膜炎、瀰漫性腦膜炎、脊髓與小腦退化、腦梗塞、腦血腫、蛛網膜下出血、腦外傷、腦炎、器質性癲癇、精神分裂症和 Jakob-Creutzfeld 病。

【ProGRP 檢測異常結果解讀】

（1）血清 ProGRP 數值上升對診斷小細胞肺癌的敏感性和特異性較高，一般 >200 pg/mL 診斷的可靠性可達 99%。

（2）ProGRP 在監測病情和觀察療效方面有重要意義，小細胞肺癌復發時患者 ProGRP 再次上升可較臨床症狀提前 1 個月。

（3）ProGRP 聯合 NSE 可進一步提升小細胞肺癌診斷的敏感性和可靠性。

（4）腎功能不全患者血清中 ProGRP 可明顯上升必須注意鑑別。

（5）良性乳房疾病、良性肺病、自身免疫病會輕度上升；良性消化道疾病、泌尿系統疾病及細菌感染性疾病（伴有明顯 CRP 上升）可升高至正常的 2 ～ 3 倍。

為穩定，是測定小細胞肺癌的良好代表物。臨床研究證實 ProGRP 對小細胞肺癌的敏感性、特異性均優於 NSE。適用於小細胞肺癌的早期診斷，在監測病情和觀察療效方面有重要意義。

【方法及參考範圍】

電化學發光法；0 ～ 69pg/mL。

【 ProGRP 檢測影響因素】

ProGRP 與臨床其他腫瘤標記物相比，穩定性較差，檢體要及時測定或冰凍保存。

13‧鱗狀上皮細胞癌抗原（SCC）

【項目簡介】

鱗狀上皮細胞是上皮的主要構成部分，SCC 是一種從宮頸鱗狀細胞癌組織中分離出來的一種糖蛋白。存在於宮頸、肺、頭頸部鱗狀細胞的胞質內，也可出現在消化道、陰道、唇、口和食道等身體的其他部位中。SCC 是一種特異性較好的測定鱗狀上皮細胞癌的腫瘤代表物。

【方法及參考範圍】

電化學發光法；0 ～ 2.7ng/mL。

【 SCC 檢測影響因素】

汗液、唾液及其他體液的汙染會引起測定值假性上升。

14‧血清鐵蛋白測定（Fet）

【項目簡介】

血清鐵蛋白（Fet）是身體內用於儲存鐵的可溶性組織蛋白，可由很多體細胞合成，包括

【SCC 檢測異常結果解讀】

（1）SCC 數值上升與鱗狀細胞癌相關。子宮頸癌、肺鱗癌、頭頸部癌、食道癌、鼻咽癌患者血清中數值上升，並隨病情加重而上升。

（2）SCC 用於肺癌，可提示疾病復發、治療後殘餘和治療反應。是子宮頸癌最常見的組織類型，而 SCC 是該組織類型的生物代表物。在鱗狀細胞子宮頸癌患者中，SCC 的血清數值與腫瘤分期、大小、治療後殘餘、復發或進展、生存率相關。頭頸癌是指一組生物學上相似的腫瘤，它們可出現在唇、口腔和鼻腔、咽部和喉部。90%的頭頸癌屬於鱗狀上皮細胞癌，它們來自該區域的黏膜（上皮）。

（3）SCC 血清數值與淋巴結受累相關，淋巴結陽性的患者數值顯著較高。

（4）在良性疾病中，肝炎、肝硬化、肺炎、結核、腎衰、銀屑病、溼疹等患者 SCC 也有一定程度上升。腎功能衰竭和皮膚病是該生物代表物假陽性結果的最主要原因。

【血清 Fet 檢測異常結果解讀】

上升：

（1）反覆輸血的患者，體內儲存鐵增加，血清鐵蛋白上升。

（2）鐵蛋白合成增加：急性感染、甲狀腺功能亢進、惡性腫瘤（肝癌或胰腺癌）。

（3）酒精性或病毒性肝炎以及慢性腎衰竭的患者，血清鐵蛋白數值升高。

（4）成人「still」病血清鐵蛋白常顯著增加。

降低：

（1）血清鐵蛋白濃度降低表示鐵缺乏，其原因可能是由於既往失血、鐵攝取量改變、運鐵蛋白缺乏或需求量增加（例如妊娠）。

（2）長期腹瀉，營養不良，肝臟合成減少。

肝臟、脾臟和骨髓，少部分見於血液。在身體缺血時血清鐵蛋白數值降低，鐵過多時鐵蛋白數值升高，在腫瘤時鐵蛋白合成增加，因此鐵蛋白檢測用於缺鐵性疾病及腫瘤的輔助診斷。

【方法及參考範圍】

電化學發光法；男性　30 ～ 400ng/mL，女性　13 ～ 150ng/mL。

三、感染性疾病檢查

感染性疾病是由病原體（細菌、病毒、螺旋體等）感染人體後刺激身體產生抗原或抗體而產生的，可透過抗原或抗體檢測，確定是否有存在相關疾病的感染。

(一) 幽門螺旋桿菌抗體 (HP)

【項目簡介】

幽門螺旋桿菌（HP）是生存在人類胃黏膜的病原菌，是慢性胃炎、消化性潰瘍、胃癌的重要致病因子之一，是人胃內唯一能夠產生大量尿素酶的細菌。因此，檢測人血液樣本中是否存在 HP 尿素酶抗體是判斷患者是否感染 HP 的重要依據。

幽門螺旋桿菌感染途徑：

（1）經口傳播，同桌吃飯。

（2）糞口傳播，糞便中的幽門螺旋桿菌汙染了水源和食物。

（3）低溫能延長幽門螺旋桿菌的存活期，冰箱長期保存的食物可增加幽門螺旋桿菌的傳播機會。

【方法及參考範圍】

膠體金檢測法；陰性。

【HP 抗體檢測影響因素】

有時 HP 感染後抗體尚未出現或者是抗體數值過低可能會導致結果陰性。

【HP 抗體檢測結果的分析及指導建議】

（1）幽門螺旋桿菌感染後表現為胃炎，不經治療可發展為萎縮性胃炎、胃潰瘍、胃癌等，及時發現幽門螺旋桿菌感染並及時治療，可避免疾病發展。

（2）血清幽門螺旋桿菌抗體陽性，不代表目前正在感染幽門螺旋桿菌。既往幽門螺旋桿菌感染經治療後抗體可持續存在數月或數年。

（3）血清幽門螺旋桿菌抗體陽性建議結合幽門螺旋桿菌抗原檢測、 C_{13} 呼氣試驗進一步確認，必要時進行胃鏡檢查。建議消化內科就診。

（4）陰性結果不排除幽門螺旋桿菌感染，可能因早期感染，抗體尚未產生，需定期複查。

（二）　B 肝感染檢測

1．B 肝表面抗原檢測（HBsAg）

【項目簡介】

【HP 抗體檢測異常結果解讀】

透過血清中幽門螺旋桿菌抗體檢測了解是否有幽門螺旋桿菌感染，該方法簡單快速，敏感性和特異性高，但治療後抗體依然存在，可達數月或數年，因此血清幽門螺旋桿菌抗體陽性，不能肯定患者是否有活動性感染，陰性也不能排除早期感染。血清抗體檢測不宜作為現症感染或療效評估指標。主要用於易感族群的篩檢。

確診 HP 感染應結合臨床症狀及其他診斷技術。

【HBsAg 檢測異常結果解讀】

HBsAg 陽性是 HBV 感染和攜帶的特異性代表，常見於慢性 B 肝病毒帶原者、急性 B 型肝炎潛伏期、急性期、慢性遷延性肝炎與慢性活動性肝炎、肝硬化。B 肝表面抗原陽性並不肯定意味著疾病或具有傳染性。HBsAg 陰性並不能完全排除 HBV 感染，約 8%的患者在肝炎症狀開始前 HBsAg 已轉陰。因此，在臨床上不能僅根據 HBsAg 一項來判斷 HBV 感染狀態，必須結合其他血清代表物（如：HBcAb、HBeAg、HBeAb 等）的結果來綜合分析。

　　B 肝表面抗原是一種糖蛋白，是由 S 基因編碼的衣殼蛋白，包括 S、前 S1 和前 S2 蛋白。HBsAg 具有抗原性，可刺激身體產生特異性 HBs 抗體。人體感染 B 肝病毒後最早 1～2 週內、最遲 11～12 週血中首先出現 B 肝表面抗原。急性自限型 B 肝病毒感染時表面抗原大多持續 1～6 週，正常可達 20 週，無症狀帶原者和慢性患者表面抗原可持續存在多年甚至終身。

　　用於輔助診斷疑似 B 型肝炎病毒（HBV）感染的患者並對抗病毒治療效果和感染者的狀態進行監測。

　　（1）對獻血員進行 HBsAg 篩檢，用於輸血安全確保。

　　（2）接種 B 型肝炎疫苗時 HBsAg 檢查。

　　（3）對群體進行 HBsAg 篩選，對 HBsAg 陽性者進行監測。用於肝炎的鑑別診斷，肝硬化、原發性肝癌的早期發現。

【方法及參考範圍】

化學發光微粒子免疫檢測法；0～0.05IU/mL。

【HBsAg 檢測影響因素】

　　（1）檢體溶血可能出現假陽性結果。

　　（2）接受肝素治療的患者，其樣本可能會凝固不完全，樣本中纖維蛋白的存在可能會導致檢測結果錯誤。

　　（3）患者在 HBsAg 感染窗口期時，抗原滴度較低，可能出現陰性結果。

（4）抗原濃度過高時，可能會出現假陰性結果。

2．B 肝表面抗體檢測（HBsAb）

【項目簡介】

HBsAb 是一種中和性抗體，也是一種保護性抗體，是 B 肝病毒表面抗原刺激人體免疫系統後產生的抗體，能夠中和掉 B 肝病毒的感染力，保護人體免受 B 肝病毒再度侵襲，其滴度越高保護性也就越強。HBsAb 一般在 HBsAg 轉陰後出現，是 B 肝病毒感染恢復的開始，抗體可持續多年，其滴度與特異性保護相關。用於體檢篩檢、疫苗注射後效果觀察，及疫苗注射後的長期效果觀察。

【方法及參考範圍】

化學發光微粒子免疫檢測法；0～10mIU/mL。

【HbsAb 檢測影響因素】

（1）檢體溶血可能出現假陽性結果。

（2）抗體濃度過高時，可能會出現假陰性結果。

（3）接受肝素治療的患者，其樣本可能會凝固不完全，樣本中纖維蛋白的存在可能會導致檢測結果錯誤。

3．B 肝 E 抗原檢測（HBeAg）

【項目簡介】

HBeAg 是 HBV 核心的可溶性抗原，是人

【HbsAb 檢測異常結果解讀】

HBsAb 是保護性抗體。

（1）HBsAb 既往曾感染過 B 肝現已恢復，而且對 B 肝病毒有一定的免疫力。

（2）注射 B 型肝炎疫苗後產生 HBsAb 說明免疫成功，身體產生了對抗 B 肝病毒的免疫力。

【HBeAg 檢測異常結果解讀】

（1）HBeAg 陽性僅見於 HBsAg 陽性者，在 HBsAg 之後出現。陽性提示HBV 複製活躍，病毒數量較多，有較強的傳染性，可作為有傳染性的可靠指標。

（2）HBeAg 陽性持續 4 個月以上，預示有發展為慢性 B 肝病毒攜帶狀態的可能。

（3）HBeAg 陽性的孕婦可垂直傳播，90%以上的新生兒將受 B 型肝炎病毒感染，HBeAg 可陽性。

（4）有一種慢性 B 型肝炎患者血清中不能檢測到 HBeAg，但 B 型肝炎病毒 e 抗體呈陽性，這些患者血清中的 HBV-DNA 也可能呈陽性。

體感染 HBV 後跟隨 HBsAg 出現的第 2 個血清學抗原代表物，一般高峰持續 2 ～ 3 個月，通常在 4 個月後消退。可用於監測 B 型肝炎病毒感染的進展狀況。

【方法及參考範圍】

化學發光微粒子免疫檢測法；0 ～ 1.00S/CO。

【 HBeAg 檢測影響因素】

（1）檢體溶血可能出現假陽性結果。

（2）抗原濃度過高時，可能會出現假陰性結果。

（3）接受肝素治療的患者，其樣本可能會凝固不完全，樣本中纖維蛋白的存在可能會導致檢測結果錯誤。

4·B 肝 E 抗體檢測（HBeAb）

【項目簡介】

HBeAb 是 B 肝病毒的對應抗體，由 HBeAg 刺激產生，對 HBV 感染具有保護作用。但不是中和抗體，沒有注射顯影劑身體抵抗力的作用，HBeAb 出現於急性感染的恢復過程中，持續時間較長，HBeAg 和 HBeAb 一般不會同時陽性，一旦 HBeAb 出現 HBeAg 就消失。

【方法及參考範圍】

化學發光微粒子免疫檢測法；≧ 1.00S/CO。

【 HBeAb 檢測影響因素】

（1）檢體溶血可能出現假陽性結果。

【 HBeAb 檢測異常結果解讀】

（1）HBeAb 若存在於病變持續活動的慢性肝病患者中，則病情可能繼續發展，並逐步演變成肝硬化。

（2）HBeAg 轉陰且 HBeAb 轉陽，大多顯示 HBV 複製停止，病變活動靜止，提示傳染性明顯減弱或疾病在恢復過程，但不能說明傳染性已消失或病情已康復。

（3）部分 HBV 感染者，HBeAg 消失後可不出現 HBeAb，說明：①複製病毒雖已清除，但無 HBeAb 應答；②複製病毒一時減少，HBeAg 消失後可再現；③前 C 區變異，不能編碼合成 HBeAb。

（2）抗體濃度過高時，可能會出現假陰性結果。

（3）接受肝素治療的患者，其樣本可能會凝固不完全，樣本中纖維蛋白的存在可能會導致檢測結果錯誤。

5．B 肝核心抗體檢測（HBcAb）

【項目簡介】

B 肝核心抗原（HBcAg）是 B 肝病毒的核心成分，存在於受感染的肝細胞核內，不游離於血液中，難以檢測到，故臨床不做常規檢查，HBcAb 由核心抗原 HBcAg 刺激產生，是 B 肝感染後最早出現的，不是保護性抗體，是反映肝細胞受到 B 肝病毒侵害的指標。其持續時間長，甚至終生存在，可作為當前或者既往 B 型肝炎病毒感染的指標，但不能用於區別急性或慢性 B 型肝炎病毒感染。

【方法及參考範圍】

化學發光微粒子免疫檢測法；0 ～ 1.00S/CO。

【HBcAb 檢測影響因素】

（1）檢體溶血可能出現假陽性結果。

（2）抗體濃度過高時，可能會出現假陰性結果。

（3）接受肝素治療的患者，其樣本可能會凝固不完全，樣本中纖維蛋白的存在可能會導致檢測結果錯誤。

【HBcAb 檢測異常結果解讀】

（1）幾乎所有 B 肝病毒感染者都能產生 HBcAb，接觸 HBV 的抗原者，血清中可出現低滴度的 HBcAb，對其進行連續檢測，如抗體滴度逐漸升高，可作為感染指標。

（2）HBcAb 單項陽性提示：

①急性感染的恢復早期（窗口期）：很可能具有傳染性；

②HBcAb 被動轉移：母嬰傳播；

③既往感染伴 HBsAg 消失：此種情況在感染多年後才會發生。

（3）注射 B 肝病毒疫苗後，可產生 HBcAb（表 1-7-1）。

表 1-7-1　B 肝病毒五項血清代表物聯合檢測解讀

HBsAg	HBsAb	HBeAg	HBeAb	HBcAb	臨床意義
+	−	−	−	−	急性肝炎早期有傳染性或慢B型肝炎帶原者
+	−	+	−	+	B型肝炎急性期或急性後期或慢性活動性期傳染性強
+	−	−	−	+	慢性帶原者有一定傳染性
+	−	−	+	+	不活動型帶原者傳染性弱
−	+	−	+	+	恢復早期無傳染性
−	+	−	−	+	既往感染或現已痊癒或接種疫苗後特異性免疫
−	+	−	−	−	既往感染或現已痊癒或接種疫苗後特異性免疫

(三)　A 型肝炎病毒抗體 IgM (HAV-IgM)

【項目簡介】

A 型肝炎病毒（HAV）是一種無包膜的單鏈 RNA 病毒，屬於小 RNA 病毒科。HAV 在肝細胞內複製透過膽汁經腸道從糞便排出，經由糞 - 口途徑傳播。HAV 是感染性黃疸中最常見的病因，HAV 會造成急性肝炎，但不會轉成慢性肝病，該病毒不會持續存在於身體中。A 肝病毒抗體包括 HAV-IgM 和 HAV-IgG，IgM 出現在疾病感染早期，約三個月轉為陰性，是急性 A 型肝炎感染的血清學代表。HAV-IgG 出現較 HAV-IgM 稍晚，是一種保護性抗體。幾乎可終身存在，陽性則表示過去曾受過 HAV 感染，現在已經有免疫力，可用於 A 肝的流行病

【 HAV-IgM 檢測異常結果解讀】

對於急性 A 型肝炎的鑑別診斷，需要血清學檢測方法來檢測 HAV 的免疫球蛋白 M（IgM）抗體。A 型肝炎發病時總是能夠檢出 HAV-IgM 抗體，而且通常在 3 ～ 6 個月內消失。

學調查。

【方法及參考範圍】

化學發光法；0 ～ 1S/CO。

(四)　C 型肝炎抗體（抗 -HCV）

【項目簡介】

C 型肝炎病毒是 RNA 病毒，由核心和包膜兩部分組成的球形顆粒。C 型肝炎病毒主要透過血液傳播，一般是由輸血引起。HCV 抗體檢測用於肝炎鑑別診斷和確保安全輸血。HCV 抗體的存在提示身體可能已經感染 HCV，雖然大部分感染者無症狀但部分 HCV 感染可發展為慢性肝炎、肝硬化、增加患肝細胞癌的風險。

【方法及參考範圍】

化學發光微粒子免疫檢測法；0 ～ 1.0S/CO。

【抗 -HCV 檢測影響因素】

血清 IgG 濃度升高會出現抗 HCV 試驗的假陽性。

(五)　E 型肝炎病毒抗體 IgM（HEV-IgM）

【項目簡介】

E 型肝炎病毒（HEV）是一種 RNA 病毒，是經腸道傳播引起的急性傳染性疾病，透過糞 - 口傳播途徑，在肝細胞內複製，透過膽

【抗 -HCV 檢測異常結果解讀】

（1）抗 HCV 陽性顯示體內已有 HCV 感染。

（2）輸血後肝炎患者中有 80% ～ 90%的患者為 C 型肝炎，抗 HCV 呈陽性反應。

（3）在 B 型肝炎患者中，特別是經常使用血製品的患者可以引起 C 型肝炎的合併感染，使疾病易轉為慢性化，肝硬化或肝癌。所以對 B 型肝炎復發及慢性肝炎患者應進行抗 HCV 的檢測。

（4）抗 HCV 陽性不能證實急性或慢性 HCV 感染，抗 HCV 陽性必須進行免疫印跡試驗以證實其特異性。

【HEV-IgM 檢測異常結果解讀】

（1）急性 E 型肝炎症狀和 A 型肝炎相似，但黃疸症狀比 A 肝嚴重，尤其是妊娠後期合併 E 肝感染，容易發展為重型肝炎。

（2）一般急性期檢出 HEV-IgM，IgM 一般持續 2 ～ 3 個月；恢復期檢出 HEV-IgG，IgG 抗體持續約 1 年，也可能幾年。HEV-IgG 代表既往感染過 HEV 或注射 E 肝疫苗有效，說明身體對 HEV 具有免疫力。

（3）E 肝感染初期 IgM 抗體未產生或滴度很低，建議 7 ～ 14 天內複查。

汁經腸道從糞便排出。病毒感染後身體可產生 HEV-IgM 和 HEV-IgG 抗體。HEV 潛伏期為 15～75 天，E肝患者體內首先產生 IgM 抗體，接著產生 IgG 抗體，在急性期後 IgM 抗體較快消退。

【方法及參考範圍】

化學發光法；0～1S/CO。

【 HEV-IgM 檢測影響因素】

接受肝素治療的患者，其樣本可能會凝固不完全。樣本中纖維蛋白的存在可能會導致檢測結果錯誤。為避免這種情況，應在肝素治療前採集樣本。

（六）愛滋病聯合試驗（HIVcombin）

【項目簡介】

人類免疫缺陷病毒（HIV）是引起愛滋病的病原體，愛滋病又稱獲得性免疫缺陷症候群。愛滋病傳播途徑為性接觸傳播、血液傳播、母嬰垂直傳播。HIV 主要侵犯人的 T 淋巴球使感染者細胞免疫破壞，最終繼發各種感染和腫瘤。用於術前檢測、輸血安全檢測及可疑愛滋病患者的過篩檢測。

【方法及參考範圍】

化學發光微粒子免疫檢測法；0～1.00S/CO。

【 HIV 檢測影響因素】

（1）檢體溶血可能出現假陽性結果。

【 HIV 檢測異常結果解讀】

（1）結果陽性，提示可能為 HIV 感染，但須經國家或地區疾病預防控制中心進行確診。如無任何臨床症狀，可能為 HIV 帶原者。HIV 陽性可持續數十年以至終身。

（2）確診試驗結果陽性，並伴有臨床症狀時才能診斷為愛滋病。

（2）樣本凝固不完全時，纖維蛋白的存在可能會導致檢測結果錯誤。

（3）自身免疫性疾病及接種疫苗等可能造成假陽性結果。

（七）梅毒抗體檢測（抗 -TP）

【項目簡介】

梅毒是由梅毒螺旋體感染引起慢性、系統性性傳播疾病，可透過母嬰、性接觸和血液傳播，該疾病可進入潛伏期，潛伏期內的梅毒感染在臨床上表現不顯著。顯性梅毒和隱性梅毒患者是唯一的傳染源，一般性接觸傳染占95％，少數患者可透過接吻、哺乳等密切接觸而傳染。未經治療的患者在感染一年內最具傳染性，隨病期延長傳染性越來越小。先天性梅毒是患有梅毒的孕婦透過胎盤血行傳染給胎兒所致。用於術前檢測、輸血安全檢測、產前安全檢查及梅毒診斷。

【方法及參考範圍】

化學發光微粒子免疫檢測法（CMIA）；0 ～ 1.00S/CO。

【 TP 檢測影響因素】

（1）檢體溶血可能出現假陽性結果。

（2）樣本凝固不完全時，其中的纖維蛋白的存在可能會導致檢測結果錯誤。

（3）系統性紅斑狼瘡、急性病毒感染、自身

【梅毒抗體檢測異常結果解讀】

（1）特異性抗體實驗檢測抗 TP 敏感度高，是梅毒感染的篩檢方法，如果 S/CO 值＞ 1 必須加做梅毒螺旋體血清反應試驗作為是否現症感染和輔助指標。

（2）梅毒特異性抗體試驗陽性可作為是否感染過梅毒的指標，大部分患者治癒後抗體可終身陽性，應結合臨床鑑別現症與既往感染。

（3）血清反應試驗與特異性抗體（TP）同時陽性，提示為梅毒感染期或近期感染過梅毒。

免疫性疾病等可出現假陽性反應，應綜合分析。

四、風溼免疫性疾病及相關檢查

風溼免疫性疾病與感染、免疫、代謝、內分泌、遺傳、退行性病變、地理環境、腫瘤等相關，是影響骨、關節及其周圍組織如肌肉、滑囊、肌腱、神經等的一組疾病，其病變表現多樣，可為局限性、系統性、精神性和功能性。風溼免疫性疾病複雜多樣、發病率高，常見病變為痛風、類風溼關節炎、骨關節炎、系統性紅斑狼瘡、多發性肌炎、系統性硬化症、自身免疫性腎病等。

1 · 抗鏈球菌溶血素「O」（ASO）

【項目簡介】

A 群鏈球菌可導致各種感染，如皮膚病或扁桃腺周圍膿腫。當上呼吸道感染時，扁桃腺周圍膿腫可能會導致腎小球腎炎，急性心內膜炎、sydenham 舞蹈病、急性風溼熱。這些感染可導致心臟與腎臟損害。透過早期診斷、有效治療，對患者的監測，可降低這些風險。ASO 測定可為臨床判斷鏈球菌感染程度及病程病期提供有用資訊。ASO 上升提示近期曾有溶血性鏈球菌感染，但不是疾病活動的代表，用於急性風溼熱和急性腎小球腎炎的輔助診斷，風溼病與類風溼關節炎的鑑別診斷。

【 ASO 檢測異常結果解讀】

上升：

（1）急性風溼熱、急性腎小球腎炎、猩紅熱、急性咽炎、扁桃體炎、過敏紫癜。

（2）A 組溶血性鏈球菌感染所致的敗血症、菌血症以及心內膜炎、腦膜炎、產褥熱等；風溼性心肌炎、心包炎、風溼性關節炎。

（3）皮膚及軟組織感染。

【RF 檢測異常結果解讀】

上升：

（1）見於類風溼性關節炎，70%～90%的類風溼關節炎患者 RF 為陽性，所以 RF 陰性不能排除類風溼疾病。RF 常早於臨床症狀的出現而呈陽性，RF 陽性的健康人患類風溼關節炎的風險較 RF 陰性族群高 5～40 倍。RF 陽性不能做出類風溼關節炎的獨立診斷指標，需結合其他檢查指標及臨床表現綜合判斷。

（2）某些自身免疫病如系統性紅斑狼瘡、多發性硬化症、乾燥症候群都有一定的陽性率。

（3）RF 在其他風溼性和非風溼性疾病中也可呈陽性，常見於慢性炎症、肝病、血管炎、退行性骨關節病、結締組織病等。

（4）在無明顯臨床症狀的高齡族群中，陽性率達到 20%。

（5）RF 可作為類風溼關節炎與強直性脊髓炎、痛風、骨性關節炎的鑑別指標。

【CRP 檢測異常結果解讀】

上升：

（1）風溼性疾病活動期，CRP 可明顯升高，治療好轉後，CRP 可逐漸降至正常。

（2）作為急性時相反應的一個極靈敏的指標，CRP 濃度在急性心肌梗塞、創傷、感染、炎症、外科手術、腫瘤浸潤時迅速顯著地升高。

（3）鑑別感染：病毒感染時 CRP 升高不明顯或輕度升高，細菌感染時 CRP 明顯升高。

（4）分析疾病活動和療效，血清 CRP 濃度持續高居不下通常屬於嚴重的預後代表，一般表示存在感染控制不良。

（5）用於心血管疾病危險性預測：高敏感度 CRP<1.0 mg/L 為低度危險性；1.0～3.0 mg/L 為中度危險性；>3mg/L 為高度危險性。

【方法及參考範圍】

免疫比濁測定法；0～200.00IU/mL。

【ASO 檢測影響因素】

在少數情況下，丙種球蛋白病，特別是 IgM（Waldenström 氏巨蛋白血症）類，可能導致結果的不可靠。

2 · 類風溼因子（RF）

【項目簡介】

類風溼因子是一組針對 IgG 分子抗原決定簇上 Fc 區的異質性自身抗體，主要為 IgM 型自身抗體，是類風溼關節炎的診斷標準之一。類風溼因子上升也可見於其他炎性風溼性疾病以及其他非風溼性疾病，同時也可見於超過 60 歲以上的正常族群。

【方法及參考範圍】

免疫比濁測定法；0～20.00IU/mL。

【RF 檢測影響因素】

（1）丙種球蛋白病，特別是 IgM（Waldenström 氏巨蛋白血症）類，可能影響結果的可靠性。

（2）自身免疫疾病時體內存在的自身抗體可能干擾測試並導致結果不可靠。

（3）某些藥物可能會干擾測試。

3 · C 反應蛋白（CRP）

【項目簡介】

C 反應蛋白是一種能與肺炎鏈球菌 C 多

糖發生反應的急性時相反應蛋白，具有活化補體、促進吞噬、免疫調節作用。CRP 主要由肝臟產生，IL-6 可促進肝臟合成 CRP，其含量變化對炎症、組織損傷、惡性腫瘤等疾病的診斷及療效觀察有重要意義。CRP 濃度在炎性過程中快速升高，有時先於發熱等臨床症狀出現。目前檢測 CRP 方式有常規 CRP 檢測及高敏 CRP 檢測。常規 CRP 檢測常用於感染與炎症的輔助診斷，高敏感度 CRP 常用於心血管疾病、風溼類疾病、腫瘤等的輔助診斷。

【方法及參考範圍】

免疫比濁測定法；常規 CRP　0 ～ 10mg/L，高敏感度 CRP 0 ～ 5.01mg/L。

【 CRP 檢測影響因素】

（1）丙種球蛋白病，特別是 IgM（Waldenström 氏巨蛋白血症）類，可能影響結果的可靠性。

（2）接受單克隆鼠抗體治療或出於診斷目的注入單克隆鼠抗體的患者樣本可能出現錯誤結果。

4・抗環瓜氨酸肽抗體（抗 CCP 抗體）

【項目簡介】

抗環瓜氨酸肽抗體是以合成的環化瓜氨酸多肽（CCP）為抗原的自身抗體，是類風溼關節炎早期的高度特異性血清學指標，陽性率為 60％～ 80％，特異性為 96％。類風溼關節炎

【抗 CCP 抗體檢測異常結果解讀】

上升：

（1）抗 CCP 抗體是類風溼關節炎（RA）的重要診斷標準，有助於 RA 的早期診斷。

（2）抗 CCP 抗體是骨質破壞的獨立風險預測因子，抗 CCP 抗體陽性的 RA 患者骨破壞較陰性者更加嚴重，並與 RA 的活動性相關。若陽性提示已發生骨質破壞，且預後較差，必須合併用藥。

（3）抗 CCP 抗體對疾病的預後評估也有重要意義。抗 CCP 抗體陽性的 RA 患者常在發病 2 年內出現不可逆的骨關節損傷，並引起多種併發症。

（4）抗 CCP 抗體與疾病的活動性相關，若治療有效，抗體濃度下降，可作為指導用藥及改變治療方案的依據。

潛伏期長，至少 80% 的類風溼關節炎患者發病前 10 年可出現該抗體，因此抗 CCP 抗體有利於類風溼關節炎（RA）的早期診斷。

【方法及參考範圍】

電化學發光 IgG 捕獲法；0 ～ 17U/mL。

【抗 CCP 抗體檢測影響因素】

（1）對於接受高劑量生物素治療的患者（>5mg/d），必須在末次生物素治療 8 小時後採集樣本。

（2）IgG（高 γ 球蛋白血症）病理性的非特異性 IgG 對檢測有影響。高 γ 球蛋白血症可能導致抗 -CCP 檢測結果的假陰性。

（3）某些接受單克隆鼠抗體治療或診斷的患者樣本檢測結果可能有誤。

（4）少數病例中極高濃度的鏈霉素抗體和釕抗體會影響檢測結果。

5．補體 C1q（C1q）

【項目簡介】

補體是血清中的一種不耐熱成分，有特異性抗體介導的溶血作用，是抗體發揮溶菌作用的主要成分，存在於血清、組織液和細胞膜表面的一種蛋白質。補體 C1q 是構成補體 C1 的重要成分。補體 C1q 可以辨別和結合凋亡細胞，與吞噬細胞表面相應的受體相互作用而導致凋亡細胞被清除。因此補體 C1q 與體內炎症性免疫反應相關，當體內存在免疫複合物時，

【C1q 檢測異常結果解讀】

上升：

（1）自身免疫性腎小球腎炎，如補體 C1q 腎病、急性鏈球菌感染後腎小球腎炎。

（2）系統性紅斑狼瘡、類風溼性關節炎、硬皮病。

（3）痛風。

（4）血管炎、骨髓炎、活動性過敏性紫瘢。

降低：

（1）混合性結締組織病。

（2）先天性補體 C1q 缺陷。

需注意在疾病過程中補體 C1q 存在動態變化，因此需動態觀察。

補體 C1q 腎病、免疫複合物性疾病（如狼瘡性腎炎、類風溼關節炎、腎小球腎炎等）的急性期、活動期，常見補體 C1q 數值下降。當上述疾病進入緩解期、恢復期時常見補體 C1q 數值上升。

補體 C1q 被活化並與免疫複合物結合沉積於人體局部組織，引起炎症性免疫反應。補體 C1q 與很多自身免疫性疾病相關，如急性鏈球菌感染後的腎小球腎炎、系統性紅斑狼瘡、類風溼性關節炎、硬皮病、痛風、血管炎、骨髓炎。檢測 C1q 濃度的動態變化對上述疾病的診斷和預後的有重要意義。

【方法及參考範圍】

免疫透射比濁法；159 ～ 233mg/L。

五、性腺激素相關檢查

性激素是維持人體生理活動的重要荷爾蒙，其主要生理作用是刺激性器官和生殖器官的生長、發育、維持性功能，影響蛋白質合成代謝、骨骼代謝、水鹽代謝及紅血球生成。性器官的主要分泌部位為睪丸、卵巢及腎上腺皮質，其分泌受下視丘 - 垂體系統的調控。荷爾蒙失調可能會導致許多疾病，如女性月經不調、多毛症、體重增加、早衰、早熟、性功能障礙、不孕不育及腫瘤等。荷爾蒙數值異常與許多因素相關，如壓力過大、情緒不穩、飲食不均衡及某些疾病導致的內分泌失調。性激素數值聯合檢測可用於相關疾病的輔助診斷及治療監測。

1 · 濾泡刺激素（FSH）

【項目簡介】

FSH 是由垂體前葉細胞分泌，是刺激卵

【FSH 檢測異常結果解讀】

上升：

（1）原發性卵巢功能低下、先天性發育不全、卵巢早衰、卵巢切除術後、原發和繼發性閉經。

（2）更年期症候群（偽複層或更年期）。

（3）真性性早熟、垂體促性腺細胞瘤、原發性性功能減退、早期腺垂體功能亢進、睪丸精原細胞瘤、先天性睪丸發育不全症候群。

（4）肝硬化、肝衰竭、甲狀腺功能亢進。

降低：

（1）繼發性性腺功能低下、女性不孕、子宮內膜異位症、希恩症候群。

（2）垂體功能低下、垂體性閉經、晚期垂體功能低下（見於雌激素和孕酮治療）。

（3）長期服用避孕藥、大量使用荷爾蒙。

（4）男性無精子症、睪丸腫瘤。

（5）假性性早熟。

泡發育的重要激素。對於女性，在月經週期中 FSH 和黃體成長激素（LH）同步變化，促進卵泡細胞生長發育、成熟。對於男性，FSH 可刺激睪丸支援細胞發育，並促進產生能結合雄性激素的蛋白質，促進生殖細胞發育、分化為成熟精子。

【方法及參考範圍】

化學發光微粒子免疫檢測法；

女性

①卵泡期：3.03 ～ 8.08mIU/mL；

②中期：2.55 ～ 16.69mIU/mL；

③黃體期：1.38 ～ 5.47mIU/mL；

④更年期：26.72 ～ 133.41mIU/mL。

男性　0.95 ～ 11.95mIU/mL。

臨床上 FSH 與 LH 常同時檢測，用於相關疾病鑑別診斷。

（1）鑑別閉經原因：FSH 及 LH 數值低於正常值，提示閉經原因在腺垂體或下視丘。FSH及LH數值均高於正常，提示病變在卵巢。

（2）協助診斷多囊卵巢症候群：測定 LH/FSH 比值，如 LH/FSH ≧ 2 ～ 3，有助於診斷多囊卵巢症候群。

（3）診斷性早熟：有助於區分真性和假性性早熟。真性性早熟由促性腺激素分泌增多引起，FSH 及 LH 呈週期性變化。假性性早熟的 FSH 及 LH 數值均較低，且無週期性變化。

【FSH 檢測影響因素】

（1）應注意患者體內可能存在的嗜異性抗體、某些荷爾蒙、藥物等活性物質對測定結果的影響。

（2）妊娠時血中升高的人絨毛膜促性腺激素（hCG）數值也會影響測定的準確性。

（3）檢體溶血會影響檢測結果。

2・黃體成長激素（LH）

【項目簡介】

由垂體前葉分泌。受下視丘促性腺釋放激素的調控，同時受卵巢的正負回饋調控，在女性黃體生成素主要是促使卵泡成熟及雌激素的合成，繼而引起排卵，促使卵泡轉化為黃體，促進間質生長及孕激素合成。男性的黃體生成素能促使睪丸間質細胞增殖併合成雄激素，促進間質細胞分泌睪酮共同促卵胞生成素，促進精子成熟。

【方法及參考範圍】

化學發光微粒子免疫檢測法；

女性

①卵泡期：1.80 ～ 11.78mIU/mL；

②中期：7.59 ～ 89.08mIU/mL；

③黃體期：0.56 ～ 14.00mIU/mL；

④更年期：5.16 ～ 61.99mIU/mL。

男性　0.57 ～ 12.07mIU/mL。

臨床上 FSH 與 LH 常同時檢測，用於相關

【LH 檢測異常結果解讀】

上升：

（1）月經中期 LH 快速升高刺激排卵，絕大多數女性排卵發生在此後 14 ～ 28 小時後，這個時間段的女性最易受孕。因此透過測定 LH 數值是否處於高峰期以確認排卵功能是否正常以提升受孕率。

（2）多囊卵巢症候群、性發育不全、性腺功能減退。

（3）原發性睪丸衰竭、睪丸精曲管發育不全症候群。

（4）睪丸女性症候群、性腺切除後。

（5）偽複層和更年期。

（6）腎衰竭、肝硬化和甲狀腺功能亢進。

降低：

（1）垂體或下視丘性閉經。

（2）希恩症候群。

（3）性激素腫瘤、人絨毛膜促性腺激素性腫瘤、腎上腺性變態症候群。

（4）假性性早熟。

（5）神經性厭食症。

疾病鑑別診斷意義同 FSH。

【LH 檢測影響因素】

（1）由於 LH 呈脈衝式分泌，故血液中濃度變化較大，應多次採血檢測。

（2）應注意患者體內可能存在的嗜異性抗體、某些荷爾蒙、藥物等活性物質對測定結果的影響。

（3）檢體溶血會影響檢測結果。

3·雌二醇（Estradiol）

【項目簡介】

主要由卵巢分泌，腎上腺和男性的睪丸也可少量分泌。雌二醇是生物活性最強的雌激素，其生理作用主要是促進女性生殖器官發育，是卵泡發育、成熟和排卵的重要調節激素，也是導致月經週期性變化的重要激素。可以促進第二性徵如乳房發育、乳腺增生、皮下脂肪富集等。雌二醇還對內分泌系統、心血管系統、人體的代謝、骨骼的生長，皮膚的滋潤均有明顯的影響。更年期以後，卵巢功能逐漸衰竭，雌二醇急遽下降，引起更年期症候群、骨質疏鬆等雌激素缺乏性疾病。男性雌二醇主要由腎上腺皮質和睪丸產生，對蛋白質、脂類、水電解質及鈣磷代謝發揮重要作用。

雌二醇檢測在臨床上主要用於檢測卵巢功能：

（1）判斷閉經原因：如果激素數值符合正常的週期變化，表示卵泡發育正常，應考慮為

【雌二醇檢測異常結果解讀】

上升：

（1）雌二醇是分析卵巢功能的重要指標，其上升常引起女性性早熟、月經不調、妊娠、男性女性化。

（2）卵巢功能亢進、卵巢顆粒細胞瘤、卵泡膜細胞瘤、卵泡脂肪細胞瘤、催乳素瘤。

（3）睪丸間質細胞瘤導致雌二醇分泌增多，導致男性乳房發育。

（4）腺垂體腫瘤、腎上腺皮質增生。

（5）甲狀腺功能亢進、肝硬化。

（6）服用過多荷爾蒙的保健品或飲料。

（7）肺癌、胸腺癌等腫瘤。

降低：

（1）原發性或繼發性卵巢功能不全。

（2）顱內腫瘤、腦組織缺血導致垂體前葉功能減退。

（3）甲狀腺機能低下。

（4）原發性或繼發性閉經。

（5）卵巢切除術後、更年期。

（6）嚴重營養不良、口服避孕藥和雄激素後使雌二醇數值降低。

子宮性閉經；雌激素數值偏低，閉經原因可能因原發或繼發性卵巢功能低下或受藥物影響而抑制卵巢功能，也可見於下視丘 - 垂體功能失調、高泌乳激素血症等。

（2）診斷有無排卵：雌激素無週期性變化，常見於無排卵性功能失調性子宮出血、多囊卵巢症候群、某些停經後子宮出血。

（3）監測卵泡發育：使用藥物誘導排卵時，測定血中雌二醇作為監測卵泡發育、成熟的指標之一，用以指導 hcg 用藥及確定取卵時間。

【方法及參考範圍】

化學發光微粒子免疫檢測法；

女性

①卵泡期：21.00 ～ 251.00pg/mL；

②中期：38.00 ～ 649.00pg/mL；

③黃體期：21.00 ～ 312.00pg/mL；

④更年期：0 ～ 28.00pg/mL。

男性　11.00-44.00pg/mL。

【雌二醇檢測影響因素】

（1）應注意某些患者體內可能存在的異嗜性抗體對測定結果的影響。

（2）孕中期和孕晚期女性的雌二醇測定結果可能會受體內高數值雌三醇的影響。

（3）樣本凝固不完全時其中的纖維蛋白的存在可能會導致檢測結果錯誤。

【睪酮檢測異常結果解讀】

上升：

（1）男性睪酮升高：睪丸間質細胞瘤、男性真性性早熟、男性分泌促性腺激素的腫瘤和先天性腎上腺皮質增生症。

（2）女性睪酮升高：見於女性多囊卵巢症候群、卵巢男性化腫瘤（睪丸母細胞瘤、卵巢門細胞瘤）、部分腎上腺皮質腫瘤、皮質醇增多症、原發性多毛症、使用促性腺激素及口服避孕藥。

降低：

（1）先天性睪丸發育不全症候群，睪酮減低伴有 LH、 FSH 升高。

（2）繼發性性功能減退，下視丘或垂體病變導致促性腺激素分泌缺乏，伴有 LH、 FSH 減低。

（3）隱睪症、睪丸炎、外傷。

（4）泌乳素過高症、肝硬化等。

4・睪酮

【項目簡介】

睪酮是體內主要的雄激素，是一種類固醇激素，男性睪酮幾乎全部在睪丸間質細胞合成。男性睪酮的主要功能是誘導胎兒性別分化，促進並維持男性第二性徵發育，刺激性慾，維持前列腺和精囊的功能，還可促進蛋白質合成、骨骼生長以及紅血球生成。男性睪酮數值呈現晝夜節律和脈衝式分泌，個體差異較大，一般上午數值較晚上約高 20%，劇烈運動可使睪酮上升，疲勞可使睪酮降低。年輕男性體內睪酮數值最高，50 歲以後隨年齡上升而減少。女性睪酮主要由卵巢分泌。女性睪酮對於維持女性青春期正常生長發育及某些代謝的調節有重要作用。

【方法及參考範圍】

化學發光微粒子免疫檢測法；

女性　0.11 ～ 0.57ng/mL，

男性　1.42 ～ 9.23ng/mL。

【睪酮檢測影響因素】

（1）應注意某些患者體內可能存在的異嗜性抗體對測定結果的影響。

（2）樣本凝固不完全時其中的纖維蛋白的存在可能會導致檢測結果錯誤。

5·泌乳素（Prolactin）

【項目簡介】

由腺垂體細胞分泌的一種多肽激素。泌乳素是促進乳腺的生長和乳房的正常發育必不可少的荷爾蒙。女性在懷孕後期及哺乳期，泌乳素分泌旺盛，以促進乳腺發育及泌乳。吮吸作用可誘導泌乳素分泌，使產後停止排卵。泌乳素分泌過高可導致下視丘性腺功能減退，表現為無排卵和月經失調。泌乳素能促進男性前列腺及精囊的發育，還具有調節腎上腺生成雄激素、參與應激反應等作用。

【方法及參考範圍】

化學發光微粒子免疫檢測法；

女性　5.18 ～ 26.53ng/mL，

男性　3.46 ～ 19.40ng/mL。

【泌乳素檢測影響因素】

（1）應注意患者體內可能存在的嗜異性抗體、某些荷爾蒙、藥物等活性物質對測定結果的影響。

（2）檢體溶血會影響檢測結果。

（3）因泌乳素經垂體分泌，不同時間段分泌的量不同。

6·孕酮（Progesterone）

【項目簡介】

主要由黃體細胞和妊娠期胎盤合成的一種類固醇激素，是睪酮、雌激素及腎上腺皮質激

【泌乳素檢測異常結果解讀】

上升：

（1）垂體腫瘤：垂體泌乳激素瘤、下視丘神經膠質瘤、顱咽鼓管瘤等。

（2）惡性腫瘤異位分泌催乳素，如肺癌、支氣管癌、卵巢癌、乳癌、腎臟癌。

（3）原發性甲狀腺機能低下。

（4）特發性溢乳症、男子乳房發育。

（5）口服避孕藥、大劑量雌荷爾蒙治療。

（6）某些藥物作用（如氯丙嗪、大量雌激素、利血平等）。

（7）性早熟、青春期閉經、卵巢早衰、黃體功能欠佳、月經不調、女性性功能減退、妊娠期、長期哺乳、產後閉經溢乳症候群等。

（8）神經精神刺激、消瘦厭食症候群等。

（9）腎功能衰竭、糖尿病。

降低：

（1）垂體功能減退、單純性泌乳激素分泌缺乏症。

（2）希恩症候群、原發性不孕症。

（3）功能性子宮出血、卵巢切除術後、乳癌切除術後。

素的前體。月經期，孕酮可促進子宮內膜增厚，使其中血管和腺體增生，引起分泌以便受精卵著床。妊娠時孕酮可維持妊娠，抑制子宮收縮，並促進乳腺腺泡和導管的發育，為泌乳做準備。孕酮與黃體的生長、退化密切相關，排卵前孕酮開始升高，排卵後黃體大量分泌孕酮，在排卵後 5 ～ 10 天達到高峰，隨後逐漸降低，進入下一個月經週期。如果懷孕，孕酮數值在妊娠期持續升高，早期由黃體產生，7 ～ 9 週逐漸過度到胎盤產生。孕酮是支援胎兒早期生長發育的重要荷爾蒙。孕酮還可以影響生殖器官的發育和功能活動，促進乳腺增生等。孕酮的檢測主要用於黃體的功能及卵巢有無排卵，胎盤發育情況、先兆流產等的監測。

【方法及參考範圍】

化學發光微粒子免疫檢測法；

（1）黃體期：1.20 ～ 15.90 ng/mL。

（2）懷孕期：

①懷孕三個月：2.80 ～ 147.30 ng/mL；

②懷孕 3 ～ 6 個月：22.50 ～ 95.30 ng/mL；

③懷孕 6 ～ 9 個月：27.90 ～ 242.50 ng/mL。

（3）更年期：0 ～ 0.20 ng/mL；未孕卵泡期：0 ～ 0.30 ng/mL。

【孕酮檢測影響因素】

（1）應注意某些患者體內可能存在的異嗜性抗體對測定結果的影響。

【孕酮檢測異常結果解讀】

上升：

（1）生理性上升：排卵期孕酮數值升高，透過測量孕酮數值判斷卵巢有無排卵及排卵日期。觀察胎盤功能，妊娠 8 週之後，孕酮數值逐漸上升，35 週達到高峰，雙胎或多胎較單胎妊娠明顯上升。

（2）病理性上升：葡萄胎、卵巢囊腫、子宮內膜腺癌、絨毛膜上皮腺癌、妊娠期高血壓疾病、糖尿病孕婦等。

降低：

（1）腺垂體功能減退、卵巢功能減退、黃體功能不全、妊娠期胎盤發育不良、流產、妊娠毒血症、死胎。

（2）異位妊娠鑑別診斷：異位妊娠時血孕酮數值偏低。

（3）多囊卵巢症候群。

（2）樣本凝固不完全時其中的纖維蛋白的存在可能會導致檢測結果錯誤。

7．乙型絨毛膜促性腺激素（β-HCG）

【項目簡介】

主要由人體胎盤滋養層細胞產生的糖蛋白類激素，某些低分化的腫瘤細胞也可少量合成。β-HCG 是監測早期妊娠的重要指標。正常女性受孕後 9～13 天 β-HCG 數值有明顯升高，妊娠 8 週達到高峰，然後逐漸下降，至 18 週時維持在一定數值直至分娩。胎兒出生兩週後降至正常數值。女性絨毛膜上皮細胞癌、葡萄胎、畸胎瘤時 β-HCG 異常上升，是診斷滋養層細胞腫瘤、內胚層細胞源性惡性腫瘤的輔助診斷指標。β-HCG 在臨床上也用於流產的診斷與治療，不完全流產時子宮內尚有胎盤組織殘存，β-HCG 雖然陽性，但較正常妊娠數值明顯降低，完全流產或死胎時，β-HCG 由陽性轉陰性。

【方法及參考範圍】

化學發光微粒子免疫檢測法；

正常：0～5mIU/mL。

早期妊娠：5.00～25.00 mIU/mL。

妊娠：202.00～225,000.00 mIU/mL。

【血清 β-HCG 檢測影響因素】

（1）應注意某些患者體內可能存在的異嗜性抗體導致結果假陽性。

（2）樣本凝固不完全時其中的纖維蛋白的

【血清 β-HCG 檢測異常結果解讀】

上升：

（1）診斷早期妊娠：β-HCG 超過 5 mIU/mL，考慮有受孕可能，如果超過 10 mIU/mL，基本可以確定妊娠，妊娠後 30～50 天，β-HCG 可以升高至 2,500 mIU/mL，多胎妊娠常規高於單胎妊娠。

（2）異位妊娠：血尿 β-HCG 維持在低數值，間隔 2～3 天測定無成倍上升，上升速度較正常速度緩慢，懷疑異位妊娠，應進行超音波檢測查找異位妊娠。

（3）產後 9 天或人流術後 25 天血清 β-HCG 應恢復正常數值。如未恢復正常數值，應考慮宮腔有殘留組織，建議進一步檢查、治療。

（4）滋養細胞腫瘤的診斷和監測：葡萄胎和侵蝕性葡萄胎、絨毛膜上皮癌、睪丸畸胎瘤等患者，β-HCG 顯著升高。滋養層細胞癌術後 8～12 週應呈陰性，如 β-HCG 下降緩慢或下降後又上升，提示可能有殘留病變，此類疾病常易復發，需定期檢測。β-HCG 是絨毛膜上皮癌診斷和活性滋養細胞監測唯一的實驗室指標，β-HCG 下降與治療有效性一致。

（5）腫瘤：分泌 β-HCG 的腫瘤尚見於腸癌、肝癌、肺癌、卵巢腺癌、胰腺癌、胃癌，在成年婦女引起月經紊亂，因此成年婦女突然發生月經紊亂伴 β-HCG 升高時，應考慮上述腫瘤的異位分泌。

存在可能會導致檢測結果錯誤。

六、巨幼細胞性貧血及神經系統檢查

葉酸參與嘌呤和嘧啶的合成，促進 DNA 的合成。維他命 B_{12} 能促進葉酸形成四氫葉酸，四氫葉酸是參與各種代謝的主要形式，身體如缺乏維他命 B_{12}，會間接的影響葉酸參與 DNA 的合成及導致神經髓鞘合成障礙，血細胞的發育和成熟受到影響，缺乏葉酸和維他命 B_{12} 可引起巨幼細胞性貧血。葉酸與嬰兒神經管發育畸形及老年痴呆發生相關。另外葉酸和維他命 B_{12} 還參與同半胱胺酸轉甲基作用，因此缺乏葉酸和維他命 B_{12} 可以導致同半胱胺酸在體內蓄積，而同半胱胺酸是心腦血管疾病的重要獨立危險因素。因此，臨床上常常同時檢測葉酸與維他命 B_{12}，用於巨幼細胞性貧血的診斷和治療及心腦血管疾病的輔助診斷、老年痴呆危險預測、嬰兒神經管畸形的檢測。

1．維他命 B_{12}

【項目簡介】

維生素 B_{12} 又叫鈷胺素，主要存在於肉類和大豆中，是維生素 B 族中的一種，以輔酶的形式存在，是身體維持正常新陳代謝，DNA 合成及紅血球再生所必要的維生素，也是促進神經系統生長發育，維持神經系統正常功能所必要的營養素，如果缺乏維生素 B_{12} 會導致紅血

【維生素 B_{12} 檢測異常結果解讀】

上升：

見於急性和慢性粒細胞性白血病，白血球增多症，真性紅血球增多症，部分惡性腫瘤等。

減低：

（1）見於營養不良所致巨幼細胞性貧血。

（2）胃萎縮、胃切除術後、胰腺功能低下，腸道吸收不良，腸道寄生蟲。

（3）中樞神經系統疾病，老年痴呆等。

（4）見於長期素食者。

球發育障礙及成熟紅血球分裂障礙，形成大細胞高色素性貧血（巨幼細胞性貧血），消化道疾病，腸道吸收不良是維生素 B_{12} 缺乏的主要原因。

【方法及參考範圍】

化學發光微粒子免疫測定；187～883 pg/mL。

【維生素 B_{12} 檢測影響因素】

溶血對檢測結果有明顯干擾。

2.葉酸（Folate）

【項目簡介】

葉酸（Folate）是一種水溶性維生素，碟呤的衍生物，綠葉蔬菜中含量豐富，最初由肝臟分離出來，其母體是由碟呤、對胺基苯甲酸和麩胺酸 3 種成分結合而成。食物中的葉酸在小腸上段被吸收，轉變為活性四氫葉酸，參與嘌呤、嘧啶、核苷酸的合成，進而促進 DNA 的合成，葉酸對細胞的分裂及核酸、胺基酸、蛋白質的合成發揮重要作用。缺乏葉酸可導致神經髓鞘合成障礙及同半胱胺酸代謝異常，因此，葉酸檢測可以反映神經系統和心血管系統疾病。

【方法及參考範圍】

化學發光微粒子免疫測定；3.10～20.50 ng/mL。

【葉酸檢測影響因素】

服用藥物乙胺嘧啶、苯妥英、胺甲碟呤對葉酸檢測有干擾。

【葉酸檢測異常結果解讀】

降低：

(1) 見於巨幼細胞性貧血，溶血性貧血。

(2) 甲狀腺功能亢進症、營養不良、慢性腹瀉、吸收不良、惡性腫瘤、肝臟疾病，正常妊娠。

(3) 吸收障礙，如短腸症候群、先天性疾病時的酶缺乏使小腸吸收葉酸受影響。

(4) 孕婦體內葉酸數值低，提示胎兒神經管畸形風險高。

(5) 老年人葉酸數值低，患老年痴呆風險高。

七、骨代謝代表物檢查

骨骼是由骨基質和骨骼細胞組成的結締組織，成年人骨骼的成長雖然停止了但骨的新陳代謝並沒停止，骨組織不斷由破骨細胞進行骨吸收，再由成骨細胞進行骨重建，從破骨到成骨細胞周而復始的代謝是骨代謝的主要形式，兩者處於平衡狀態，在骨代謝的過程中，產生的生化物質是反映骨細胞活性和骨轉化的生物代表物。老年人和某些骨骼系統的疾病，由於骨吸收增加導致骨流失和骨脆性增加，造成骨質疏鬆。骨轉換生物代表物的檢測有助於骨質疏鬆和骨骼系統疾病的診斷和療效評估。骨代謝代表物包括：骨鈣素、維生素 D、副甲狀腺素等。

1‧骨鈣素（N-MID-OT）

【項目簡介】

骨鈣素是骨基質中最重要的一種特異性非膠原蛋白，是骨特異地依賴於維生素 K 發揮作用的鈣結合蛋白。骨鈣素分子含 49 個胺基酸，分子量約 5,800D。其最多含有 3 個 γ- 羧基麩胺酸（bone-GLA-protein，BGP）。骨鈣素在骨形成過程中由成骨細胞生成，此過程依賴於維生素 K，同時維生素 D_3 有促進骨鈣素生成的作用。成骨細胞產生的骨鈣素一部分被吸收成為骨基質的組成部分，一部分被釋放進入外周血循環。

【骨鈣素檢測異常結果解讀】

上升：

（1）見於生長發育期的兒童、骨質疏鬆症、骨折。

（2）甲狀腺功能亢進、甲狀旁腺功能亢進。

（3）腎功能不全、變形性骨炎（Paget 病）等。

降低：

見於甲狀腺機能低下、甲狀旁腺功能減退、使用糖皮質素等。

【方法及參考範圍】

電化學發光法；11～48 ng/mL。

2．維生素 D（25-OH-VD）

【項目簡介】

維生素 D 是一種脂溶性類固醇激素前體，主要由皮膚經光照後產生。維生素 D 本身無生物活性，必須在肝臟和腎臟經過兩步連續的羥基化過程成為有生物活性的 1，25- 二羥基維生素 D。維生素 D 是維持骨骼健康的主要元素。

【方法及參考範圍】

化學發光微粒子免疫測定；≥ 30 ng/mL（≥ 75 nmol/L）。

3．副甲狀腺素（PTH）

【項目簡介】

副甲狀腺素是甲狀旁腺主細胞分泌的鹼性多肽類激素。它是體內調節血鈣數值的重要激素。具有加強溶骨作用，動員鈣進入血液，加強腎小管對鈣的重吸收，使血鈣升高，使體液內鈣離子濃度保持恆定。

【方法及參考範圍】

化學發光微粒子免疫測定；15～65 pg/mL。

【 PTH 檢測影響因素】

溶血：血清指數高至 500，對檢測結果有明顯干擾。

【維生素 D 檢測異常結果解讀】

減低見於：

（1）兒童期維生素 D 的嚴重缺乏將導致骨骼畸形，即佝僂病。輕度缺乏將導致食物鈣的利用效率下降。

（2）維生素 D 缺乏將導致肌肉乏力；對於中老年人，維生素 D 對肌肉功能的影響還造成跌倒風險。

（3）維生素 D 缺乏是繼發性甲狀旁腺功能亢進症的常見病因。

（4）維生素 D 缺乏與糖尿病、不同種類的癌症、心血管疾病、自身免疫性疾病和先天性免疫性疾病有關。

【 PTH 檢測異常結果解讀】

上升：

（1）可見原發性甲狀旁腺功能亢進，同時伴有高鈣血症和低磷血症，甲狀旁腺瘤、單純性甲狀腺腫患者、老年骨質疏鬆症 PTH 也可上升。

（2）繼發性甲狀旁腺功能亢進，見於多種原因導致的低血鈣、維生素 D 缺乏、腎功能不全、骨質軟化症和小腸吸收不良等，PTH 可升高至正常上限的 10 倍，當注入鈣劑後 PTH 明顯降低，因此可以與甲狀旁腺功能亢進相鑑別。

（3）異位性甲狀旁腺功能亢進，肺癌、腎臟癌分泌一種蛋白質與 PTH 受體結合，產生與 PTH 相似的作用，導致血鈣升高血磷降低。

降低：

（1）特發性甲狀旁腺功能減退症，低鎂血症性甲狀旁腺功能減退症，由於 PTH 分泌減少引起低鈣血症。

（2）非甲狀旁腺功能亢進高鈣血症如惡性腫瘤，結節病。

第八節　出、凝血功能及血栓性疾病檢查的臨床意義解讀

　　身體內存在著複雜的凝血系統和抗凝系統，兩者保持著動態平衡，在正常生理狀態下，血液在血管內不斷地流動循環，既不溢出於血管之外（出血），也不凝固於血管之中（血栓）。一旦某些病理因素導致平衡破壞，則引起出血或血栓形成性疾病發生。出凝血功能及血栓性疾病檢查用於血栓和出血相關疾病檢測，血栓前檢查項目及監控臨床口服抗凝藥物患者。為手術前必查項目，目的在於術前了解患者的止血功能有無缺陷。

　　樣本採集：檸檬酸鈉（藍帽管）抗凝分離血漿。

一、血漿凝血酶原

【項目簡介】

　　血漿凝血酶原（PT）用於外源性凝血途徑的評估和口服抗凝劑治療（OAT）的監測。本試驗主要用於檢測凝血第一階段外源性途徑有關因子。

　　血漿凝血酶原（PT）報告方式包括：凝血酶原時間 PT（s）、凝血酶原活動度 PA（%）、國際標準化凝血酶原時間比值 INR。

1 · 血漿凝血酶原時間 PT（s）

【項目簡介】

血漿凝血酶原時間 PT（s）為外源性凝血系統疾病、口服抗凝藥物監測指標，是凝血酶原時間以「秒」為單位的報告方式。

【方法及參考範圍】

凝固法； PT　9.4～12.5s。

【PT 檢測影響因素】

（1）纖溶藥物的影響，如雙香豆素、鏈激酶、尿酶等。

（2）超劑量使用肝素使凝固時間延長。

（3）FDP 增加使凝固時間延長。

（4）某些藥物，如口服避孕藥、雌激素、天門冬醯胺酶、鈉絡酮等影響檢測結果。

（5）溶血、脂血或黃疸的血樣可干擾檢測結果，需採集新的血樣。

（6）檢體採集不當，如採血量不準確、輸液側採血等。

2 · 凝血酶原活動度（PA）

【項目簡介】

為外源性凝血系統疾病、口服抗凝藥物監測指標，是凝血酶原時間以活動度為報告方式。

【方法及參考範圍】

凝固法；70%～130%。

【PA 檢測影響因素】

見 PT。

【PT 檢測異常結果解讀】

時間延長：

（1）廣泛嚴重的肝實質性損傷，如急性暴發性肝炎、肝硬化、由於凝血酶原等有關各凝血因子生成障礙所致。

（2）維生素 K 缺乏，合成 II、VII、IX、X 因子均需要維生素 K，當維生素 K 不足時導致 II、VII、IX、X 因子缺乏。如阻塞性黃疸影響維生素 K 吸收，腸道菌群紊亂會影響維生素 K 的合成。

（3）先天性凝血因子 II、V、VII、X 缺乏；低（無）纖維蛋白原血症。

（4）原發性血管內凝血（消耗大量凝血因子）、原發性或繼發性纖溶亢進。

（5）血循環中有抗凝物質（如口服抗凝劑如 Warfarin 治療、肝素）。

時間縮短：見於先天性凝血因子 V 增多、口服避孕藥、高凝狀態（DIC 早期、急性心肌梗塞等）、血栓性疾病（腦血栓形成、急性血栓性靜脈炎）、多發性骨髓瘤、洋地黃中毒、乙醚麻醉後。

【PA 檢測異常結果解讀】

同血漿凝血酶原時間檢查。活動度小於 40% 有出血傾向。

（1）同血漿凝血酶原時間檢查。使用抗凝藥物之後，PT 的預期值應在參考值範圍的 2 倍左右，即 PT 值為 28s，INR 值為 2.0 為適宜。

（2）WHO 規定的使用口服抗凝藥時 INR 的允許範圍：

①手術前處理：非髖部外科手術 INR 允許範圍 1.5～2.5；髖部外科手術 INR 允許範圍 2～3。

②預防靜脈血栓：INR 允許範圍 2～3。

③活動性靜脈血栓、反覆發生的靜脈血栓、肺栓塞及其預防：INR 允許範圍 2～4。

④預防動脈血栓和栓塞，包括換心臟瓣膜（機械瓣）的手術：INR 允許範圍 3～4.5。

3 · 國際標準化凝血酶原時間比值（INR）

【項目簡介】

為外源性凝血系統疾病、口服抗凝藥物監測指標，是凝血酶原時間以國際標準比值為報告方式。

【方法及參考範圍】

凝固法；0.8～1.2s。

【 INR 檢測影響因素】

見 PT。

二、活化部分凝血活酶時間

【項目簡介】

活化部分凝血活酶時間（APTT）用於內源性凝血途徑的評估、活化部分凝血活酶時間替代檢驗，是監測肝素治療的首選指標。

【方法及參考範圍】

凝固法；25.1～36.5s。

【 APTT 檢測影響因素】

（1）纖溶藥物的影響（如雙香豆素、鏈激酶、尿酶等），超劑量使用肝素。

（2）FDP 增加使凝固時間延長。

（3）某些藥物的影響（如口服避孕藥、雌激素、天門冬醯胺酶、鈉絡酮等）。

（4）溶血、脂血或黃疸的血樣可干擾檢測結果，需採集新的血樣。

（5）檢體採集不當，如採血量不準確、輸

【 APTT 檢測異常結果解讀】

延長：

（1）見於先天性凝血因子缺乏，包括凝血酶原缺乏、纖維蛋白原缺乏、因子 V、VIII（血友病 A）、IX（血友病 B）、X、XI、XII、II 缺乏；激肽釋放酶原缺乏。

（2）肝功能嚴重損害、阻塞性黃疸或吸收障礙所致的維生素 K 缺乏；

（3）原發或繼發纖溶亢進，如 DIC 等。

（4）血中含有肝素、狼瘡抗凝物或者其他抑制物。

縮短：見於 DIC 高凝期和妊娠高血壓症候群等高凝狀態。

液側採血等。

三、凝血酶時間

【項目簡介】

凝血酶時間（TT）用於瀰散性血管內凝血（DIC）的評估，肝素抗凝治療和溶栓治療的監測，纖維蛋白或者纖維蛋白原降解產物（FDP）、遺傳性或者獲得性纖維蛋白原的數量或者品質異常以及纖溶亢進等的檢測。

【方法及參考範圍】

凝固法；10.3 ～ 16.6s。

【TT 檢測影響因素】

（1）纖溶藥物的影響，如雙香豆素、鏈激酶、尿酶等。

（2）超劑量使用肝素使凝固時間延長。

（3）FDP 增加使凝固時間延長。

（4）某些藥物，如口服避孕藥、雌激素、天門冬醯胺酶、鈉絡酮影響測試結果。

（5）達比加群可引起顯著上升。

（6）溶血、脂血或黃疸的血樣可干擾檢測結果，需採集新的血樣。

（7）檢體採集不當，如採血量不準確、輸液側採血等。

【TT 檢測異常結果解讀】

（1）延長：患者血循環中 AT-III 活性明顯上升，肝素增多或類肝素抗凝物質存在，如紅斑狼瘡、肝病、腎病等，異常纖維蛋白原血症、低（無）纖維蛋白原血症、纖維蛋白原機能障礙、尿毒症、異常球蛋白增多（多發性骨髓瘤）、FDP 增多（如 DIC）、胰腺疾病，過敏性休克等。

（2）縮短：常見於血樣本有微小凝塊、鈣離子存在時或血液呈酸性等。

【Fg 檢測異常結果解讀】

（1）增多：高凝狀態（如糖尿病伴血管病變、急性心肌梗塞、腦血管病變、口服避孕藥、妊娠及其中毒症、深靜脈血栓形成、動脈粥狀硬化疾、高血脂症等）；亦見於急性傳染病、急性感染、腎小球疾病活動期、放射治療後、燒傷、休克、外科手術後、惡性腫瘤、多發性骨髓瘤等。

（2）減少：肝臟疾病（重症肝炎、慢性肝炎、肝硬化等）；DIC 消耗性低凝血期及纖溶期，溶栓治療的監測、原發性纖維蛋白原缺乏症、原發纖溶活性亢進、惡性貧血及肺、甲狀腺、子宮、前列腺手術等。

（3）纖維蛋白原異常：纖維蛋白原異常是一種遺傳疾病，是常染色體顯性遺傳。患者檢測含量可能在正常範圍，但纖維蛋白原有質的異常。主要是纖維蛋白原分子的一個多態上出現一個異常胺基酸，臨床上可無症狀或有輕度出血傾向。

【D- 二聚體檢測異常結果解讀】

上升：

（1）肺栓塞 D- 二聚體可顯著上升，栓塞面積及血栓大小與 D- 二聚體數值顯著相關。D- 二聚體 <500 ng/mL 可排除急性肺栓塞。上升時需結合影像學進一步確診。

（2）肝臟疾病、冠心病、心梗、腎病症候群、妊娠後期等 D- 二聚體會明顯上升。

（3）腫瘤患者大部分會出現 D- 二聚體上升。在排除血栓性疾病和肝臟疾病情況下，D- 二聚體顯著上升應懷疑腫瘤的可能。

（4）可見於纖溶系統活性上升性疾患，提示體內存在著頻繁的纖維蛋白降解過程，是診斷深靜脈血栓、DIC、腦血栓等疾病的關鍵指標。

（5）血栓性血小板減少性紫癜、過敏性紫癜急性期、創傷性骨折、外科手術後、腹腔內大出血、肌肉血腫、嚴重感染、膿毒血症等均可見 D- 二聚體上升。

（6）溶栓治療早期可上升，以後逐漸降低，七天後可恢復到或低於溶栓前數值。

四、血漿纖維蛋白原

【項目簡介】

血漿纖維蛋白原（Fg）用於出血傾向和纖溶亢進過篩、DIC 診斷、出血和血栓性疾病預測，是判定血栓前狀態或血栓性疾病的必查項目。

【方法及參考範圍】

凝固法；200 ～ 400mg/dL。

【Fg 檢測影響因素】

（1）纖溶藥物的影響：如雙香豆素、鏈激酶、尿酶等。

（2）妊娠與急性炎症的影響。

（3）溶血、脂血或黃疸的血樣可干擾檢測結果，需採集新的血樣。

（4）檢體採集不當，如採血量不準確、輸液側採血等。

五、血漿 D- 二聚體

【項目簡介】

D- 二聚體是纖維蛋白溶解作用的最終產物。D- 二聚體結果正常可排除靜脈血栓栓塞性疾病，D- 二聚體上升不是血栓的診斷唯一確定指標，可用於輔助判斷深層靜脈血栓和肺氣腫的發生，以及瀰漫性血管內凝血（DIC）、肺栓塞、心梗等疾病。

【方法及參考範圍】

酶聯免疫吸附測定；0 ～ 500ng/mL。

參考值範圍與年齡相關，60 歲以上參考值為年齡的十倍以下。

【 D-Dimer 檢測影響因素】

（1）溶血、脂血或黃疸的血樣可干擾檢測結果，需採集新的血樣。

（2）檢體採集不當，如採血量不準確、輸液側採血等。

第九節　子宮頸癌前病變及子宮頸癌篩檢的臨床意義解讀

　　子宮頸癌是最常見的婦科惡性腫瘤，近年來其發病有年輕化的趨勢。高度危險險型的人乳頭瘤病毒（HPV）持續感染是子宮頸癌的主要危險因素，90％以上的子宮頸癌伴有高度危險險型 HPV 感染，早期子宮頸癌常無明顯症狀和體徵，隨病情進展，可出現宮頸上皮細胞病變及浸潤，如不早期發現可發展為子宮頸癌。近幾十年來婦科細胞病理的普遍應用使子宮頸癌和癌前病變能夠早期發現和治療，子宮頸癌的發病率和死亡率已有明顯下降。人乳頭瘤病毒核酸檢測（HPV-DNA）和宮頸液基薄層細胞學檢查（TCT）聯合檢測是宮頸病變及子宮頸癌篩檢的最好方法。檢體是否合格與下列因

素密切相關，患者檢查前準備包括：① 3 天內不使用陰道內藥物或對陰道進行沖洗；② 3 天內避免性行為；③避免月經期檢查；④短期內避免（<3 個月）重複取材。

一、婦科宮頸液基薄層細胞學檢查

【項目簡介】

婦科宮頸液基薄層細胞檢測技術（TCT）是目前應用於婦女子宮頸癌篩檢的常規檢測技術，採用液基薄層細胞檢測系統對宮頸細胞進行細胞學分類診斷，使用美國 Bethesda（TBS）報告系統，根據宮頸上皮細胞形態變化確定病變有無及病變程度。其對子宮頸癌細胞的檢出率為 95%，並能發現部分微生物感染如真菌、滴蟲、病毒、衣原體等。TCT 細胞學檢查取樣方便，易於定期複查，可以早期檢出子宮頸癌及癌前病變，及時給予相應的治療，有效降低子宮頸癌的發病率和死亡率，大大提升了婦女的生活品質。

【 TCT 檢體採集及注意事項】

1·採樣的操作步驟

（1）準備：

①應避開經期，月經乾淨後採集，檢查的最佳時間是兩次月經的中期。

②檢查前 72 小時內勿用陰道藥膏，防止因異物造成收集細胞的困難。

③檢查前 72 小時內避免性生活、盆浴和陰道檢查。

（2）採樣：

①取材部位應在宮頸鱗、柱狀上皮交界處，將宮頸刷緩緩伸入，刷頭導入宮頸管內，使宮頸刷對所取部位有一定的壓力，兩邊緊貼頸管外口四周，向前伸。

②沿軸同向緩慢旋轉 5 圈以上，切忌反向旋轉。

③分泌物較多時，要在採樣前用棉簽輕輕擦去，但不可用力擦。

④採樣過程中，宮頸出血明顯時應立即停止採樣。一般情況下盡量避免短期內（<3 個月）重複取材，以避免假陰性結果。

⑤確保樣本和檢驗申請單標記號碼的一一對應，將檢體與檢驗申請單一同送往檢驗室。

⑥ 4℃冰箱保存，2 週內完成檢測，-20℃保存期為 6 個月。

（3）注意事項：

申請單填寫應盡量完整、字跡工整，盡可能提供相關的臨床資訊包括年齡、上次月經時間、既往宮頸相關檢查及疾病病史、聯繫電話等。

【方法及參考範圍】

液基薄層細胞檢測技術（採集宮頸上皮細胞製成脫落細胞薄片，使用巴氏染色，透過人工顯微鏡觀察分析陰道或宮頸的細胞形態）；

【TCT 檢測異常結果解讀】

TBS 報告系統將宮頸上皮細胞報告方式分為：

（1）未見上皮細胞內病變或惡性病變（NILM）：為正常情況，有時會提示輕度、中度、重度炎症。重度炎症有時會干擾報告診斷，必須消炎後重新取材。可提示病原體感染，如真菌、滴蟲、病毒等。

（2）非典型鱗狀上皮細胞

1）不能確認意義（ASC-US）：說明細胞有輕度改變，或者提示可能有 HPV 感染，多數情況下必須進一步檢查，建議每年定期複查。

2）不能排除上皮內高度病變（ASC-H）：顯示宮頸細胞可能發生了癌前病變或癌症，但細胞的異常不能確認診斷，需進行陰道鏡下宮頸活檢，進行病理學進一步診斷。

（3）鱗狀上皮內低度病變（LSIL）：表示宮頸細胞發生了低級別的癌前病變，多數伴有明顯的 HPV 感染細胞形態，需進行陰道鏡下宮頸活檢進行病理學診斷。

（4）鱗狀上皮內高度病變（HSIL）：顯示宮頸細胞可能發生了高級別癌前病變，需進行陰道鏡下宮頸活檢，進行病理學診斷，採取進一步治療方式。

（5）鱗狀細胞癌（SCC）：顯示宮頸細胞已經發生癌變，必須病理學診斷確診。

（6）非典型腺細胞：顯示宮頸管細胞發生了改變，可能與炎症或癌前病變有關。需進行陰道鏡檢查，進一步確診。

（7）頸管原位腺癌及腺癌：顯示宮頸管細胞發生了癌變，必須進行陰道鏡檢查及宮頸管組織病理檢查確診。

未見上皮細胞內病變或惡性病變（NILM）。

【TCT 檢測影響因素】

以下情況可能影響檢測結果或造成假陰性：

（1）3 天內使用陰道內藥物或對陰道進行沖洗。

（2）3 天內有性行為。

（3）月經期進行檢查。

（4）短期內（<3 個月）重複取材。

（5）檢體取材原因導致上皮細胞量少。

（6）嚴重的炎症，導致細胞被遮蓋，難以辨別。

以下情況可能影響檢測結果或造成假陽性：

（1）細胞製片及染色不當，導致某些細胞難以辨別。

（2）製片過程中，因空氣乾燥導致可能出現非典型細胞。

（3）細胞特殊分化異常導致過分判讀。

【TCT 檢測結果的分析及指導建議】

子宮頸癌的發病年齡多見於 30 ～ 50 歲之間，90％以上的子宮頸癌與 HPV 持續感染有關，因此 TCT 與 HPV 兩者結合篩檢可顯著提升敏感度和陽性率。與 HPV 檢測相比，單純細胞學（TCT）篩檢對探測子宮頸癌前病變敏感性較低和假陰性率較高，單純細胞學篩檢必須更加頻繁的複查。HPV 與 TCT 聯合檢測被作為 30 歲以上年齡組的優先篩檢辦法。

（1）非典型鱗狀上皮不能確認意義（ASC-US），如HPV陰性需每年定期複查，如HPV陽性需陰道鏡進一步檢查。

（2）非典型鱗狀上皮細胞不除外高度病變（ASCH）、鱗狀上皮細胞內低度病變（LSIL）、鱗狀上皮細胞內高度病變（HSIL）均屬於癌前病變，需陰道鏡活檢，進一步組織學確診後採取相應的治療方式。

（3）如確診子宮頸癌，需病理學進行組織活檢，進一步確認診斷後進行治療。

二、人乳頭瘤病毒核酸檢測

【項目簡介】

人乳頭瘤病毒（HPV）是一種DNA病毒，主要感染生殖系統上皮細胞，人是HPV感染的唯一宿主，常見的傳播途徑是直接皮膚接觸，子宮頸癌是目前已知唯一被證實由HPV感染直接引起的癌症，即子宮頸癌。目前發現和生殖系統感染有關的HPV基因型有40個以上。根據致病性將HPV分為高度危險險型和低度危險險型。高度危險險型與高級別陰道宮頸上皮病變密切相關，包括16、18、31、33、35、39、45、51、52、56、58、59、66、68、53、73、82型，共17個型別；低度危險險型包括6、11、42、43、44、81，主要與生殖器疣及低級別的宮頸上皮病變相關。HPV檢測是採集

【 HPV 檢測異常結果解讀】

（1） HPV 低度危險險型：（包括 6、11、42、43、44、81 型）陽性，主要引起尖銳溼疣和低級別宮頸上皮內瘤變（CIN-1）。

（2） HPV 高度危險險型：（包括 16、18、31、33、35、39、45、51、52、56、58、59、66、68、53、73、82 型）陽性，持續同種高度危險險型感染，可引起子宮頸癌前病變至癌變。高度危險險型 HPV 陽性，臨床需採取積極的治療方式，進行陰道鏡檢測，對早期病變的及時治療可避免子宮頸癌的發生發展。

宮頸上皮細胞進行 HPV 基因檢測，如 HPV 基因陽性，必須進一步進行陰道鏡檢查，取宮頸組織進行病理學活檢，確定是否病變。

【 HPV 檢體採集及注意事項】

（1） 準備：

①應避開經期，月經乾淨後採集，檢查的最佳時間是兩次月經期的中期。

②檢查前 72 小時內勿用陰道藥膏，防止因異物造成收集細胞的困難。

③檢查前 72 小時內避免性生活、盆浴和陰道檢查。

（2） 檢體採集：

①採樣時將專用無菌棉拭子深入女性宮頸口 2～3cm 鱗、柱狀上皮交界處，輕輕搓動宮頸刷使其順時針轉動 5 圈，同時採集病變部位檢體，放入取樣管中轉緊蓋子送檢。

② 4℃冰箱保存，2 週內完成檢測，-20℃保存期為 6 個月。

（3） 注意事項：

① 72 小時內不使用陰道內藥物或對陰道進行沖洗。

② 72 小時內不應有性生活。

③檢查應在非月經期進行。

④一般情況下盡量避免短期內（<3 個月）重複取材，以避免假陰性結果。

【方法及參考範圍】

即時螢光 PCR 法：陰性。

【 HPV 檢測影響因素】

以下情況可能影響檢測結果或造成假陰性：

（1）72 小時內使用陰道內藥物或對陰道進行沖洗。

（2）72 小時內有性行為。

（3）月經期進行檢查。

（4）3 個月內重複取材。

（5）檢體取材不佳等原因或病毒感染量少。

（6）含有 0.5% 噻康唑對檢測有干擾。

【 HPV 檢測結果的分析及指導建議】

90%以上的子宮頸癌與 HPV 持續感染有關，HPV 感染與性活動有關。大部分正常人在 HPV 感染後 1 ～ 2 年內會自動清除，部分免疫功能低下者感染 HPV 後不易自動清除，持續感染 2 年以上者有發生宮頸病變的可能。由於感染 HPV 無明顯症狀，因此定期複查 HPV 是早期發現子宮頸癌的重要手段。最常見的高度危險險型 HPV 感染陽性為 16 型、18 型等，根據感染發展的不同階段，可能伴有或不伴 TCT 細胞學的改變，無論高度危險險或低度危險險型 HPV 感染，均需進行陰道鏡檢，進一步確定病變是否存在，並採取相應的治療方式。

第二章　放射影像

第一節　DR 攝影

直接數位化 X 線後前位胸片（DR，Digital Radiography）攝影，指在電腦控制下直接進行數位化 X 線攝影的一種技術，實現了人們由模擬 X 線圖像向數位化 X 線圖像的轉變，與透視、傳統 X 光投照、CR（Computed Radiography）系統比較具有更大的優越性。DR 胸片的優點是檢查時間短，費用低，輻射劑量比 CT 低，是普遍胸部疾病體檢篩檢的首選。

DR 胸片可以用來初步篩選呼吸系統常見疾病：肺結核、肺炎、肺間質纖維化、肺膿腫、較大的原發性支氣管肺癌、周圍型肺癌、肺轉移瘤、縱隔腫瘤、肺積水等，並用於心血管系統的肺心病、心肌病變、風溼性心臟病、高血壓性心臟病、心包膜積水等的診斷和鑑別診斷。

隨著人們對健康的重視，平時必須關注的是長期吸菸族群，長時間咳嗽、痰多的個體，尤其是痰中帶血，突然出現身體局部不明原因的腫塊，如淋巴結腫、皮膚結節、頭皮腫塊等，一些非典型的肺部疾病症狀，如胸部腫塊、上肢麻木、發熱、肩背疼痛等，出現不明原因的聲音嘶啞或吞嚥困難等，都應考慮到肺部疾病的可能性。但是 DR 胸片多重影像重疊，存在很多盲區，病變太小不能發現等缺陷，例如相關研究顯示，X 線胸片發現早期肺癌只有

6.9%，約 75%肺癌診斷時已屬於晚期，5 年生存率僅為 15.6%，胸片檢查一般只能看到直徑 1cm 以上的肺部病變等。

一、前期準備

被檢查者檢查前準備：上衣口袋內勿放硬幣、手機、各種卡；頸部除去項鏈、吉祥物、髮夾等飾品；脫掉帶金屬拉鏈、金屬扣子的衣服，女性患者脫去帶金屬托的胸罩。特殊族群包括嬰幼兒、孕婦（尤其懷孕初期三個月內），應謹慎 X 線檢查，提前告知做好必要的防護。除被檢者外，其他人員不宜在檢查室內久留。

二、主要疾病介紹

（一）支氣管阻塞性病變

圖 2-1-1　肺氣腫　　　圖 2-1-2　右側氣胸

【臨床表現】

支氣管阻塞性病變最早出現的症狀是慢性咳嗽，但是當呼吸道嚴重阻塞時，則表現為呼

【胸片影像解讀】

支氣管阻塞性病變常見胸片表現為肺氣腫或氣胸。

圖 2-1-1 為肺氣腫病例胸片，兩肺透亮度增加，肺紋理變細、稀疏；胸廓像一個大桶的形狀，肋間隙增寬，雙側膈肌向下且平緩，沒有弧度。不同程度的肺氣腫在臨床上診斷分為：局限性阻塞性肺過度充氣、代償性肺過度充氣、瀰漫性阻塞性肺氣腫。

圖 2-1-2 為氣胸病例胸片，右側肺相比於另一側明顯縮小，肺野密度上升，肋間隙變窄，膈肌相較於另一側也是明顯升高；而健康的一側因為代償而呈現過度充氣的表現。

吸困難而不是咳嗽。慢性阻塞性肺疾病患者表現為氣短或呼吸困難，部分患者特別是重度患者或急性加重時出現喘息和胸悶。其他疲乏、消瘦、焦慮等常在慢性阻塞性肺疾病病情嚴重時出現，但並非慢性阻塞性肺疾病的典型表現。

【專家健康指導建議】

（1）慢性阻塞性肺疾病預防：戒菸、減少職業性粉塵和化學物質吸入、減少室內空氣汙染、防治呼吸道感染，鍛鍊呼吸功能、耐寒能力，接種流感疫苗與肺炎疫苗。

（2）良好的心情將有利於患者積極面對疾病、增加治療的順從性，並有利於建立良好的人際關係，這將更有利於疾病的恢復。

（3）多吃水果和蔬菜，可以吃肉、魚、雞蛋、牛奶、豆類、蕎麥。吃飯時少說話，呼吸費力吃的慢些。胖的要減肥，瘦的要加強營養，少食多餐。

（4）如有呼吸衰竭建議長期低流量吸氧，每天超過 15 小時。

（5）現有藥物治療可以減少或消除患者的症狀、提升活動耐力、減少急性發作次數和嚴重程度以改善健康狀態。吸入治療為首選，教育患者正確使用各種吸入器，向患者解釋治療的目的和效果，有助於患者堅持治療。

（二）肺實變

圖 2-1-3　左肺中葉中外帶肺實質化影像

【臨床表現】

　　肺實變大多為炎性病變，具有發熱、咳痰等典型症狀，也有少數無症狀或首發症狀為呼吸急促及呼吸困難，嚴重者或有意識障礙、嗜睡、脫水、食慾減退等。

【專家健康指導建議】

　　依據病史及臨床表現、體徵，結合血常規檢查及胸部 X 線檢查診斷，痰培養連續 2 次分離出相同病原菌可確診肺炎治療。

　　需加強老年患者的護理工作，飲食宜清淡，易消化。

（三）結節狀陰影

【臨床表現】

　　肺結節大多沒有任何症狀，有密切結核病接觸史的可伴有結核症狀，如低熱（午後為著）、乏力、食慾減退、消瘦、咳嗽、咯血、胸痛及女性月經失調等。痰中找到結核菌或痰培養陽性及纖支鏡檢查發現結核病變是診斷肺結核可靠的根據。

【胸片影像解讀】

　　（1）腺泡結節陰影（圖 2-1-4、圖 2-1-5）：直徑 < 10mm 呈類圓形或花瓣狀高密度影，邊緣較清楚。可能的病因有：慢性炎性肉芽腫（如結核的增殖灶）、腫瘤、血管周圍炎、小的滲出灶等。

　　（2）粟粒狀結節影（圖 2-1-7）：直徑 < 4mm，瀰散分布粟粒狀、小點狀高密度影。常見於粟粒型肺結核，癌性淋巴管炎、結節病、轉移瘤、肺泡癌等。

圖 2-1-4　腺泡結節陰影　　　圖 2-1-5　腺泡結節陰影

　　腫瘤患者早期可無症狀；病情發展可表現為咳嗽，特別是刺激性嗆咳，痰中帶血或咯血。肺腺癌常轉移至腦，少數患者常因腦部症狀就診發現肺癌。其他表現：肺癌侵犯胸壁或胸膜，出現胸痛、胸悶等症狀；腫瘤侵犯膈神

經引起膈肌麻痺；侵犯喉返神經引起聲音嘶啞；侵犯上腔靜脈引起上腔靜脈回流受阻症候群；侵犯頸交感神經出現 Horner 症候群；有的肺癌患者可出現內分泌症狀。

【專家健康指導建議】

（1）結節根據大小、形態、邊緣判斷病變的性質，肺結核原發症候群應與淋巴瘤、胸內結節病、中心型肺癌和轉移癌鑑別。多發結節病因有急性血行播散型肺結核、傷寒、腦膜炎、敗血症、塵肺、肺泡細胞癌、含鐵血黃素沉著症等。還要與各類肺真菌病、肺癌、肺轉移癌和其他肺良性病變鑑別。肺結節治療根據結節不同性質可以藥物、手術等治療方式。

（2）如果懷疑是結核患者，必須按照以下原則治療，結核合理化治療是指對活動性結核病堅持早期、聯用、適量、規律和全程使用敏感藥物的原則。作用在於縮短傳染期、降低死亡率、感染率及患病率。對於每個患者，則為達到臨床及生物學治癒的主要對策。

（3）為了防止結核病的擴散，對於結核患者的處理原則是控制傳染源、切斷傳播途徑、保護易感族群，生活中及時發現並治療，家庭如有結核患者注意開窗通風，注意消毒，平時無感染者一定要注意接種卡介苗，鍛鍊身體，提升自身抵抗力。

（4）平時體檢受檢者主要是排除肺癌的可

能，平時生活中加強肺癌的預防極其重要。I 級預防是針對病因，戒菸是預防肺癌最有效的途徑，保護環境、減少大氣汙染是降低肺癌發病率的重要對策，減少職業致癌物的暴露，增加飲食中蔬菜、水果等可以預防肺癌； II 級預防是肺癌的篩檢和早期診斷，達到肺癌的早期治療，早期發現手術治療是關鍵，提倡每年一次的體檢篩檢； III 級預防為康復預防。

（四）腫塊陰影

【胸片影像解讀】
　　報告中描述為實質或囊性團塊（圖 2-1-6），X 線表現為類圓形高密度影，單發或多發。良性邊緣銳利、光滑，多為炎性假瘤、結核瘤、血管瘤、先天肺囊腫、肺膿腫等。惡性邊緣不規則、分葉狀、短毛刺、胸膜凹陷，多為肺癌或轉移瘤或良性病變惡變。

圖 2-1-6　右下肺實質化結節

【臨床表現】

　　良性腫塊大多沒有任何症狀，偶因體檢或合併其他症狀時被發現，如合併感染可伴有相應的發熱、咳嗽等呼吸道症狀。

　　如果是惡性腫瘤臨床表現比較複雜，症狀和體徵的有無、輕重以及出現的早晚，取決於腫瘤發生部位、病理類型、有無轉移及有無併發症，以及患者的反應程度和耐受性的差異。肺內惡性腫瘤早期症狀輕微，可無任何不適。

肺癌的症狀大致分為：局部症狀、全身症狀、肺外症狀、浸潤和轉移症狀。局部症狀咳嗽、痰中帶血或咯血、胸痛、胸悶、氣急、聲音嘶啞等為最常見的臨床症狀。

【專家健康指導建議】

外科治療是腫塊的首選和最主要的治療方法。外科手術治療肺癌的目的是：完全切除肺癌原發病灶及轉移淋巴結，達到臨床治癒；切除腫瘤的絕大部分，為其他治療創造有利條件，例如減瘤手術（或稱減狀手術）；各種腫塊的手術適應症、禁忌症、手術方式的選擇等較為複雜。

平時生活中肺癌的預防極其重要，每年一次的體檢千萬不能遺漏。

（五）空洞與空腔陰影

圖 2-1-7　右上肺空洞和粟粒　　圖 2-1-8　左下肺肺氣泡

【臨床表現】

多為肺膿腫、肺曲真菌病、塵肺空洞、肺結核、原發周圍型支氣管肺癌，偶見肺梗塞和

【胸片影像解讀】

空洞（圖 2-1-7）為肺內病變組織發生壞死、液化，壞死組織經引流支氣管排出而形成。空洞分為厚壁空洞和薄壁空洞，厚壁空洞指壁厚 >3mm，X 線表現為空洞形態不規則，周圍有密度高的實變區，內有液平（急性肺膿腫）；空洞內壁凸凹不平，可有壁結節（癌性空洞），亦可空洞內規則。乾酪性肺炎，空洞腔較小，大片壞死區內多發不規則透光區。薄壁空洞壁 <3mm，X 線表現為邊界清晰，內緣光整透亮，多為治療後的淨化空洞。

空腔（圖 2-1-8）多為肺部原有腔隙的病理性擴大，如肺氣泡、肺囊腫。

結節病等。

急性肺膿腫起病急驟，患者畏寒、發熱、胸痛、精神不振、乏力、胃納差，體溫可高達 39 ~ 40℃，伴咳嗽、咳黏液痰或黏液膿痰。慢性肺膿腫常呈貧血、消瘦等慢性消耗病態。血源性肺膿腫多先有原發病灶引起的畏寒、高熱等全身膿毒血症的症狀。

肺曲真菌病臨床上主要有曲霉腫又稱曲霉球，常繼發於支氣管囊腫、支氣管擴張、肺膿腫和肺結核空洞。主要表現為反覆咯血，甚至大咯血，或伴有刺激性乾咳。

結核空洞病灶常有反覆支氣管播散，病程遷延，症狀時有起伏，痰中帶有結核菌，X 線顯示單個或多個厚壁空洞，多伴有支氣管播散病灶及明顯的胸膜增厚。

癌性空洞多表現為咳嗽，特別是刺激性嗆咳，痰中帶血或咯血。

【專家健康指導建議】

（1）肺內空洞性病變，透過各種影像學檢查方法、多種檢驗結果或病理等，確認病變的性質，臨床症狀各個患者不同，一定要諮詢臨床專業醫生。

（2）肺膿腫的治療原則為抗炎和引流，在全身用藥的基礎上，加用局部治療，如環甲膜穿刺、鼻導管氣管內或纖維支氣管鏡滴藥。血源性肺膿腫為膿毒血症的併發症，應按膿毒血

症治療。使痰液盡量咳出，痰濃稠者，可用蒸氣吸入、超音波霧化吸入等以利痰液的引流。

（3）結核空洞合理化治療是指對活動性結核病堅持早期、聯用、適量、規律和全程使用敏感藥物的原則。

（4）肺空洞型曲真菌病治療首選氟康唑、伊曲康唑、伏立康唑等，對症治療大咯血時如有條件可行手術治療或支氣管動脈栓塞。必要時根據病情和基礎情況需加用糖皮質素治療。

（5）疑似空洞支氣管阻塞的支氣管肺癌患者需外科手術治療；慢性肺膿腫經內科治療 3 個月，膿腔仍不縮小，感染不能控制；或併發支氣管擴張、膿胸、支氣管胸膜瘻；大咯血有危及生命時，需外科治療。不能手術者根據病情採取放化療等手段。

（六）網狀、細線狀及條索狀陰影（纖維化）

【臨床表現】

主要症狀有：

（1）呼吸困難，勞力性呼吸困難並進行性加重，呼吸淺速，大多沒有端坐呼吸。

（2）早期無咳嗽，以後可有乾咳或少量黏液痰。易有繼發感染，出現黏液膿性痰或膿痰。

（3）全身症狀可有消瘦、乏力、納差、關節痠痛等，急性者可發熱。

【胸片影像解讀】

間質性肺病的胸片表現（圖 2-1-9）：點狀、條索狀、網狀、蜂窩狀陰影；肺紋理增粗，邊緣模糊，支氣管管壁增厚。可見於特發性肺纖維化、慢性支氣管炎、癌性淋巴管炎、結締組織病、塵肺、間質性肺水腫等。

圖 2-1-9　間質性肺病

【專家健康指導建議】

（1）諮詢專業醫生，切不可自我診斷和治療。

（2）首先要確認肺間質纖維化的病因，儘早發現並避免誘發因素。產生肺間質纖維化的環境因素多見於吸入無機粉塵如石棉、煤；有機粉塵如霉草塵、棉塵；還有煙塵、二氧化硫等有毒氣體。病毒、細菌、真菌、寄生蟲等反覆感染，常為此病急性發作和病情加重的誘因。藥物尤其是化療藥物影響及放射性損傷，易繼發系統性紅斑狼瘡等自身免疫性疾病。

（3）早期大部分是肺泡炎和部分纖維化並存，其肺泡炎是完全可以逆轉的。當肺部出現纖維化損害之後儘早進行規範的治療，以免出現不可逆的纖維化組織，造成肺功能的損害。

（4）治療肺間質纖維化的目的：爭取可逆部分和時間、控制病情發展、改善症狀。主要治療手段包括：激素、併發症、抗感染治療，使用支氣管擴張劑，氧療等。

（5）肺間質纖維化的患者一定要注意避寒保暖，防止受涼感冒，避免接觸形成病因的異物，注意飲食營養。

（七）鈣化陰影

【臨床表現】

肺部的鈣化斑只是人體肺細胞壞死之後產生的一些特殊的變異，無特殊臨床症狀。人體每天都在進行新陳代謝，一些細胞壞死是正常現象，壞死之後，因為自身循環不暢，從而在肺部中沉著下來，形成鈣化斑，在胸片下顯示出鈣化的骨質密度影。

圖 2-1-10　鈣化

【胸片影像解讀】

通常發生於退變或壞死組織內，可見於肺、淋巴結乾酪性結核灶，肺過誤瘤、縱隔畸胎瘤、肺寄生蟲病等。X 線表現（圖 2-1-10）為斑點狀、塊狀邊緣銳利的高密度影，形狀不一。

【專家健康指導建議】

（1）鈣化只是一些壞死組織的沉澱，大多數是良性的，患者大多數沒有什麼症狀。一般不需要任何處理。

（2）根據胸片鈣化的表現形態，判斷鈣化的原因有時候比治療更重要，如果鈣化所占病變的成分很高，可定期複查胸片；如果只是很

少的一部分，或者鈣化的成分在病變的邊緣，必須結合病史進一步檢查，確認鈣化和病變的關係，若出現各種咳嗽、咯血的症狀，保守治療無效時，建議手術治療。

（八）肺積水

【臨床表現】

多表現為胸悶和呼吸困難。積水較少（少於 300mL）時症狀多不明顯，但急性胸膜炎早期積水量少時，伴有明顯的胸痛，吸氣時加重，當積水增多時，胸膜臟層和壁層分開，胸痛可減輕或消失。中、大量肺積水（大於 500mL）時，可出現氣短、胸悶、心悸，呼吸困難，甚至端坐呼吸並伴有發绀。

原發病症狀對診斷非常有幫助，如結核病所致肺積水者可有低熱、乏力、消耗等結核中毒症狀；心力衰竭患者有心功能不全的症狀；肺炎相關性肺積水和膿血胸常有發熱和咳嗽咳痰；肝膿腫引起肺積水者有肝區疼痛。

【胸片影像解讀】

肺積水（圖 2-1-11）的原因主要是感染、腫瘤、外傷、心肝腎疾病，滲出液或漏出液，部位游離積水、局限性積水、包裹性積水、肺下積水、葉間積水等。胸片：積水量 <300mL 時不顯示，肋膈角變鈍，膈面不清，下肺野高密度影，凹面向上。平臥時散開，肺野密度上升。X 線能確認積水存在，難以區分液體性質。

圖 2-1-11　右側肺積水

【專家健康指導建議】

（1）結合超音波和化驗檢查，諮詢專業醫生，切不可自我診斷和治療。

（2）已經診斷確認後就應該針對不同的情況進行治療。如為減輕症狀，必要時抽取一定量的胸水，減輕患者的呼吸困難症狀。

（3）結核性肺積水：經抗結核藥物治療多數患者效果滿意。胸腔穿刺解除肺及心、血管受壓，改善呼吸，防止纖維蛋白沉著與胸膜增厚。糖皮質素可減少身體的變態反應及炎症反應，改善毒性症狀，加速胸液吸收，減少胸膜黏連或胸膜增厚等後遺症。

（4）肺炎相關肺積水和膿胸：控制感染、引流肺積水，以及促使肺泡再擴張，恢復肺功能。慢性膿胸患者有胸膜增厚、胸廓塌陷、慢性消耗、杵狀指（趾）等症狀時，可以考慮採用外科胸膜剝脫術等治療。此外，一般支援治療亦相當重要，應給予高能量、高蛋白及含維生素的食物。糾正水電解質紊亂及維持酸鹼平衡，必要時可予少量多次輸血。

（5）惡性肺積水：治療性胸穿抽液和胸膜固定術是治療惡性肺積水的常用方法。

（6）漏出性肺積水：主要針對原發病進行治療，原發病被控制後，積水通常可自行消失。

（九）氣胸及水氣胸

　　氣胸及水氣胸（圖 2-1-12）發生的原因：自發性、外傷性、醫源性；X 線表現為中、外帶無肺紋透亮區，肺壓縮邊緣可見相對高密度影。

圖 2-1-12　左側水氣胸
（單箭頭為頸部、胸壁軟組織積氣，空心箭頭為胸腔氣體）

【臨床表現】

　　年輕健康人的中等量氣胸很少有不適感，有時僅在體格檢查或常規胸部透視時才被發現。氣胸症狀的輕重取決於起病快慢、肺壓縮程度和肺部原發疾病的情況。典型症狀為突發性胸痛、胸悶和呼吸困難，可有刺激性咳嗽。常為針炙樣或刀割樣胸痛，持續時間很短暫。

【專家健康指導建議】

　　（1）氣胸復發率高，氣胸初發 2 ～ 4 週後需在呼吸科就診，複查氣胸吸收情況，患者在症狀消失後可考慮參加正常工作和活動。但劇烈運動和身體碰撞運動需在影像學提示氣胸完全消失後方可進行。戒菸可顯著降低原發性氣胸的復發。

　　（2）由於潛水等水下活動可增加氣胸復發率，且在潛水上升過程氣胸量又會加大，增加

張力性氣胸發生風險，對於未行確切方法（如
胸膜部分切除術）治療的患者應終生避免潛水。

（3）氣胸患者乘坐飛機可加重氣胸病情，
後果嚴重，故對於未行胸腔閉式引流的氣胸患
者應避免乘坐飛機。

（4）對於自發性氣胸，積極治療，預防復
發是十分重要的。在確定治療方案時，應考慮症
狀、體徵、 X 線變化（肺壓縮的程度、有無縱
隔移位）、胸膜腔內壓力、有無肺積水、氣胸發
生的速度及原有肺功能狀態，血流動力學是否穩
定、氣胸量大小、發生原因、初發或復發、初始
治療效果等因素選擇的合適治療方法。基本治療
原則包括臥床休息、保守觀察治療、排氣療法、
胸膜腔穿刺抽氣、胸腔閉式引流、防止復發對
策、手術療法及原發病和併發症防治等。

（十）肋膜增厚、黏連、鈣化

圖 2-1-13　右側肋膜增厚、黏連、鈣化

【胸片影像解讀】
　　多為慢性炎症、結核或手術導致
的肺積水所引起，X 線表現為肋膈角
模糊、變鈍，膈頂幕狀黏連，葉間
裂粗線條狀增厚，大量胸膜增厚表現
為片狀高密度影、胸廓塌陷、肋間
隙狹窄、橫膈上升、縱隔移位（圖
2-1-13）。

【臨床表現】

臨床大多無任何症狀，偶有呼吸困難，表現為氣短、乾咳、乏力、胸痛等症狀。

【專家健康指導建議】

（1）諮詢專業醫生，切不可自我診斷和治療。

（2）胸膜增厚可為局限性或廣泛性，廣泛的臟層胸膜增厚影響肺的呼吸功能，廣泛的壁層胸膜增厚可使肋間隙變窄，胸廓縮小。多數胸膜增厚不需要治療，有輕微的胸悶，會因代償而逐漸減輕或者消失。加強鍛鍊，經常做擴胸運動，深呼吸是最好的治療方法。胸膜黏連症狀嚴重者，則應進行胸膜剝脫術治療，但手術治療效果可能不能令醫患雙方滿意，患者痛苦大，又容易造成新的胸膜黏連和胸膜鈣化。

三、 X 線檢查影響因素

X 線胸片的局限性和不足：

（1）主要顯示的是重疊影像，細節不足。

（2）有輻射危害，對兒童，孕婦檢查要慎重。

（3）密度解析度不足（辨別不同組織的能力不高）。

（4）X 線得到的圖像有一定的放大並會產生一些伴影。

（5）位於射線邊緣部位的圖像，由於投射

角度傾斜，有一定程度的歪曲和失真。

　　檢查前一定要選擇棉質衣服，盡量不要佩
戴首飾、不要穿有金屬托的胸罩、穿有金屬鈕
扣、拉鏈的衣物（圖 2-1-14）。

圖 2-1-14　體表的飾物

　　呼吸系統疾病主要臨床症狀有咳嗽、咳
痰、咯血、氣促、喘鳴、胸痛等，這些症狀在
不同的疾病中各有不同的特點，體檢胸片如發
現病變需結合臨床情況及實驗檢查結果綜合
判斷。

四、診斷報告結論的解讀

　　診斷報告單由放射科醫生完成，是臨床診
斷的重要參考。一般包括以下幾方面內容：患
者資訊、檢查資訊、影像所見、診斷意見。

　　診斷意見是本次檢查結果的結論部分，是
患者最關心的內容，大致可概括為正常、異常
及兩者間的狀態幾類：

　　（1）正常：告訴臨床醫生本次檢查沒什麼
問題。

（2）準正常：這類診斷有一些問題，但沒什麼臨床意義，也就是說不需要治療，不會發展，沒有嚴重不良預後。如肺內鈣化灶，肺內纖維索條，主動脈鈣化等。

（3）準異常：確認異常，但目前不好定性，或短期內無須處理。如肺內小結節建議定期複查；

（4）異常：一般必須進行處理或進一步檢查。如懷疑肺結核（III 型），肺內占位性病變建議胸部電腦斷層進一步檢查等。放射診斷報告是醫療文書的重要內容之一，主要是供臨床醫生參考，患者或家屬最好是諮詢影像醫生或臨床醫生，千萬不可單憑一紙報告，一知半解，盲目推斷，徒添煩惱或貽誤病情。

第二節　胸部低劑量螺旋電腦斷層篩檢

肺癌是世界範圍內患病率和病死率最高的惡性腫瘤。儘管近年來在治療方面取得了一定進展，但是目前肺癌 5 年生存率僅為 15%～16%，預後仍無明顯改觀。眾所周知，如果能在早期階段（尤其是 I 期）進行手術切除，則肺癌的預後將顯著改善。因此，多年來醫界一直致力於透過篩檢來實現肺癌的早期診斷和早期治療，並最終降低病死率。西元

1960 ～ 1970 年開始的大樣本隨機對照研究顯示，X 線胸片雖能檢出更多肺癌、提升手術切除率，但並未降低肺癌病死率，故目前不建議 X 線胸片作為肺癌篩檢工具。

自西元 1990 年代起，隨著胸部低劑量電腦斷層（low-dose computed tomography，LDCT）技術的發展，肺癌篩檢研究進入 LDCT 時代，並成為近 20 年來肺癌篩檢研究的焦點。2011 年，美國國家肺癌篩檢試驗（NLST）的隨機對照研究結果顯示，與 X 線胸片相比，採用 LDCT 對肺癌高度危險險群進行篩檢可使肺癌病死率下降 20 ％。基於 NLST 令人振奮的獲益結果，美國多家專業醫學機構陸續推出了肺癌篩檢指南，建議在高度危險險群中進行 LDCT 肺癌篩檢。近年來，越來越多的醫療機構已開展或擬開展 LDCT 肺癌篩檢項目。

建議在肺癌高度危險險群中進行 LDCT 肺癌篩檢。肺癌高度危險險群定義為年齡≥ 40 歲且具有以下任一危險因素者：

（1）吸菸≥ 20 包 / 年（或 400 支 / 年），或曾經吸菸≥ 20 包 / 年（或 400 支 / 年），戒菸時間＜ 15 年。

（2）有環境或高度危險險職業暴露史（如石棉、鈹、鈾、氡等接觸者）。

（3）合併慢阻肺、瀰漫性肺纖維化或既往有肺結核病史者。

（4）既往罹患惡性腫瘤或有肺癌家族史者。

一、掃描前準備

（1）設備準備：檢查室按照各類型設備的要求提供適宜的溫度和溼度。依照電腦斷層設備開機的要求按步驟操作。按設備要求預熱 X 線管，或進行空氣校正。確保有足夠的儲存空間。如果有 PACS 系統，必須確保數據傳輸通暢。

（2）受檢者準備：受檢者檢查前，去除被檢部位的金屬飾品或可能影響 X 線穿透力的物品，囑受檢者在掃描過程中保持體位不動。根據檢查部位做好檢查前相關準備。胸部檢查前進行屏氣訓練，確保掃描時胸部處於靜止狀態。

（3）操作者準備：落實「查對」制度。向受檢者做好解釋工作，消除其顧慮和緊張情緒，檢查時取得患者配合。能夠及時發現檢查過程中受檢者的異常情況。熟練掌握心肺復甦術，在受檢者發生意外時能及時參與搶救。熟悉影像危急值的範圍。

二、如何了解和管理「結節」

（一）了解結節

低劑量螺旋電腦斷層篩檢發現的結節可分為兩大類：

（1）確定良性結節或鈣化性結節（圖 2-2-1

至圖 2-2-2）。

（2）不確定結節或非鈣化性結節（圖 2-2-3 至圖 2-2-4），此類結節根據結節性質及大小確定隨訪原則，並根據隨訪中結節的生長特性確定是否進行臨床治療。

圖 2-2-1　良性結節　　　圖 2-2-2　鈣化結節

圖 2-2-3　不確定結節　　　圖 2-2-4　毛玻璃結節（GGO）

圖 2-2-5　橫斷面、冠狀面、矢狀面顯示呼吸道內可疑病變

　　若實質結節或部分實質結節直徑 ≥ 5mm（圖 2-2-3），或非實質結節直徑 ≥ 8mm（圖 2-2-4），或發現氣管（或）及支氣管可疑病變（圖 2-2-5），或低劑量螺旋電腦斷層診斷為肺癌的肺部單發、多發結節或肺癌腫塊，應該進入臨床治療程序則定義為陽性。發現新的非鈣化性結節或呼吸道病變，或發現原有的結節增大或實質成分增加，則定義為陽性。

（二）基線篩檢結節的管理

　　基線篩檢發現 <5mm 的實質結節或部分實質結節（圖 2-2-6），以及 <8mm 的非實質結節（圖 2-2-7）：12 個月後按計畫進入下一年度的 LDCT 複查。

圖 2-2-6　4mm 的實質結節　圖 2-2-7　5mm 的非實質結節

　　基線篩檢發現 5mm ～ 14mm 的實質結節或部分實質結節（圖 2-2-8），以及 8mm ～ 14mm 非實質結節（圖 2-2-9），3 個月進行 LDCT 複查。如果結節增大，由多學科高年資醫生會診，決定是否進入臨床治療；如結節無

變化，可進入下一年度 LDCT 複查。

圖 2-2-8　13mm 的
部分實質結節

圖 2-2-9　9X11mm 的
非實質結節

　　對於直徑 ≥ 15mm 結節（圖 2-2-10 至圖 2-2-11），有兩種方案：

　　（1）由多學科高年資醫生會診，決定是否進入臨床治療。

圖 2-2-10　16mm
的非實質結節

圖 2-2-11　大小不一
的實質結節

　　（2）抗炎治療 5 ～ 7 天，休息 1 個月後複查，如果病灶完全吸收，進入下一年度 LDCT 複查；如果結節無變化，由多學科高年資醫生會診，決定是否進入臨床治療；如果結節部分吸收，3 個月後進行 LDCT 複查，若結節增大

或無變化者，由多學科高年資醫生會診，決定是否進入臨床治療，結節縮小或完全吸收者，進入下一年度 LDCT 複查。

基線篩檢，LDCT 診斷為肺癌的肺部單發、多發結節或肺癌腫塊，應該進入臨床治療程序。LDCT 篩檢如發現氣管（或）及支氣管可疑病變，應進行臨床治療，並行纖維支氣管鏡檢查，並在必要時進一步回診或者臨床治療。

（三）年度篩檢結節的管理

對於年度 LDCT 複查發現新的非鈣化性結節，若結節直徑＞ 3mm，3 個月後 LDCT 複查；若有必要可先進行抗炎治療，如果回診中結節增大，由多學科高年資醫生會診，決定是否進入臨床治療，如果結節完全吸收，則進入下一年度 LDCT 複查；如果結節部分吸收，6 個月後再進行 LDCT 複查；如果結節增大，按計畫進入下一年度 LDCT 複查。

結節直徑＞ 3mm，3 個月後 LDCT 複查，若有必要可先進行抗炎治療，如果回診中結節增大，由多學科高年資醫生會診，決定是否進入臨床治療；如果結節完全吸收，則進入下一年度 LDCT 複查；如果結節部分吸收，於 6 個月後再行 LDCT 複查，如結節增大，由多學科高年資醫生會診，決定是否進入臨床治療，如果結節無增大，進入下一年度 LDCT 複查。

年度 LDCT 複查發現原有的肺部結節明顯增大或實質成分明顯增多時，應進入臨床治療程序。

年度篩檢中發現的氣管（或）及支氣管可疑病變，處理同基線篩檢。

三、專家健康指導建議

結節臨床治療包括以下幾種情況：

（一）低劑量螺旋電腦斷層檢查發現呼吸道病變者

應該施行纖維支氣管鏡檢查。纖維支氣管鏡檢查陽性，且適合於外科手術治療者，應該施行外科手術為主的多學科綜合治療。纖維支氣管鏡檢查陰性者，則進入下一年度 LDCT 複查，或者根據不同情況在 3 個月、6 個月後 LDCT 複查或者纖維支氣管鏡檢查。

（二）低劑量螺旋電腦斷層診斷為肺癌或高度疑似肺癌者

（1）低劑量螺旋電腦斷層篩檢高度懷疑為肺癌的肺部陽性結節者，應該由高年資的胸外科、腫瘤內科、呼吸科和影像醫學科醫生團隊會診，決定是否必須進行臨床治療，以及採取什麼方法進行治療。對於適合於外科手術治療者，一定首選外科治療。

（2）低劑量螺旋電腦斷層診斷為肺癌的肺部單發、多發結節或肺癌腫塊者，應該進入臨床治療程序，經臨床檢查適合外科手術治療者，應進行外科手術為主的多學科綜合治療。

（三）低劑量螺旋電腦斷層診斷為肺癌或高度懷疑為肺癌的肺部單發、多發結節或肺部腫塊無法手術者

由於腫瘤原因、患者心肺功能異常不能耐受外科手術治療，或者患者本人不願意接受外科手術治療者。為確認病變性質應進行經皮肺穿刺活檢檢體送病理檢查及肺癌驅動基因檢測，透過經皮肺穿刺活檢確認診斷為肺癌者，應該給予化療為主的多學科綜合治療。

（四）篩檢與戒菸結合

多項研究顯示，當 LDCT 篩檢發現異常後，肺癌篩檢可以為吸菸者進行戒菸提供機會，應在 LDCT 篩檢中開展戒菸的宣傳教育，將兩者緊密結合。

（五）知情同意與共同決策

雖然 LDCT 篩檢可降低肺癌死亡率，但其仍具有一些潛在的危害，如輻射危險和過高的假陽性結果，進而導致不必要的有創檢查。因此，讓適合參加篩檢的高度危險險個體充分了

解 LDCT 篩檢的益處、局限性及潛在的危害非常重要。在接受 LDCT 篩檢建議前應該與醫生或其他醫療專業人員對這些問題進行討論和共同決策[4]。

第三節　電腦斷層掃描、核磁共振腹部電腦斷層

電腦斷層掃描（CT）電腦斷層是腹部腫瘤最常用的檢查方法，CT 胃腸道造影用於不能做鋇餐的患者，可以同時觀察胃腸道內外的輪廓改變，包括結腸部分。

核磁共振成像（MRI）主要用於腹部注射顯影劑 CT 不能確診的病例，可以多序列觀察病灶的性質，進一步確認診斷。對子宮、卵巢、前列腺病變的觀察，判斷腫瘤的侵犯範圍、與周圍組織結構的關係等都優於腹部注射顯影劑 CT 檢查。

一、前期準備及操作步驟

CT 胃腸道造影檢查：禁食 8 ～ 12 小時，檢查前一天晚上 10 點以後禁食，同時暫停內服藥物。次日早上空腹到放射科接受檢查。如不禁食，胃內容物可影響胃腸形態的觀察；服用某些藥物可能影響胃腸道功能。

常規腹部電腦斷層或 MRI 檢查：禁食 6 ～ 8

小時，不管是 CT 或 MRI 不注射顯影劑還是注射顯影劑，都必須空腹至少 4 小時以上，CT 急診不注射顯影劑檢查不需空腹。MRI 腹部無論不注射顯影劑還是注射顯影劑一律空腹，避免食物殘渣對檢查結果的干擾。同時去檢查前最好帶上一定量的水（500 ～ 1,000mL），根據檢查必須在醫生的指導下飲用。

注射顯影劑都必須注射顯影劑，空腹是為了避免發生顯影劑過敏反應，對胃腸道的刺激導致嘔吐、窒息等現象影響檢查過程。

（一）腹部注射顯影劑 CT 前期準備及操作步驟

（1）應該仔細閱讀注射顯影劑 CT 檢查知情同意書，了解可能發生的不良反應。對於碘對比劑過敏的患者不能進行此項檢查。

（2）檢查前必須常規禁食 4 小時。

（3）糖尿病患者如果服用二甲雙胍降糖藥，必須在檢查前停藥 48 小時，做完檢查後繼續停藥 48 小時才可以繼續服用。

（4）做完注射顯影劑檢查後必須多飲水，以促進顯影劑的排出。

（二）腹部注射顯影劑 MRI 前期準備及操作步驟

（1）各種術後體內置留有金屬異物或電子裝置者嚴禁做核磁共振檢查。

（2）請勿佩戴飾物及假牙。

（3）危重症患者不適宜做核磁共振檢查。

二、主要疾病介紹

（一）脂肪肝

圖 2-3-1　不注射顯影劑　　圖 2-3-2　注射顯影劑
　　檢查脂肪肝　　　　　　檢查脂肪肝

【脂肪肝影像解讀】
　　CT 顯示肝臟 CT 值低於脾臟及腎臟（圖 2-3-1）。部分患者可以表現為不均勻脂肪肝（圖 2-3-2），在注射顯影劑後進行的注射顯影劑 CT 檢查可予以鑑別。

【臨床表現】

　　脂肪肝是各種原因所致的肝細胞脂肪沉積。由遺傳易感、環境因素與代謝應激相互作用導致，以肝細胞脂肪變為病理特徵的，主要包括酒精性脂肪性肝病（簡稱酒精性肝病）、非酒精性脂肪性肝病以及特殊類型脂肪肝，其中以非酒精性脂肪性肝病最常見。

【專家健康指導建議】

　　除了罕見的急性脂肪肝和重度酒精性脂肪性肝炎，絕大多數脂肪肝患者病情輕、進展慢且治療效果好，通常不影響患者的學習、工作和生活，但是必須及時改變不良生活方式，定期複查超音波或電腦斷層。

（二）肝囊腫

【肝囊腫影像解讀】
　　超音波和注射顯影劑 CT 檢查是肝囊腫的最佳影像學檢查方法。注射顯影劑 CT 表現為無強化、邊界清晰的低密度灶（圖 2-3-3）。

圖 2-3-3　右肝囊腫，強化後無明顯改變

【臨床表現】

　　單純性的肝囊腫，多為先天性，先天性肝囊腫病因不明，多認為與胚胎時期肝內膽管和淋巴管發育障礙有關，由不與膽道系統相連的膽管形成。獲得性肝囊腫則有明確的病因，如炎症、創傷、腫瘤等。

　　先天性的肝囊腫生長緩慢，早期無任何不適，絕大部分是在體檢時發現。

【專家健康指導建議】

　　囊腫直徑＜ 3cm 又無臨床症狀者，不需要處理，但要進行動態觀察囊腫有無進展。直徑＞ 10cm 以上的肝囊腫可引起各種壓迫症狀，比如壓迫胃腸道出現上腹部飽脹感；壓迫膈肌影響呼吸，除手術治療還有其他的非手術治療方法，如囊腫穿刺抽液、無水酒精硬化療法，並應定期做超音波檢查動態觀察囊腫有無發

展，必要時複查 CT 電腦斷層除外其他疾病的
可能。

（三）肝血管瘤

圖 2-3-4　右肝血管瘤邊緣結節樣強化

【肝血管瘤影像解讀】

　　注射顯影劑 CT 由於肝血管瘤典
型的強化特徵，可以鑑別大部分典型
的血管瘤。

　　（1）CT 表現：不注射顯影劑肝
內圓形或類圓形低密度灶，邊界清
楚，密度均勻（也可不均勻），單發
或多發；電腦斷層病灶強化呈「快進
慢出」的特點，延遲掃描整個強化病
灶（圖 2-3-4）。

　　（2）MRI 表現：T2WI 病灶呈
高訊號，且隨著 TE 時間的延長訊號
越來越高，呈燈泡狀；強化呈「快進
慢出」的特點，延遲掃描強化保持較
長時間。

【臨床表現】

　　肝血管瘤是肝內最常見的良性腫瘤。血管
瘤大小不一，1～10cm 不等，單個或多發者
都可見。多無症狀和體徵。女性居多，可見於
任何年齡，以 30～60 歲居多，超音波作為首
選方法，但是特異性不高。

【專家健康指導建議】

　　肝血管瘤患者大多無臨床症狀，但必須定
期複查，密切回診。如果患者出現腹脹等腹部
不適症狀，需受到重視，及時就診。肝血管瘤
的患者日常應該注意飲食和雌激素的攝入情況。

【肝癌影像解讀】

圖 2-3-5 注射顯影劑 CT 檢查，典型的肝癌具有「快進快出」的典型注射顯影劑檢查影像，一半以上的肝癌顯示有包膜，注射顯影劑 CT 還可以顯示門靜脈內癌栓的形成。

（1）超音波檢查：可顯示腫瘤的大小、形態、所在部位以及肝靜脈或門靜脈內有無癌栓，其診斷符合率可達 90%。

（2）CT 檢查：具有較高的解析度，對肝癌的診斷符合率可達 90% 以上，可檢出直徑 1.0cm 左右的微小癌灶。

（3）MRI 檢查：診斷價值與 CT 相仿，對良、惡性肝內占位性病變，特別與血管瘤的鑑別優於 CT。

（4）選擇性腹腔動脈或肝動脈造影檢查：對血管豐富的癌腫，其解析度低限約 1cm，對 <2.0cm 的小肝癌其陽性率可達 90%。

（5）肝穿刺行針吸細胞學檢查：在超音波或電腦斷層導引下行細針穿刺，有助於提升陽性率。

（四）肝癌

圖 2-3-5　肝癌 CT 注射顯影劑檢查多期影像

【臨床表現】

肝癌病因主要與 B 型肝炎病毒感染、黃曲真菌攝入和飲水汙染關係密切。當然，肝癌的形成和環境因素相當複雜，研究顯示，C 型肝炎、飲酒和吸菸等因素與肝癌的發生也有一定的關係。肝癌缺乏特徵性的早期臨床表現，早期多無症狀，一旦症狀出現，腫瘤往往很大，已屬中晚期。早期肝癌絕大多數無症狀，只有依靠AFP檢查和影像學檢查才能做到早期發現。

【專家健康指導建議】

（1）肝癌患者的預後受腫瘤分期、身體狀況、治療方法等因素影響。

（2）總體上，早期肝癌患者由於可以接受根治性手術，如切除術或肝移植術，預後較好，5 年生存率達 40%～ 70%。晚期肝癌患者的生存時間往往只有半年到一年半。

（3）另外，肝癌患者的復發率較高，手術切除後 5 年腫瘤復發轉移率高達 40%～ 70%，

專家建議具有肝癌高度危險險因子的受檢者，
如 B 肝病史、肝硬化病史，親屬中有肝癌患者
且 40 歲以上、嗜酒等，每年複查一次超音波或
電腦斷層，定期化驗檢查相關的腫瘤指標。

（五）膽囊炎

圖 2-3-6　CT 不注射顯影劑檢查膽囊結石併發膽囊炎

【膽囊炎影像解讀】

　急性膽囊炎主要依靠臨床表現和超音波確診：超音波探及結石結合膽囊觸痛（超音波 Murphy 呈陽性）或膽囊壁增厚＞ 3mm。CT 可以作為一種輔助性的檢查手段，也已廣泛應用於急腹症患者評估，急性膽囊炎 CT 徵象包括：膽囊壁增厚、漿膜下水腫、膽囊擴張、膽汁密度上升、膽囊窩積水及膽囊周圍脂肪炎性滲出（圖 2-3-6）。

【臨床表現】

　梗阻、感染及缺血為急性膽囊炎的主要病因。90％的梗阻是由於結石嵌頓於膽囊壺腹部所致。急性膽囊炎多見於 45 歲以下，男女之比為 1：2，常有膽絞痛發作病史，主要症狀為右上腹痛，向右肩胛區放射，嚴重者可疑伴有高熱、畏寒以及輕度黃疸。

【專家健康指導建議】

　（1）急性膽囊炎應與引起腹痛（特別是右上腹痛）的疾病進行鑑別，主要有：急性胰腺炎、右下肺炎、急性膈胸膜炎、胸腹部帶狀疱疹早期、急性心肌梗塞和急性闌尾炎等。

　（2）慢性膽囊炎應注意與消化性潰瘍、慢

性胃炎、胃消化不良、慢性病毒性肝炎、胃腸神經官能症和慢性泌尿道感染等鑑別。慢性膽囊炎時，進食油膩食物後常有噁心和右上腹不適或疼痛加劇，此種情況消化道疾病少見。另外，可借助消化道鋇餐造影、纖維胃鏡、肝功能和尿液檢查進行鑑別。

（3）平時應確保均衡的膳食，避免飲食過飽以及食用過於油膩的食物，同時注意控制體重。對於接受了膽囊切除術的患者，易發生消化不良的症狀，可考慮少食多餐、清淡飲食、營養均衡。

【膽石症影像解讀】

膽結石的檢查方法比較多，臨床檢查方法包括 X 線片、超音波、電腦斷層或者核磁共振，如核磁共振胰膽管成像（MRCP），其中超音波是臨床常用檢查，價格比較便宜，操作方便，常用於膽囊結石、膽囊炎以及膽囊息肉的檢查。當超音波懷疑或不確定膽囊內病變的性質時，可進一步檢查電腦斷層、核磁共振。多數膽囊結石為含鈣結石，影像學表現為結節樣、同心圓狀、塊狀高密度變化，部分膽固醇、膽色素結石，X 線、電腦斷層難以發現（圖2-3-7）。

（六）膽石症

圖 2-3-7　核磁共振胰膽管成像（MRCP）總膽管結石影像

【臨床表現】

膽結石分為膽囊結石和肝膽管結石。

膽囊結石症狀取決於結石的大小和部位，以及有無阻塞和炎症等。部分膽囊結石患者終生無症狀，即所謂隱性結石。較大的膽囊結石可引起中上腹或右上腹悶脹不適，噯氣和厭食油膩食物等消化不良症狀。較小的結石每於飽餐、進食油

膩食物後，或夜間平臥後結石阻塞膽囊管而引起膽絞痛和急性膽囊炎。膽囊結石無感染時，一般無特殊體徵或僅有右上腹輕度壓痛。當有急性感染時，可出現中上腹及右上腹壓痛、肌緊張，有時還可捫及腫大而壓痛明顯的膽囊。

肝膽管結石是指肝內膽管系統產生結石，常與肝外膽管結石並存，有人認為肝膽管結石系由膽道蛔蟲、細菌感染致膽管阻塞所致。患者常自幼年即有腹痛、發冷、發熱、黃疸反覆發作的病史。腹痛、黃疸、發熱是主症，但很少發生典型的劇烈絞痛。併發症多且較嚴重，較常見的有化膿性肝內膽管炎、肝膿腫、膽道出血等。

【專家健康指導建議】

（1）膽結石與人們的飲食方式和生活習慣息息相關。

（2）堅持鍛鍊、控制體重、清淡飲食可以有效預防膽結石。如果膽結石反覆發作，應積極治療，避免引起更嚴重的併發症。

（七）胰腺癌（圖 2-3-8）

圖 2-3-8　胰頭鉤突胰腺癌 CT 注射顯影劑檢查影像

【胰腺癌影像解讀】

胰腺癌是乏血供的腫瘤，注射顯影劑 CT 掃描腫瘤密度低於周圍正常的胰腺組織。MRI 注射顯影劑檢查，T1 序列胰腺占位和周圍正常組織訊號有明顯差異，對於胰腺占位有很好的鑑別診斷意義。

（1）胰頭癌胰頭增大呈等、低密度腫塊，腫塊強化不明顯（圖 2-3-8），胰體尾部萎縮，胰管擴張，膽管系統擴張。

（2）胰體、尾部癌不注射顯影劑胰腺體、尾部局限性增大，呈等、低密度腫塊，強化不明顯，遠端部分胰腺萎縮伴胰管擴張。

（3）若腫塊鄰近胰周脂肪層消失，提示腫瘤侵犯胰周。

（4）注射顯影劑後胰周血管（腹腔幹、腸繫膜上動靜脈、脾動靜脈、門靜脈、胃十二指腸動脈等）無強化或位於腫塊內，門脈的側支循環開放擴張，提示血管被侵犯包埋。

（5）胰腺癌容易發生肝內轉移、肝門和後腹膜淋巴結轉移。

【臨床表現】

長期吸菸是公認的胰腺癌的危險因素，吸菸數量與胰腺癌死亡率成正相關，可能與菸草中含有致癌物質有關。戒菸 20 年後可使患胰腺癌的風險降至與正常人相當。如長期飲酒、高脂肪和高蛋白飲食、長期大量飲用咖啡等，可以透過刺激胰腺分泌，誘發胰腺炎，導致胰腺癌發生風險增加。尤其是體質指數（BMI）$\geq 35\text{kg/m}^2$ 時，胰腺癌患病風險增加 50%。

胰腺囊性腫瘤一半分為良性腫瘤和惡性腫瘤兩種。良性腫瘤中，胰腺假性囊腫、真性囊腫以及囊腺瘤，這些腫瘤必須定期複查，沒有特殊治療。如果是惡性腫瘤，如囊腺癌以及胰腺神經內分泌腫瘤基本需求手術治療。

【專家健康指導建議】

胰腺癌患者多因食慾減退、消化不良、腹痛或不明原因的明顯消瘦等症狀而就診，極少數是因體檢發現腫瘤代表物升高後進一步檢查確認原因而就診。因該病起病隱匿，無特殊的早期症狀，一般就診時 80％患者都已處於中晚期。

40 歲以上最近有以下表現者應警惕胰腺癌可能，儘早就診。

（1）持續性上腹不適，進餐後加重伴食慾下降。

（2）不能解釋的進行性消瘦。

(3) 新發現糖尿病，或者糖尿病突然加重。

(4) 多發性深靜脈血栓，或遊走性靜脈炎。

(5) 有胰腺癌家族史，大量吸菸、慢性胰腺炎者。

（八）腎結石（圖 2-3-9）

圖 2-3-9　雙側腎盂內高密度結石影像

【臨床表現】

　　腎結石的症狀取決於結石的大小、形狀、所在部位和有無感染、梗阻等併發症。腎結石的患者大多沒有症狀，除非腎結石從腎臟掉落到輸尿管造成輸尿管的尿液阻塞。常見的症狀有腰腹部絞痛、噁心、嘔吐、煩躁不安、腹脹、血尿等。如果合併尿路感染，也可能出現畏寒發熱等現象。急性腎絞痛常使患者疼痛難忍。

【專家健康指導建議】

　　腎結石患者應遵循下述原則：日攝水量的標準是將每日尿量保持在 2,000mL 以上，至尿

【腎結石影像像解讀】

　　腎結石按化學成分和密度大小排列分別為：磷酸鈣和草酸鈣、磷酸鎂銨、胱胺酸、尿酸；90%為磷酸鈣和草酸鈣，屬於陽性結石，尿酸結石為陰性結石。臨床表現為血尿，腰痛。

　　CT 表現：不注射顯影劑發現腎盂內圓形、卵圓形、鹿角形或點狀高密度影，CT 值 100HU 以上。結石梗阻可造成腎盞腎盂擴張積水。懷疑腎結石的患者 CT 不注射顯影劑就能解決問題（圖 2-3-9）。

　　MR 表現：腎盂內圓形、卵圓形、鹿角形或點狀無訊號灶。

　　需與以下疾病鑑別診斷：

　　(1) 腎盂內新鮮血腫：CT 不注射顯影劑也表現為腎盂內高密度影，但其特點是：①形態不規則，②CT值 40 ～ 60HU；③短期複查病變形態、密度可變，甚至消失；④ MRI 上，急性血腫 T1WI 呈等低訊號，T2WI 上呈低訊號，亞急性血腫 T1WI 和 T2WI 上均呈高訊號。

　　(2) 腎盂內腫瘤：CT 不注射顯影劑也表現為腎盂內高密度影，但其 CT 值為 20 ～ 60HU，電腦斷層有強化，MRI 上呈中等訊號。

　　(3) 腎鈣化：一般指腎實質的鈣化。高密度鈣化位於腎實質（腎皮質和腎髓質），而不在腎盂內。

　　電腦斷層是目前結石診斷的首選。電腦斷層檢查可顯示腎臟大小、輪廓、腎結石、腎積水、腎實質病變及腎實質剩餘情況，還能鑑別腎囊腫或腎積水；可以辨認尿路以外引起梗阻的原因，如腹膜後腫瘤、盆腔腫瘤等；注射顯影劑造影可了解腎臟的功能，有助於診斷結石引起的急性腎功能衰竭。

　　MRI 水成像診斷更加準確全面，對檢測尿路擴張很有效，尤其是對腎功能損害、顯影劑過敏、X 線檢查禁忌者、孕婦及兒童。

液清亮為宜。減少高嘌呤食物的攝入，例如動物內臟、豬肉、牛肉、羊肉、貝類、鳳尾魚、沙丁魚、鮪魚等。減少富含草酸的食物的攝入，如菠菜、甜菜、茶、巧克力、草莓、麥麩和各種堅果（松子、核桃、板栗等）。增加新鮮蔬菜水果的攝入，例如柑橘。規律飲食和作息。

（九）腎囊腫

【臨床表現】

腎囊腫是成人腎臟最常見的一種結構異常。可分為單側或雙側。隨著年齡增加，腎囊腫的發生率越來越高，30 ～ 40 歲間單純腎囊腫的發生率為 10% 左右。單純腎囊腫不是先天或遺傳性的腎臟疾病，而是後天形成的。

單純腎囊腫一般沒有症狀，但是當囊腫壓迫引起血管阻塞或尿路梗阻時可出現相應表現，如腰腹部及背部間歇性鈍痛。本病常因其他疾病做尿路影像學檢查時發現，近年來越來越多的健康體檢使得單純腎囊腫的檢出率上升。

圖 2-3-10　左腎上腺囊腫

【腎囊腫影像解讀】

多發生於腎實質中，尤以皮質部多見，大小、數目、部位不等，囊壁由一層扁平上皮細胞組成。多無症狀。

CT 表現：

（1）腎實質內囊狀低密度影

CT 值 -10 ～ 10HU，密度均勻邊界清楚，不強化（圖 2-3-10）。

（2）腎實質內圓形、類圓形高密度影

CT 值 50 ～ 70HU，密度均勻邊界清楚，不強化，可診斷為高密度腎囊腫。囊腫不注射顯影劑檢查影像為高密度影，主要原因有：

①囊腫內出血；

②囊腫感染；

③囊腫液蛋白含量高；

④小於 1cm 的小囊腫因部分容積效應所致。

MRI 表現：形態學上的改變與 CT 相同。

鑑別診斷

（1）腎膿腫：

①囊狀病灶邊界模糊，囊壁有環狀強化；

②臨床有發熱、血尿等症狀。

（2）多囊腎：

本病要與多發性腎囊腫鑑別。

①多囊腎有家族遺傳史；

②多囊腎兩側腎臟瀰漫性囊狀改變；

③多囊腎患者有高血壓、腎功能障礙等症狀。

（3）囊性腎臟癌：

①囊壁厚而不規則；

②電腦斷層囊壁有不規則強化；

③有血尿、腰痛等臨床表現。

【專家健康指導建議】

單純腎囊腫多無症狀，對腎功能和周圍組織影響不大，因此不需要治療，只要 6 個月到 1 年回診。如果囊腫直徑較大，超過 5cm 或產生周圍組織壓迫症狀，引起尿路梗阻，則需要行囊液抽吸術並囊內注射硬化劑。

（十）腎血管平滑肌脂肪瘤（腎臟血管肌肉脂肪瘤）

圖 2-3-11　雙腎上極過誤瘤 CT 注射顯影劑檢查影像

【臨床表現】

腎血管平滑肌脂肪瘤（腎臟血管肌肉脂肪瘤）是最常見的腎良性腫瘤，由不同比例的血管、平滑肌和脂肪組成。腎臟血管肌肉脂肪瘤分兩型：合併結節硬化型和不合併結節硬化型，前者多為青少年，發生在兩側，瘤體小，後者則多為中年族群，單側，瘤體較大。

合併結節硬化者，臨床有三大特徵，即面部皮脂腺瘤、癲癇發作、智力遲緩。不合併結

【腎臟血管肌肉脂肪瘤影像解讀】

CT 表現：

（1）為腎實質邊界清楚的混雜密度腫塊，內有脂肪密度（CT值-40～-120HU），電腦斷層內有條索狀等不規則、不均勻強化者即可診斷為腎臟血管肌肉脂肪瘤（瘤內的血管平滑肌強化，而脂肪不強化）（圖 2-3-11）。

（2）當兩腎均有過誤瘤時，應進一步檢查顱腦，以觀察有無結節性硬化，CT 表現為側腦室方夕個瓜血的鈣化點。

MRI 表現：腎實質內邊界清楚的混雜訊號的腫塊，內有脂肪組織的訊號（T1WI 高訊號，T2WI 中等訊號，STIR 呈低訊號）。

鑑別診斷：

（1）腎脂肪瘤和脂肪肉瘤：腎脂肪瘤內訊號或密度均勻，不強化；脂肪肉瘤表現為不規則的軟組織密度腫塊，有侵蝕性，邊界模糊不清，內可無脂肪密度或訊號。

（2）腎臟癌：腎臟癌內脂肪成分罕見。但要注意腎臟癌和腎臟血管肌肉脂肪瘤可同時發生在同一人身上。

節硬化型者，結節小的無症狀，大的可有腹痛、血尿和腹部腫塊。

【專家健康指導建議】

（1）定期超音波和影像學隨訪非常重要，尤其是逐漸增大的病變。

（2）腫瘤直徑＜ 4cm，無須治療，定期隨訪即可。有惡變傾向或者直徑≥ 4cm 者，無論有無臨床症狀均應進行外科手術治療，以便消除症狀、保護腎功能和防止自發破裂出血。

（十一）腎細胞癌（腎臟癌）

【腎細胞癌影像解讀】

腎細胞癌簡稱腎臟癌，是泌尿系統最常見的惡性腫瘤。腎臟癌起源於腎近曲小管的上皮細胞，沒有包膜，但常有纖維組織假包膜。腫塊內常有出血、壞死、囊變、鈣化。臨床表現為血尿、腰痛和腫塊。

CT 表現：

（1）腎實質內圓形、類圓形或不規則分葉狀略低密度腫塊，與正常腎組織分界不清，密度不均，電腦斷層腫塊強化不均勻，且強化程度低於正常腎實質，即可考慮為腎臟癌，若同時見到腎門、主動脈旁淋巴結腫大，腎靜脈或下腔靜脈內癌栓形成（血管增粗，電腦斷層血管內有充盈缺損影）則可確認腎臟癌的診斷（圖 2-3-12）。

（2）腎臟癌可穿破腎包膜進入腎周間隙，常位於腎筋膜內，也可侵及腎筋膜並直接侵犯鄰近組織。

MRI 表現：形態學改變與 CT 相同。訊號常不均勻，腫塊周圍可見假包膜，在 T2WI 顯示低訊號環。

圖 2-3-12　左腎中極腎臟癌 CT 注射顯影劑檢查影像

【臨床表現】

近些年來，大多數腎臟癌患者是由於健康查體時發現的無症狀腎臟癌。有症狀的腎臟癌患者中最常見的症狀是腰痛和血尿，少數患者是以腹部腫塊來院就診。10%～ 40%的患者出現副瘤症候群，表現為高血壓、貧血、體重減輕、惡病質、發熱、紅血球增多症、肝功能異

常、高鈣血症、高血糖、血沉增快、神經肌肉病變、澱粉樣變性、溢乳症、凝血機制異常等改變。20%～30%的患者可由於腫瘤轉移所致的骨痛、骨折、咳嗽、咯血等症狀就診。

【專家健康指導建議】

（1）腎臟癌患者在治療過程中，經常會發生影響日常生活的不良反應或併發症，此時應積極尋求專業醫學幫助，切勿自行停止或換藥治療。

（2）健康的生活方式是對所有疾病的有效預防對策，平時應做到飲食均衡、堅持適度合理鍛鍊、避免接觸有害化學製劑。

（3）腎臟癌患者在治療後應積極預防復發，做到及時尋回治療、定期按時複診，合理搭配飲食和保持良好心態。

（十二）腎上腺腺瘤

圖 2-3-13　右側腎上腺結合部見結節狀低密度，密度尚均勻，邊界清晰，注射顯影劑檢查後呈輕度強化

【臨床表現】

腎上腺腺瘤可分為功能性腺瘤和無功能性

【腎上腺腺瘤影像解讀】

CT 表現：

（1）腎上腺 Cushing 腺瘤為一側腎上腺圓形或橢圓形腫塊，邊界清楚密度均勻，輕中度強化，腫塊周圍、腹腔內及腹壁脂肪多血明顯。一般 Cushing 腺瘤體較大，常見為 3cm，密度較高，強化明顯。

（2）腎上腺 Cohn 腺瘤為一側腎上腺圓形或橢圓形腫塊，邊界清楚密度較低，均勻，輕度強化，腫塊周圍、腹腔內及腹壁脂肪很少（圖 2-3-13）。一般Cohn腺瘤體較小，多小於 2cm，密度較低，強化不明顯。

（3）無功能性腎上腺腺瘤為一側腎上腺圓形或橢圓形腫塊，邊界清楚密度均勻，輕中度強化，結合臨床無症狀及實驗室檢查結果診斷。

MRI 表現：形態學改變與 CT 相同，T1WI 近於或低於肝訊號，T2WI 近於或高於肝訊號。

鑑別診斷：

（1）腎上腺皮質癌：腫塊較大，多大於 5cm，形態不規則，內部密度、訊號不均勻，出血、壞死、鈣化多見，可伴其他部位轉移。

（2）腎上腺囊腫：Cohn 腺瘤為較小的水樣密度的腎上腺腫塊，需與囊腫鑑別，不同點是後者常較大而無任何強化。

腺瘤，功能性腺瘤根據起源部位和分泌激素的不同，可引起 Cushing 症候群和 Cohn 症候群（即原發性醛固酮增多症），無功能性腺瘤患者無臨床表現，多為其他檢查時偶爾發現。

（1）Cushing 症候群：Cushing 症候群是指糖皮質素（皮質醇）分泌增多引起的一類臨床症候群，依病因可分為垂體性、異位性和腎上腺性。垂體性和異位性因分泌過多的促腎上腺皮質激素（ACTH）使雙側腎上腺增生，占全部 Cushing 症候群的 70％～ 85％。腎上腺性 Cushing 症候群起源於腎上腺皮質束狀帶的 Cushing 腺瘤或皮質癌，占 Cushing 症候群的 15％～ 30％，是非病變處腎上腺回饋性萎縮。

臨床表現：易發生在中年女性，表現為向心性肥胖，滿月臉、皮膚紫紋、痤瘡、多毛、高血壓及月經不規則等。實驗室檢查中血和尿中 17α- 羥孕酮和 17- 糖皮質素增多。

（2）Cohn 症候群：即原發性醛固酮增多症，是指礦物皮質素（醛固酮）分泌增多引起的一類臨床症候群，Cohn 症候群中，約 65％～ 95％由起源於腎上腺皮質球狀帶的 Cohn 腺瘤所致，少數由皮質增生所致。

臨床表現：高血壓、週期性軟癱（肌無力）、消瘦和夜尿增多等。實驗室檢查：低血鉀、高血鈉、血漿和尿中醛固酮數值上升、腎素數值下降。

【專家健康指導建議】

（1）超音波檢查為首選，每年的體檢一定要和檢查醫生溝通，告知原病變的大小和上次的檢查結果，便於超音波醫生對比。

（2）近些年腹腔鏡技術治療腎上腺疾病的優勢已經得到了全國各大醫院的認可，並廣泛開展。必要時，可考慮採用。

（十三）腎上腺嗜鉻細胞瘤

【臨床表現】

嗜鉻細胞瘤主要發生於腎上腺髓質，其次是交感神經節和副交感神經節。好發於單側腎上腺，但約 10% 的腫瘤可異位於腎上腺外，而位於腎門，腸繫膜根部、腹主動脈旁、膀胱和縱隔等部位中約 10% 的腫瘤可以多發，10% 的腫瘤可為惡性。腫瘤細胞可大量分泌腎上腺素和去甲腎上腺素。

臨床表現：陣發性高血壓、高代謝、高血糖（三高症）、心悸、頭痛、出汗（三聯症）等。實驗室檢查：血和尿中的兒茶酚胺升高，尿內兒茶酚胺的代謝產物 VMA 升高。

【專家健康指導建議】

CT、 MRI 對於腫瘤的定位可提供準確資訊，診斷準確率高，定期體檢複查也是一項重要的觀察方法。

【腎上腺嗜鉻細胞瘤影像解讀】

CT 表現：

（1）一側或雙側腎上腺腫塊，密度均勻或不均勻，邊界清楚，電腦斷層明顯均勻或不均勻注射顯影劑。

（2）腎門、腸繫膜根部、腹主動脈旁、膀胱和縱隔等部位腫塊，電腦斷層明顯均勻或不均勻注射顯影劑，結合臨床表現和實驗室檢查結果，可診斷為異位嗜鉻細胞瘤。

（3）上述部位的腫塊若體積較大，大於 5cm，形態不規則，密度不均勻，與周圍結構分界不清楚，則要考慮惡性嗜鉻細胞瘤可能，若有後腹膜淋巴結腫大或肝、肺的轉移，則可確認診斷。

MRI 表現：形態學改變與 CT 相同。由於瘤體內水分含量較多，使瘤體組織的 T1、 T2 值延長，T1WI 瘤體大部分呈低訊號，少數為等訊號，T2WI 強度顯著地注射顯影劑，呈高訊號，整個瘤體的訊號強度接近水，為嗜鉻細胞瘤的 MRI 特點。

CT 診斷腎上腺內嗜鉻細胞瘤的敏感性達到 93%～ 100%，但特異性不高，只有 70%。對於腎上腺外嗜鉻細胞瘤，如腹腔內小而分散的腫瘤不易與腸腔的斷面相區分，因此有可能漏診。

（十四）前列腺癌

【前列腺癌影像解讀】

CT 表現：

（1）前列腺局部密度稍減低，輪廓隆起，包膜粗糙或與周圍結構分界不清，病灶強化不明顯，若有盆腔淋巴結腫大或骨盆、脊柱骨和長骨（尤其是股骨近端）發生骨質改變則診斷確認。

（2）強化的包膜有利於觀察腫瘤侵犯和穿破的徵象。精囊與前列腺間的脂肪線消失，精囊三角變鈍或消失，可診斷前列腺癌向後侵犯精囊。局部膀胱壁不規則增厚可考慮前列腺癌侵犯膀胱，可為直接侵犯或經尿道蔓延。

（3）因為癌結節和正常前列腺的密度差別小，強調使用窗口技術觀察。

MRI 表現：

（1）首選 MRI 檢查，可分辨前列腺腺體的三個帶，位於周邊帶的結節以癌的可能性為大。MRI 確定癌變部位後，可行活檢進一步確診。判斷腫瘤擴散是 MRI 的強項。

（2）MRI 主要靠 T2WI 檢出和顯示前列腺癌，在正常高訊號的周圍帶內出現不規則的低訊號缺損區（圖2-3-14）。

（3）病變側低訊號的包膜影模糊或中斷、不連續，可診斷前列腺癌外侵。

（4）兩側前列腺周圍靜脈叢不對稱，與腫瘤相鄰訊號減低可診斷為前列腺癌，侵犯前列腺周圍靜脈叢。

（5）T1WI 上前列腺周圍的高訊號脂肪內出現低訊號區，可提示前列腺癌周圍脂肪受侵。

（6）前列腺鄰近部位的精囊訊號減低，可提示前列腺癌侵犯精囊。

圖 2-3-14　前列腺信息異常

註：T2WI（a）示前列腺外周帶中斷，提示腫瘤；DWI（b）示前列腺外周帶右側呈明顯高信號；T1WI（c）注射顯影劑後明顯不均勻強化。

【臨床表現】

前列腺癌是發生在前列腺的上皮性惡性腫瘤，是男性泌尿生殖系統最常見的惡性腫瘤。前列腺癌是一種進展非常緩慢的癌症，但是一旦前列腺癌開始快速生長或擴散到前列腺外，病情則比較嚴重。早期前列腺癌多數無明顯的症狀，隨著腫瘤生長，前列腺癌可表現為下尿路梗阻症狀，如尿頻、尿急，排尿費力，甚至尿潴留和尿失禁等。當發生骨轉移時，可以引起骨痛、脊髓壓迫及病理性骨折等症狀。前列腺癌的患者 PSA 往往會明顯升高。

【專家健康指導建議】

（1）由於前列腺癌生長緩慢，對人體造成損害較小，不易發生遠處轉移，經過規範的治療，前列腺癌的預後一般較好。

（2）早期局限性前列腺癌的患者，5 ～ 10

年生存率可達到 90％～ 95％ ；局部進展期
的前列腺癌患者，5 ～ 10 年生存率可達到
70%～ 80% ；

（3）對於晚期轉移性的前列腺癌患者，透
過協調各種治療手段進行治療，仍可獲得較高
的生存機率。

第四節　頭顱 CT、 MRI 檢查

　　頭顱 CT 對顱腦外傷、腦梗塞、腦腫瘤、
炎症、變性病、先天畸形等都可清晰顯示。
頭顱 CT 是創傷性顱腦急症診斷中常規和首選
檢查方法，可清楚顯示腦挫裂傷、急性腦內血
腫、硬膜外及硬膜下血腫、顱面骨骨折、顱內
金屬異物等，而且比其他任何方法都要敏感。
CT 診斷急性腦血管疾病如高血壓腦出血、蛛
網膜下腔出血、腦動脈瘤及動靜脈畸形破裂出
血、腦梗塞等有很高價值，是急性出血的首選
檢查。但是急性腦梗塞發病 6 小時內者，CT 結
果不如 MRI 結果敏感。

　　頭顱 MRI 組織解析度高，對神經系統腫瘤
診斷價值非常大。由於沒有後顱窩的亨氏暗區
偽影，對顱底病變可以清晰顯示。功能性核磁
共振 PWI 和 DWI，對超早期腦梗塞比 CT 更
敏感。頭顱 MRI 不打藥就可顯示血管，可以作
為常規排查顱腦血管疾病的首選。

一、前期準備／操作步驟

　　CT 頭顱檢查無論是急性還是慢性疾病，沒有時間和空間等的特殊要求，沒有金屬等的禁忌症。CT 存在電離輻射，斷層成像存在有部分容積效應的影響，不能做任意方位直接掃描（不像核磁共振）；單參數成像，軟組織解析度低於核磁共振，對空腔臟器的腫瘤顯示欠佳；不注射顯影劑不能很好顯示腦灰白質對比，在一些必須精細檢查的部位受限，如顱後窩有「亨氏暗區」，影響觀察；CTA 檢查後處理麻煩、耗時，使用對比劑會造成過敏反應，導致腎臟損傷。

　　核磁共振檢查必須到核磁共振室預約登記，並嚴格遵守檢查要求。

　　各種手術後體內留置有金屬異物或電子裝置者嚴禁做核磁共振檢查，如裝有起搏器、人工心臟瓣膜、金屬支架、金屬人工聽骨裝置、人工耳蝸、動脈瘤夾、神經刺激器、電子植入物、人工關節、假肢、過濾器、避孕環、早期妊娠等，檢查前請及時告訴醫生，以免發生意外。

　　核磁共振檢查過程中，患者常有身體發熱現象，檢查前高熱（38℃以上）患者不適宜核磁共振檢查。懷孕 3 月內孕婦不適宜核磁共振檢查。危重症患者不適宜核磁共振檢查。

　　檢查前日洗頭洗澡，生活習慣照常。請勿噴髮膠、啫喱等物品，請勿化妝。檢查時穿棉質衣服，請勿穿有金屬扣子及拉鏈的衣服。

　　請勿佩戴飾物（項鏈、耳環、口紅、髮夾）及假牙。請去除被檢部位磁貼、膏藥等。女性患者檢查前請去除胸罩；腰椎及骨盆區的檢查請告知是否有金屬節育環。乳腺檢查患者請穿寬鬆無金屬棉質上衣，應該在月經週期的第 7 ～ 14 天之內檢查。

　　下列物品請勿帶入核磁檢查室：銀行卡、各類磁卡、手錶、移動電話、能摘下的假牙、硬幣、鑰匙、助聽器、別針、打火機、首飾、頭飾、皮帶、有金屬拉鏈的衣服等。有更衣間、儲物櫃便於存放，請勿攜帶貴重物品。

　　一般核磁共振檢查時間在 20 分鐘左右，請按照醫生的要求配合檢查，保持平靜不動。腹部檢查時必須憋氣，請按醫生要求配合。需用顯影劑的患者掃描前 4 小時禁食、禁水。核磁共振胰膽管造影（MRICP）檢查需提前 4 小時禁食、禁水。盆腔檢查的患者請提前排尿。膀胱檢查時需提前憋尿。磁共振泌尿系水成像（MRIU）患者請提前準備 1,000mL 水，檢查前 40 分鐘飲水。

　　危重患者及行動不便者需有醫護人員及家屬陪同。陪同者需與患者同等準備。

　　顱腦常規掃描操作方位包括橫橫斷面、

正常人腦的退行性變化或老化屬生理性改變範疇，所有不併發血管性、變性性和感染性等疾病的老年人腦部的變化是一個漸進性過程。主要表現為腦重量減少和腦動脈硬化等。具體表現有：

（1）老年性腦萎縮：腦室瀰漫性擴大，腦溝、腦裂和腦池瀰漫性擴大。

（2）血管周圍間隙擴大：又稱 Virchow-Robin，V-R 間隙擴大。

（3）側腦室周圍含水量增多：CT 上表現為低密度區，在 MRI 上表現為 T1WI 低訊號，T2WI、T2* WI、 FLAIR 高訊號。

（4）皮質下白質和基底節區小變性灶：T1WI 低訊號，PDW 和 T2WI 高訊號，注射顯影後不注射顯影劑。

（5）錐體外系核團鐵質沉積增多：由於鐵質的存在，MRI T2WI 成像，特別是在 T2* WI 成像上，這些有鐵質沉積的錐體外系核團將顯示為低訊號（相對於大腦皮質等其他灰質而言）。

【腦萎縮影像解讀】

按腦萎縮範圍的不同分為廣泛性和局限性兩類。前者包括大腦皮質、大腦白質及全腦萎縮，後者包括局部、一側大腦半球或小腦、腦幹萎縮[10]。60 歲以上健康老年人，腦池、腦溝與腦室可比正常成人大，屬生理性改變（老年性腦萎縮或老年性腦改變）。CT、 MRI 不注射顯影劑可顯示以下幾種情況（圖 2-4-1）：

（1）大腦皮質萎縮：僅腦表面腦溝增大（＞ 5mm），蛛網膜下腔間隙增寬及腦池擴大。

（2）大腦白質萎縮：僅腦室擴大（第三腦室橫徑＞ 5mm），腦溝、腦池大小正常。

（3）全腦萎縮：則腦室、腦溝、

矢狀面及冠狀面，常規採用 DWI、 T1WI、T2WI、 T2WI FLAIR 等多種序列進行各個方位掃描。

二、主要疾病介紹

（一）老年性腦改變

【臨床表現】

一般無特殊臨床症狀，部分患者會出現記憶力下降、情緒低落、注意力不集中、言語障礙等症狀。

【專家健康指導建議】

（1）建議平時注意戒菸酒，合理運動，養成健康的生活飲食習慣。

（2）不定期結合臨床複查 MRI，觀察病變的發展非常重要。

（二）腦萎縮

圖 2-4-1　T2WI FLAIR 大腦皮質、大腦白質萎縮

【臨床表現】

分為大腦機能衰退和認知功能減退兩大類，主要與腦萎縮發生的部位及程度有關。瀰

漫性大腦皮層萎縮以痴呆、智慧減退、記憶障礙、性格改變、行為障礙為主。有的伴有偏癱和癲癇發作。局灶性腦萎縮以性格行為改變為主；小腦萎縮以語言障礙、肢體共濟失調和意向性震顫為主。

【專家健康指導建議】

（1）積極防治那些影響血管健康的疾病，如高血壓、糖尿病、高脂血症、動脈硬化等，輕則調整生活方式，改善營養結構，糾正不良生活習慣；重則藥物加以控制，當然用藥應該循序漸進、持之以恆。

（2）定期檢查，早發現、早診斷、早治療，這樣才能延緩和控制病情的發展。

（三）腦梗塞

圖 2-4-2　右側側腦室旁病灶 T2WI、 T2WI FLAIR、
DWI 高訊號

【臨床表現】

起病突然，常於安靜休息或睡眠時發病，起病在數小時或 1 ～ 2 天內達到高峰。

頭痛、眩暈、耳鳴、半身不遂，可以是單個肢體或一側肢體，可以是上肢比下肢重或下

腦池均擴大。

（4）局限性腦萎縮：腦室局部擴大或局部腦溝、腦池擴大。

（5）一側大腦半球萎縮：一側腦室、腦池擴大，中線結構向病側移位。

（6）腦幹、小腦變性萎縮：表現為基底池明顯擴大、IV室擴大，小腦半球，蚓部腦溝增寬（小腦半球腦溝兩條以上，蚓部腦溝四條以上），且腦溝寬度＞ 2mm，枕大池擴大。

【腦梗塞影像解讀】

腦梗塞是急性腦血管阻塞引起的腦組織缺血性壞死，病理上分為缺血性、出血性和腔隙性腦梗塞。病理學分型不同，其CT、MRI表現也不同。

（1）缺血性腦梗塞

缺血性腦梗塞主要表現為阻塞血管供應區內低密度病變，電腦斷層可出現腦回狀強化，腦梗塞發生的部位，病變的形態及病變內密度的高低是判定其病理學分型的主要依據。

（2）出血性腦梗塞

出血性腦梗塞是在缺血性腦梗塞基礎上同時發生梗塞區內的出血，因此，其主要CT表現為大片狀低密度區內出現斑點狀或斑片狀高密度灶。觀察CT不注射顯影劑的這種混雜密度改變是正確診斷的關鍵。

（3）多發腔隙性腦梗塞

腔隙性腦梗塞為腦穿支小動脈阻塞引起的深部腦組織較小面積的缺血性梗塞，表現為基底節區，丘腦及腦乾等部位斑點狀低密度灶，直徑一般＜1cm，應強調病變的部位，大小，數目及密度的高低，以便與正常腦血管腔隙，腦軟化等相鑑別，應著重觀察腦幹及丘腦區有無受累（圖2-4-2）。

必須注意的是，雖然現在在臨床中經常看到「腔隙性腦梗塞」的診斷，但是「腔隙性腦梗塞」名詞已逐漸被「小動脈阻塞性腦梗塞」取代。

腦梗塞 MRI 表現

（1）缺血核心區：DWl（b=1000）和 ADC 參數圖上分別表現為高訊號區和低訊號區；

（2）責任血管評估：重點關注責任病灶供血血管有無阻塞、狹窄。

（3）血腦屏障評估：DWI（b=0）或 T2WI 責任病灶區出現異常高訊號影。

（4）缺血半暗帶：CBF 參數圖異常區域（CBF 或 MTT 參數圖）大於 DWI（b=1000）和 ADC 參數圖中異常區域時稱之為錯配陽性，大於的這部分異常區域為缺血半暗帶。

【腦出血影像解讀】

此處的腦出血主要是指高血壓性腦出血、動脈瘤破裂出血、腦血管畸形出血等，非外傷性出血。年齡較大的兒童和青壯年以腦血管畸形多見，中年以上動脈瘤破裂出血多見，而老年人則以高血壓性腦出血多見。依不同的疾病，出血可發生於腦實質內，腦室內和蛛網膜下腔，也可同時累及上述部位（圖 2-4-3）。

（1）急性高血壓性腦出血：

高血壓性腦出血病因主要是高血壓和動脈硬化，典型易受累的腦小動脈包括外側豆紋動脈，丘腦膝狀體動脈，基底動脈穿支和供應小腦半球、齒狀核的動脈，根據病程可分為急性期，吸收期及囊變期。CT 不注射顯影劑急性期的表現是邊界清楚，密度均勻的團狀高密度灶，CT 值 60～90HU，血腫周圍有低密度水腫帶圍繞，並產生占位效應。如血腫破入鄰近腦室內，則腦室內出現高密度血液，與低密度腦脊液形成的液－液平面，甚至腦室呈高密度鑄型。出血吸收期血腫邊緣密度減低，邊緣變模糊，高密度血腫呈向心性縮小，而周圍低密度帶增寬，出血後第 3 天至 6 個月電腦斷層可於病灶邊緣出現環行強化，囊變期原血腫變為腦脊液密度的囊腔即軟化灶。

（2）動脈瘤破裂出血：

動脈瘤破裂後在附近腦實質內形成血腫，可破入腦室內形成腦室內出血，也是顱內非外傷性蛛網膜下腔出

肢比上肢重，並出現吞嚥困難、說話不清、噁心、嘔吐等多種情況，嚴重者很快昏迷不醒。

【專家健康指導建議】

（1）對所有有此危險因素的腦梗塞患者及家屬均應向其普及健康生活飲食方式，對改善疾病預後和預防再發具有重要意義。

（2）戒菸限酒，調整不良生活飲食方式。控制血壓、血糖和血脂數值的藥物治療。

（四）腦出血

圖 2-4-3　腦出血

【臨床表現】

常發生於 50～70 歲，男性略多，冬春季易發，通常在活動和情緒激動時發病，出血前多無預兆，半數患者出現頭痛並很劇烈，常見嘔吐，出血後血壓明顯升高，臨床症狀常在數分鐘至數小時達到高峰，臨床症狀體徵因出血部位及出血量不同而異，基底核、丘腦與內囊出血引起輕偏癱是常見的早期症狀；少數病例出現癇性發作，常為局灶性；重症者迅速轉入意識模糊或昏迷。

【專家健康指導建議】

如果確認有高血壓病史，CT 表現典型，則

不必要行 MRI 檢查。MRI 訊號改變是判斷出血時間的主要依據。

（五）脫髓鞘變性

圖 2-4-4　T2WI FLAIR 側腦室旁、側腦室前後角高訊號病灶

【臨床表現】

腦白質對各種有害刺激的典型反應是脫髓鞘變化，它可以產生神經系統疾病如感染、中毒、退行性變、外傷、梗塞等繼發性表現。

【專家健康指導建議】

（1）脫髓鞘指的是一種直觀的影像學徵象，即顯示腦組織、脊髓白質、視神經有或沒有占位性病灶，只是一種徵象，脫髓鞘病變均需行 MRI 檢查。

（2）MRI 能透過注射顯影劑 MRI、DWI、 MRS 檢查區分脫髓鞘病變是急性還是慢性，緊密的結合臨床病史，進而推斷病情發展，根據隨訪進而判斷預後。

血的最常見原因。

（3）腦血管畸形出血：

腦血管畸形出血常見於動靜脈畸形出血和海綿狀血管瘤出血，動靜脈畸形所導致出血常呈不規則團塊狀不均勻高密度影，位置較表淺，血腫附近有時可見到鈣斑，小的軟化灶或呈混雜密度的畸形血管病變區，血腫周圍有腦水腫和占位表現。海綿狀血管瘤出血呈類圓形高密度灶，瘤體體積較未出血時增大，有占位表現。

腦出血 MRI 表現複雜

（1）超急性期：紅血球內氧合血紅素階段，氧合血紅素抗磁性，血腫對核磁的影響主要為血腫內含水比較多，所以出現 T1 低，T2 高訊號（類比普通水腫較好）。

（2）急性期：兩點決定訊號，首先脫氧血紅素順磁，影響了 T2，T2 較前黑下去了，其次因脫氧血紅素結構所限，對 T1 還沒發揮作用，依舊是黑的，雙黑。

（3）亞急性早期：正鐵血紅素依舊順磁，T2 依舊是黑的，T1 卻因被正鐵血紅素（因和脫氧比鐵原子位置變了）轉正而變白。

（4）亞急性晚期：細胞膜破了，T2 順磁作用的影響就沒有了，這個階段，血腫內水分增加，T2 也變亮。

（5）慢性期：含鐵血黃素不溶於水，且超順磁性，這兩點決定它在 T1 和 T2 都是黑的。

【脫髓鞘變性影像解讀】

MRI 主要表現為分布大腦白質不同部位的長 T1 和長 T2 異常訊號，部分病灶瀰漫、對稱，不強化（圖 2-4-4）。

（3）一定要依靠神經內科醫生，根據各方面資訊仔細辨析變性性質，盡量在病因層面對患者作出正確的診斷！神經影像學醫生不能直接決定臨床，但可提供參考。

（六）腦小血管病

【臨床表現】

（1）中風症狀：腦小血管病（CSVD）的急性神經功能損害表現為（缺血性和出血性）中風。腔隙性腦梗塞最常見的臨床表現為腔隙症候群，包括純運動性偏癱、純感覺性中風、感覺運動性中風、共濟失調性輕偏癱及構音困難手笨拙症候群等。但腔隙症候群並非與病損類型及部位一致，也不能提示發病機制，必須與其他病因導致的梗塞相鑑別。

CSVD 導致者易伴隨多發腔隙和較重的 WML，而動脈粥狀硬化疾導致者多為單個較大病灶且不伴明顯的 WML。與大的腦梗塞及皮質腦梗塞相比，腔隙性腦梗塞（Lacunar Infarct，LI）的神經功能缺損相對較輕，預後較好。

（2）認知和情感表現：CSVD 患者表現有慢性或隱匿進展的認知、人格、情感及行為障礙。CSVD 是血管性認知功能障礙（Vascular Cognitive Impairment，VCI）的主要原因，不僅導致未達痴呆嚴重程度的

血管性輕度認知功能損害（Vascular Mild Cognitive Impairment，VaMCI），也可占血管性痴呆（Vascular Dementia，VaD）的 36%～67%。注意執行功能障礙是其主要的認知損害特徵，符合典型的皮質下損害表現，而記憶功能受累相對較輕且再認功能相對保留。

【專家健康指導建議】

（1）CSVD 主要依靠神經影像學來進行診斷，突出表現為腔隙狀態、腦白質病變或者腦微出血。臨床缺乏特異性表現，可以沒有症狀。60%隱匿起病，80%呈進展病程。

（2）CSVD 可以引起認知功能下降，CSVD 造成的皮質下型血管性認知功能損害（s-VCI），是最常見且具同質性的 VCI。認知功能損害以執行和注意功能下降為主要特徵，記憶功能相對完整。近年來一些研究認為 CSVD 也是引起老年性痴呆的原因之一。

（3）除認知受損外，還表現上運動神經元受累、步態不穩或跌倒、吞嚥和尿失禁、假性球麻痺及帕金森病樣等症狀，易伴發憂鬱等情感障礙。

（4）CSVD 急性發作表現為腔隙性腦梗塞或者腦實質出血。同時，CSVD 患者的缺血性腦中風復發風險增加，腦出血血腫容易擴大。

（七）動脈瘤

　　腦動脈瘤是腦動脈的局限性擴張，發病率較高。動脈瘤在 MRI 呈邊界清楚的高訊號，與動脈相連（圖2-4-5）。瘤腔多位於動脈瘤的中央，呈低訊號。血栓形成後，動脈瘤呈不同訊號強度。

圖 2-4-5　MRA 左側前交通動脈起始段瘤樣凸起

【臨床表現】

　　主要症狀有出血、局灶性神經功能障礙，動脈瘤破裂時常伴有蛛網膜下腔出血。

【專家健康指導建議】

　　動脈瘤破裂危險因素包括瘤體大小、部位、形狀、年齡等。瘤體大小是最主要因素，基底動脈末端動脈瘤最易出血，高血壓、吸菸、飲酒增加破裂危險性。

【多發性硬化影像解讀】

　　CT 表現：側腦室周圍、皮質下邊界不清楚、散在多發、大小不一的密度斑，急性期低密度斑均有強化，大部分呈均勻強化，少數可為環形強化（圖2-4-6）。靜止期和經荷爾蒙治療後，低密度病變仍可顯示但無強化。

　　MRI 診斷標準：

　　（1）空間多發性：腦室周圍、幕下、脊髓、視神經、皮質／近皮質部位病灶，上述 5 個中樞神經系統部位中至少 2 個部位受累。

　　（2）時間多發性：與基線 MRI相比，出現至少一個新的 T2 或釓強化病灶，或在任一時間點出現釓強化和不強化病灶。

　　結合臨床表現，電腦斷層病灶有強化，則為急性期（新鮮病灶）；若病灶無強化，則為穩定期（陳舊病灶），若同一患者新舊不一的病灶同時存在，則診斷正確。

（八）多發性硬化

圖 2-4-6　多發性硬化

【臨床表現】

多發性硬化是以中樞神經系統白質脫髓鞘病變為特點，與遺傳易感個體與環境因素作用的自身免疫反應有關；根據病程分為復發緩解型和進展型；臨床特徵為發作性視神經、脊髓和腦部的局灶性障礙，這些神經障礙可有不同程度的緩解、復發。

臨床表現：

（1）多見於 20 ～ 40 歲，女性為多。

（2）起病急性或亞急性，可有感覺或運動障礙、癲癇等表現，反覆發作。

【專家健康指導建議】

抑制炎性脫髓鞘病變進展，防止急性期病變惡化及緩解期復發，晚期採取對症和支援療法，減輕神經功能障礙帶來的痛苦。

（九）腦膜瘤

圖 2-4-7　右側橋腦小腦角病灶 T1WI 等訊號，T2WI FLAIR 略高訊號，DWI 略高訊號

【臨床表現】

良性腫瘤，生長慢，病程長。因腫瘤呈膨脹性生長，患者往往以頭痛和癲癇為首發症

【腦膜瘤影像解讀】

腦膜瘤是最常見的顱內腦外腫瘤。絕大多數為良性，少數為惡性腦膜瘤。組織學分類：WHO 將腦膜瘤分為腦膜皮瘤型（內皮瘤型、合體細胞型、蛛網膜皮瘤型）、纖維型（纖維母細胞型）、過度型（混合型）、砂樣瘤型、血管瘤型、血管母細胞型、血管外皮細胞型、乳突狀型、間變型（惡性腦膜瘤）。

好發部位：矢狀竇旁、半球凸面、大腦鐮、蝶骨崎；其次嗅溝、鞍結節、中顱窩、天幕及岩骨背側橋腦小腦角區；少見部位有三叉神經節、松果體區、側腦室三角區和三、四腦室。

CT 表現：略高或等密度的圓形或卵圓形病灶，與顱骨內板或硬膜廣基底相連，有占位表現，腫瘤局部有白質塌陷徵象（白質受壓變平，與顱骨內板之間距離增大），電腦斷層病灶呈明顯均一強化，邊界清晰銳利，即可診斷為腦膜瘤；若鄰近顱骨內板有骨質增生或破壞則診斷更加確定。

MRI 表現：顱內圓形、類圓形或分葉狀病灶，在 T1WI 和 T2WI 上呈等訊號，與顱骨內板或硬膜廣基底相連，有占位表現，腫瘤局部有白質塌陷徵象，電腦斷層病灶呈明顯均一強化，邊界清晰銳利，可見腦膜尾（腫瘤附著處及周邊處硬膜呈線樣強化），即可診斷為腦膜瘤（圖2-4-7）。

鑑別診斷：腦膜瘤作為最常見的腦外腫瘤，必須與腦內腫瘤鑑別。

下列徵象提示腦外腫瘤：

（1）腫塊與顱骨內板或硬膜廣基底相連；

（2）局部有白質塌陷徵象；

（3）局部顱骨骨質改變；

（4）鄰近的蛛網膜下腔增寬。

狀。根據腫瘤位置不同，還可以出現視力、嗅覺或聽覺障礙及肢體運動障礙等。在老年人，尤以癲癇發作為首發症狀多見。顱壓上升症狀多不明顯，尤其在高齡患者。在 CT 檢查日益普及的情況下，許多患者僅有輕微頭痛，甚至經 CT 掃描偶然發現為腦膜瘤。

【專家健康指導建議】

成年人較常見，手術切除腦膜瘤是最有效的治療手段。隨著顯微手術技術的發展，腦膜瘤的手術效果不斷提升，使大多數患者得以治癒。

（十）腦膠質瘤

【臨床表現】

膠質瘤是顱內最常見的原發性腫瘤，按其細胞類型又可分為星形細胞瘤、少突膠質細胞瘤、室管膜瘤、髓母細胞瘤等。各種腫瘤臨床表現特異性不強：頭暈、頭痛、嘔吐、視物不清、癲癇等。

（1）星形細胞瘤是最常見的膠質瘤，可發生於任何年齡，好發於青壯年；根據腫瘤的組織學表現，將腫瘤的惡性程度分為 I ～ IV 級：I 級、II 級屬良性腫瘤，III 級（間變性星形細胞瘤）、IV 級（膠質母細胞瘤）為惡性腫瘤。

（2）少突膠質細胞瘤約占膠質瘤的 5%～ 10%。多見於成人，好發年齡在 30 ～ 50 歲，以額葉最多見，其次位於頂葉和顳葉。少

【腦膠質瘤影像解讀】

（1）腦內出現一圓形、類圓形的病灶，無明顯水腫和占位表現，電腦斷層病灶不強化，結合臨床病史可考慮星形細胞瘤（I 級）。

（2）腦內低、等或混合密度病灶 T1WI 呈低、等或混合訊號病灶，T2WI 呈高或混雜訊號，邊界不清，有瘤周水腫和占位表現，電腦斷層病灶呈環狀強化，有壁結節，結合臨床病史可考慮星形細胞瘤（II-IV 級）。

（3）腦內 T1WI 呈低、等或混合密度或訊號病灶，T2WI 呈高或混雜訊號，邊界不清，有明顯瘤周水腫和占位表現，電腦斷層病灶呈不規則斑狀強化，結合臨床病史可考慮星形細胞瘤（IV 級）。

（4）額葉或其他腦葉異常密度或訊號灶，T1WI 呈低訊號，T2WI 呈高訊號，內有 T1WI、 T2WI 均呈低訊號的條帶狀鈣化，腫瘤周圍無水腫或僅有輕度的水腫，電腦斷層病灶無強化或僅有輕度的強化，結合臨床病史可考慮少突膠質細胞瘤。

（5）四腦室內等密度或略高密度腫塊，T1WI 呈等低訊號，T2WI 呈高訊號，電腦斷層呈均勻或不均勻強化，側腦室和三腦室擴張積水，結合臨床病史首先考慮室管膜瘤。若電腦斷層環繞側腦室周圍出現帶狀強化影，提示腫瘤發生了室管膜下轉移。

（6）兒童後顱窩中線部位類圓形腫塊，T1WI 呈低訊號，T2WI 呈高訊號，周圍有腦水腫，第四腦室受壓變形移位，側腦室和三腦室擴張積水，電腦斷層腫塊明顯強化，結合臨床表現可診斷為髓母細胞瘤。若電腦斷層環繞側腦室周圍出現帶狀強化影，提示腫瘤發生了室管膜下轉移。

突膠質細胞瘤生長緩慢，病程較長，瘤內鈣化較其他腫瘤多見。

（3）室管膜瘤約占膠質瘤的 16%，多見於小兒及青少年，多數位於四腦室內，其次為側腦室三角區。室管膜瘤是起源於腦室內或脊髓中央管內的室管膜上皮或腦室周圍室管膜巢的腫瘤，腫瘤可突入腦室內或向腦室外跨越腦室和腦實質生長，常伴發梗阻性腦積水。

（4）髓母細胞瘤約占膠質瘤的 4%～8%，是兒童最常見的後顱窩腫瘤，其惡性程度高，主要發生在小腦蚓部，容易沿腦脊液種植轉移。本病對放療敏感。

【專家健康指導建議】

（1）目前對於膠質瘤的治療，包括手術、放療、化療、靶向治療等手段。

（2）具體的治療，要綜合考慮患者的功能狀態、對治療的預期結果以及腫瘤所處的腦區部位、惡性程度級別等多種因素，進行綜合考慮判斷，從而制訂個體化綜合治療方案。

第五節　超音波骨質密度檢查

超音波骨質密度（Ultrasonic bone mineral density）是利用聲波傳導速度和振幅衰減來反映骨礦含量多少、骨結構及骨強度的檢查。超音波骨質密度檢查的優點是操作簡便、安全無害、價格便

宜、無創、快速、無輻射、可對比，與雙能 X 線骨質密度檢查（DXA）相關性良好，是目前體檢最常用的骨質密度檢查方法。因超音波骨質密度檢查無輻射，所以特別適合孕婦及嬰幼兒的體檢。

當超音波透過骨組織時，音速（Speed of Sound，SOS）降低、能量衰減（Broadband Ultrasound Attenuation BUA）。超音波骨質密度儀由超音波發生器、超音波探頭和電腦組成。工作時探頭發出超音波，透過耦合劑，穿過骨組織，由接收探頭接收訊號，由電腦計算音速（SOS）和（或）振幅衰減係數（BUA）。

一、前期準備／操作步驟

檢查前注意事項：超音波骨質密度檢查部位通常選左腕（左撇子檢查部位為右腕）。手腕處袖子捲起，摘下手錶、運動手環、飾物，露出皮膚。如左腕有陳舊骨折或皮膚外傷，請提前告訴醫生，改為測右腕骨質密度，否則會影響結果的準確性。兒童骨質密度測量需由家長陪同。

檢查步驟：超音波探頭塗耦合劑，將探頭置於受試者腕部橈骨遠端 1/3 的位置，輕推耦合劑使之與皮膚均勻接觸，自左向右輕輕推動探頭，扇形掃描整個橈骨遠端採集數據，直至測量進度為 100 ％（圖 2-5-1）。電腦分析接收訊號並自動生成骨質密度數據於電腦顯示器

上。若體檢者較胖、腕部脂肪過多，可多掃描幾次取骨質密度平均值，亦可選擇脛骨中段為掃描部位。每次檢查完，用柔軟的紙巾擦去受試者皮膚及探頭上殘留的耦合劑。

圖 2-5-1　超音波骨質密度檢查體位

二、主要檢查結果介紹

圖 2-5-2　超音波骨質密度檢查結果

圖 2-5-3　超音波骨質密度 SOS 曲線圖

【超音波骨質密度檢查影像解讀】

與雙能 X 線骨質密度（DXA）檢查部分參數一致，T 值是受檢者的骨量與 25 歲同性別、同種族年輕人峰值骨量相比較的數值。T 值 ≥ -1 認為是正常，-2.5 ＜ T ＜ -1 判定為骨量減少，T≤-2.5 判定為骨質疏鬆。在骨質密度報告圖上，灰色區域認為是正常骨密度，白色區域代表骨量減少，黑色區域提示骨質疏鬆。Z 值是受檢者的掃描結果與同齡、同性別、同種族的群體參考值相比較的數據。Z ≥ -2 判定為正常，Z ＜ -2 認為是骨量減少或骨質疏鬆。停經前婦女、小於 50 歲男性和青少年適用於 Z 值（圖 2-5-2）。

與 DXA 不同之處在於，超音波骨質密度多了個參數——音速（SOS）。該參數是超音波在骨組織中的傳播速度，不僅反映了骨骼的礦物質密度，也反映了骨骼的個體結構。SOS ＞ 4,000m/s 為骨質密度正常，SOS ＜ 4,000m/s 為骨量減少或骨質疏鬆（圖 2-5-3）。

橫坐標：年齡（歲）

（1）左側縱坐標：T 值。

（2）右側縱坐標：SOS（公尺／秒）。

（3）三條曲線：中間為健康人 SOS 平均值，上下分別為 ±1 倍標準差。

（4）標記點：檢測結果。

（5）灰色粗實線：骨量正常與骨量減少的分界線，T=-1。

（6）黑色粗實線：骨量減少與骨質疏鬆的分界線，T=-2.5。

（7）灰色區域：骨量正常。

（8）白色區域：骨量減少。

（9）黑色區域：骨質疏鬆。

【臨床表現】

（見 2～6 節 DXA 檢查）

【專家健康指導建議】

（見 2～6 節 DXA 檢查）

三、醫院骨質密度檢查報告中的英文縮寫的意義

（1）T 值：指受檢者的掃描結果與年輕人的參考值相比較的數據。

（2）Z 值：指受檢者的掃描結果與同齡、同性別的群體參考值相比較的數據。

（3）SOS：音速，即超音波在骨組織中的傳播速度。

第六節　雙能 X 線骨質密度檢查

雙能 X 線骨質密度檢查（Dual energy X-ray Absorptiometry，DXA），雙能 X 光骨

質密度儀是透過 X 光管球經過一定的裝置，獲得兩種能量即低能和高能光子峰。此種光子峰穿透身體後，掃描系統將所接受的訊號送至電腦進行數據處理，得出骨礦物質含量。該儀器可測量全身任何部位的骨量，精確度高，對人體危害較小，檢測一個部位的放射劑量相等於一張胸片 1/30，QCT 的 1%。不存在放射源衰變的問題。

　　常規體檢中骨質密度檢查的優點是骨礦含量測量準確，是骨質疏鬆測量的金標準，輻射劑量極低，是一般人體檢篩檢的首選。

　　部分體檢機構使用其他方法測量骨質密度，速度快，平均 1 分鐘做一個體檢者，但檢查結果準確度略低，與實際骨質密度誤差較大；不同操作者手法不同，人為誤差較大；且探頭接觸人體後重複消毒有困難，容易反覆使用，也可能埋下隱患。校醫院雙能 X 光骨質密度儀（DXA）為無接觸掃描，掃描時間為 6 ～ 8 分鐘，但檢查結果非常精確；該掃描為固定模式掃描，杜絕了操作者誤差，可作為回診依據。

一、前期準備／操作步驟

　　（1）檢查前注意事項：全身口袋內勿放硬幣、手機、鑰匙、各種卡；頭部不戴髮夾等飾品，摘除眼鏡；頸部除去項鏈、玉墜、吉祥物等掛件；手腕不戴手錶、運動手環、玉鐲等

飾物，盡量去除耳釘、戒指等小飾品。去除腰帶、外貼膏藥，去除腰圍、護膝、護踝等護具，有骨折病史及體內固定物存留的患者，請提前告知醫生相關病史。女性患者不穿塑身衣，最好穿全棉無燙印的衣物。6 歲以下兒童骨齡測量，建議家長同室 1 公尺線外陪同。

（2）骨質密度檢查：受檢者脫鞋平躺於檢查床上，按醫生要求擺放不同的體位，對腰椎、髖關節進行依次掃描，時間約為 10 分鐘，如圖 2-6-1。

（3）身體組成檢查：受檢者脫鞋平躺於掃描床上，身體自然放鬆，雙手放於身體兩側，自頭頂至腳底連續掃描，時間約為 6 分鐘。

（4）兒童骨齡測量：受檢者坐於檢查床旁，將非利手（左撇子為右手，其餘人為左手）放置於檢查床固定位置，自指尖至手腕連續掃描，時間約為 3 分鐘，如圖 2-6-2 所示。

圖 2-6-1　骨質密度檢查體位

圖 2-6-2　骨齡測量體位

二、主要檢查結果介紹

(一) 骨質疏鬆

【臨床表現】

　　骨質疏鬆症是一種常見、多發性疾病，是骨量減少、骨強度下降，致使骨的脆性增加以及易於發生骨折的一種全身性骨骼疾病。它嚴重地威脅著中、老年人，尤其是停經後女性的身體健康，由此引起的骨折等併發症除了給患者本人造成極大的痛苦外，也對社會和家庭帶來了沉重的經濟和生活負擔。骨質疏鬆分為原發性骨質疏鬆、繼發性骨質疏鬆、特發性骨質疏鬆。

　　骨質疏鬆主要表現為全身疼痛，身高縮短，駝背，易骨折及呼吸受限等。尤其是短期內身高明顯縮短，例如三年內身高縮短 2cm，就一定要高度警惕骨質疏鬆的發生。持續使用荷爾蒙治療超過 3 個月、女性哺乳期、停經早

期須特別注意骨質密度值。

　　骨質疏鬆與多種因素有關，主要以缺乏運動、吸菸、嗜酒、濃茶、咖啡、碳酸飲料攝入、長期素食、低鈣飲食、減肥、較少戶外活動等有關。女性骨質疏鬆還與遺傳因素密切相關，如果家族當中母親和姐妹得了骨質疏鬆，那麼本人得骨質疏鬆的機率可達正常人的3～4倍。

【骨質疏鬆影像解讀】
　　T 值是受檢者的骨量（BMD）與 25 歲同性別、同種族年輕人峰值骨量相比較的數值。（圖 2-6-3）正位腰椎及髖部的 T 值≥ -1 認為是正常，-2.5 ＜ T ＜ -1 判定為骨量減少，T ≤ -2.5 判定為骨質疏鬆。在骨質密度報告圖上，灰色區域認為是正常骨質密度（低度骨折風險），白色區域代表骨量減少（中度骨折風險），黑色區域提示骨質疏鬆（重度骨折風險）。但停經前婦女、小於 50 歲男性和青少年不適用 T 值，而適用於 Z 值。Z值是受檢者的掃描結果（BMD）與同齡、同性別、同種族的群體參考值相比較的數據，Z≥-2 判定為正常，Z ＜ -2 認為是骨量減少或骨質疏鬆。下圖中小白點表示 T 值或 Z 值所處的位置。如果受試者在校醫院 DXA 機器上做過不止一次骨質密度檢查，則圖中小白點代表本次檢查 T 值或 Z 值所處的位置，小黑點代表以往各次檢查 T 值或 Z 值所處的位置；受試者骨質密度隨時間的變化顯示非常直觀，一目瞭然。骨質密度的具體變化量可以透過短期骨質密度變化百分比、長期骨質密度變化百分比及年化百分比來觀察（圖 2-6-3）。

圖 2-6-3　骨質密度變化量（a. 正常骨質密度； b. 骨量減少； c. 骨質疏鬆）

注意事項：

（1）採用就重不就輕的原則。也就是說，患者測量了兩個或兩個以上部位得到的多個 T 值，應該採用 T 值最小的數據來進行診斷。比如，腰椎正位測量T值為-2.93，股骨頸T值為-2.11，那麼，採用-2.93診斷為骨質疏鬆症。

（2）高齡老人的 DXA 正位腰椎 T 值只做參考，多採用股骨頸和前臂遠端的測量數據，因為高齡老人的腰椎骨質增生嚴重，腹主動脈鈣化嚴重，影響測量骨質密度。

【專家健康指導建議】

（1）骨質疏鬆早期診斷、早期治療非常重要，對症處理可以有效減緩骨量丟失或增加骨量，預防骨折的發生。對乳癌荷爾蒙治療、內分泌相關疾病（例如糖尿病、紅斑狼瘡、硬皮病等）的患者，早期治療意義更大。治療方法包括戒除不良的生活習慣、均衡飲食、增加戶外運動、合理選用治療藥物、促進骨礦化及骨形成、抑制骨吸收。目前校醫院有鈣片、骨化三醇、硫酸氨基葡萄糖、雙磷酸鹽、降鈣素等多類治療骨質疏鬆的藥物，建議選擇骨科或骨質疏鬆門診就診，諮詢專業的臨床醫生，選用適合自己的藥物提升骨質密度。

（2）50 歲以上成年人、更年期前後的女性，建議每年做一次骨質密度檢查；正在進行骨質疏鬆治療的患者，建議每年做一到兩次骨質密度檢查，評估治療效果；目前骨質密度正常的低度骨折風險的受檢者，可以 3～5 年做一次骨質密度檢查。

（3）目前臨床上是以正位腰椎及髖部作為

隨訪部位，觀察 DXA 的骨質密度變化情況。一般而言，正位腰椎及髖部必須 1 ～ 2 年才能看出骨質密度的變化，這是由於目前的醫療水準所限而造成的。如果想短期內觀察藥物療效，建議選用下顎骨或髖部 Words 區作為觀察部位，3 ～ 6 個月就可以觀察到骨質密度的變化。

（4）雙能 X 光骨質密度儀（DXA）使用的是雙能 X 線（筆束式），劑量極低。做人體一個部位檢查所接受的劑量，僅為每次胸片劑量的 1/30，約合每日天然本底的 1/3，美國 FDA 亦認為筆束式雙能 X 線骨質密度檢查對人體無確切傷害。

（5）其他醫院所使用的機器多為扇形束掃描雙能 X 線骨質密度儀，檢查時間短但劑量較大；校醫院 Norland 骨質密度儀為筆束式掃描，雖然掃描時間稍長但輻射劑量明顯減小，約為外院骨質密度檢查劑量的 1/80。扇形束和筆形束的 DXA 診斷價值相當，數據經標準化參數校正可互認。兩相比較，校醫院的骨質密度儀使受檢者收益最大。

（二）成人身體組成評估

【專家健康指導建議】

（1）體脂處於白色區域的受試者，一般都伴有輕度脂肪肝。

（2）體脂處於黑色區域的受試者，百分之百伴有中重度脂肪肝。

（3）建議體脂過高的族群控制飲食、加強運動，也就是我們常說的「管住嘴，邁開腿」，3 個月後複測身體組成。

（4）脂肪含量下降的同時會伴有肌肉及骨礦鹽量的提升，對於想減脂增肌的族群有意義。

圖 2-6-4　全身 DXA 身體組成

圖 2-6-5　DXA 體脂率（siri 水中秤重法）

【成人身體組成評估影像解讀】

透過 DXA 檢查，可以精確測量人體的骨礦鹽量、肌肉、脂肪含量（精確到克），準確測量體脂比，對潛在體脂過高者及時預警。圖 2-6-4 至圖 2-6-5 所示，自左向右的區域分別是表示體脂過低、體脂正常、體脂偏高、肥胖。依據身體組成情況可以全面判定身體的健康狀態。

全身檢查可測量全身骨礦含量與肌肉的百分比（% TBMC/FFM），其正常值為 5%～7%，處於該區間的成年受試者可以透過運動來增加骨質密度，防治骨質疏鬆。該比值 < 5%，表示骨的健康狀況較差，破骨細胞異常活躍，需使用成骨藥物提升骨質密度；該比值 > 7%，表示成骨細胞異常活躍，需使用破骨藥物調節骨質密度。

（三）兒童骨齡分析

圖 2-6-6　正常兒童骨齡曲線範圍

【兒童骨齡分析影像解讀】

正常兒童的骨齡應位於 -2SD 至 +2SD 骨齡曲線範圍內（圖 2-6-6）。位於骨齡曲線上方的數值表示孩子骨齡大於生理年齡，超過 2SD 區間有性早熟的風險；位於骨齡曲線下方的數值表示孩子骨齡小於生理年齡，低於 -2SD 區間有發育遲緩的可能。

【專家健康指導建議】

（1）兒童骨齡分析是依據正常兒童骨齡大數據曲線，透過測量腕骨的骨質密度來判斷孩子的骨齡，繼而預測孩子的成年身高，不僅可以給兒童保健提供有力支撐，還可用於體育賽事的骨齡分析及運動員選材。

（2）相對於普通 X 光腕部照片而言，DXA 的 X 光劑量非常低，只有普通骨齡片的 1/30 或 1/50，非常適合做孩子的體檢。

（四）兒童身體組成評估

【兒童身體組成評估影像解讀】

　　正常兒童的骨質密度應位於 -2SD 至 +2SD 曲線範圍內（圖 2-6-7），低於 -2SD 則預示孩子骨質密度過低，生長發育遲緩。高於 2SD 則預示孩子有性早熟的風險。Age Match（％）反映了受試者與同性別、同齡人骨量對比的比值。兒童骨質密度分析僅適用於 Z 值。

　　特別注意：％ TBMC/FFM 這一指標不適用於兒童。

圖 2-6-7　正常兒童骨質密度曲線範圍

【專家健康指導建議】

DXA 可以對未成年人做全身掃描來評估身體的發育狀況，判定其脂肪、肌肉、骨礦鹽含量範圍，為體質分析提供重要參考。DXA 身體組成測量與核磁共振掃描具有高度的一致性，測量結果非常準確，且 DXA 操作簡單、價格便宜。

三、醫院骨質密度檢查報告中的英文縮寫的意義

以正位腰椎的 DXA 檢查為例：

（1）Young Ref.（%）：與 25 歲年輕人骨量（也就是峰值骨量）對比的比值。

（2）T-Score：T 評分，指受檢者的掃描結果（BMD）與年輕人的參考值相比較的數據。

（3）Age Match（%）：與同性別、同齡人骨量對比的比值。

（4）Z-Score：Z 評分，指受檢者的掃描結果（BMD）與同齡、同性別的群體參考值相比較的數據。

（5）Region：掃描部位。

（6）BMD（g/cm^2）：每平方公分的平均骨量。

（7）BMC（g）：骨礦鹽總量。

（8）Area（cm^2）：掃描面積。

（9）Length（cm）：掃描長度。

（10）Width（cm）：掃描寬度。

（11）ST Change（%）：Short Term Change（%）短期骨質密度變化百分比（最後一次測量的骨質密度值與最近一次測量的骨質密度值變化的百分比，可了解患者近期骨質密度的變化）。

（12）ST Change（%/yr）：Short Term Change（% /year）：短期骨質密度年化變化百分比（最後一次測量的骨質密度值與最近一次測量的骨質密度值變化的年化百分比，可了解患者近期骨質密度的變化）。

（13）LT Change（%）：Long Term Change（%）長期骨質密度變化百分比（最後一次測量的骨質密度值與最初測量的骨質密度值變化的百分比，可了解患者自測量骨質密度以來長期骨質密度的變化）。

（14）LT Change（% /yr）：Long Term Change（% /year）：長期骨質密度年化變化百分比（最後一次測量的骨質密度值與最初測量的骨質密度值變化的年化百分比，可了解患者長期骨質密度的變化）。

以全身 DXA 掃描為例：

（1）Total BMC：全身骨礦含量（g）。

（2）Total Lean Mass：全身肌肉含量（g）。

（3）Total Fat Mass：全身脂肪含量，包括內臟脂肪及皮下脂肪（g）。

（4）Total Fat（%）：全身脂肪量的百分比。

（5）Siri UWE Fat：全稱為 Siri Underwater Fat，Siri 水下脂肪測量百分比。

（6）Brozek UWE Fat：全稱為 Brozek Underwater Fat，Brozek 水下脂肪測量百分

比，多用於健美運動員、專業運動員。

（7） Soft Tissue Fat：軟組織脂肪，主要指皮下脂肪。

（8） ％ TBMC/FFM：全身骨礦含量與肌肉的百分比，正常值為 5%〜 7%，處於該區間的成年受試者可以透過運動來增加骨質密度，防治骨質疏鬆；該比值＜ 5%，表示骨的健康狀況較差，破骨細胞異常活躍，需使用成骨藥物提升骨質密度；該比值＞ 7%，表示成骨細胞異常活躍，需使用破骨藥物調節骨質密度。該指標未成年人不適用。

（1） Underfat：體脂過低。

（2） Healthy：體脂正常。

（3） Overfat：體脂過高。

（4） Obese：肥胖。

（5） Lean Mass （g）：瘦體重總量。

（6） Fat Mass （g）：脂肪總量。

（7） BMC （g）+Lean Mass （g）+Fat Mass （g）：人體體重。

第三章　超音波檢查

【項目介紹】

超音波檢查是以超音波在人體內所產生的各種回音訊號為基礎，並以不同的可視模式如二維灰階超音波、彩色都卜勒超音波（Color Doppler Flow Imaging，CDFI）、頻譜及組織都卜勒超音波等顯示人體臟器、組織結構和血流資訊，來分析這些臟器的位置、解剖結構、血流動力學及功能變化。

醫生有了超音波檢查，就如同增加了一雙具有特殊功能的「透視」眼，透過淺表皮膚及皮下組織看到腹部臟器，如肝、膽、胰、脾、腎，了解肝臟有無瀰漫性病變、有無結節及腫塊；膽囊有無結石及息肉；胰腺有無腫瘤；脾臟大小及有無結節；腎臟有無積水、結石及腫塊等；看到前列腺，了解有無前列腺增生、前列腺結節；看到乳腺、甲狀腺可以排查有無腫瘤；看到頸動脈可以了解管壁有無斑塊、管腔有無狹窄或阻塞等。透過超音波檢查了解這些臟器正常與異常病變的資訊，為臨床診斷及治療提供可靠的依據。由於超音波檢查無創、無痛、無輻射，且操作簡便、價格低廉，得到很多機構及大眾的認可，成為定期體檢、篩檢疾病必選的檢查項目。

【前期準備及操作步驟】

1．前期準備

（1）腹部超音波檢查膽囊、胰腺等，前一天晚上宜清淡飲食，20 點以後禁食水，次日晨起空腹檢查。一些體檢者因某些疾病必須晨起空腹服藥，可以提前三小時白開水送服後再去檢查。

（2）胃腸鏡及消化道造影檢查 3 天後，方可進行腹部超音波檢查。

（3）經腹壁探測前列腺，要適度充盈膀胱，充盈太多反而不利於探測，尤其前列腺增生患者，避免膀胱過度充盈。

（4）檢查甲狀腺、乳腺、頸血管及心臟無須空腹及特殊準備。腦血管超音波建議飲食後再檢查。

（5）建議穿著分體式、可解扣上衣及內衣，便於更好地暴露檢查部位。

2．操作步驟

（1）被檢者躺於檢查床上，檢查醫生將超音波耦合劑塗抹於檢查部位，透過移動超音波探頭獲取所查臟器各切面的超音波圖像，檢查過程中，被檢者可能必須配合呼氣、吸氣、改變體位等動作完成檢查項目。

（2）檢查完畢，將塗抹的超音波耦合劑擦拭乾淨即可。

第一節　肝膽脾胰胰腎及相關組織器官的超音波

一、肝臟超音波

　　肝臟大部分位於右上腹部，部分延伸至正中線偏左。平穩呼吸時，肝臟幾乎全部位於肋骨後方，當深呼吸時，肝臟可達到肋緣下 1.5cm 甚至更多，因此超音波檢查時為了避免肋骨對肝臟的遮擋，需要檢查者深吸氣（鼓肚子），以便獲得肝臟的完整圖像。正常值：肝左葉前後徑 4.0 ～ 7.0cm，上下徑 4.0 ～ 8.0cm，肝右葉最大斜徑 10.0 ～ 14.0cm。正常門靜脈主幹內徑 0.8 ～ 1.3cm，平均流速 20cm/s。脾門處脾靜脈內徑 0.3 ～ 0.8cm。

（一）肝臟實質瀰漫性病變

　　指各種病因所致肝臟實質的瀰漫性病變，多見於脂肪肝、病毒性或藥物性肝炎、肝硬化、血吸蟲肝病、淤血肝、肝內膽汁淤積等。除少數典型病例外，各種肝臟瀰漫性病變通常具有相似的超音波聲像圖，由於缺乏特異性，需結合病史、臨床表現、實驗室檢查、其他影像學檢查等進行鑑別診斷。建議查找病因，積極控制及治療原發病。

1·脂肪肝

【影響因素及臨床表現】

脂肪肝在肝臟實質瀰漫性病變中最常見，是指肝細胞內脂肪沉積異常增多超過生理含量所引起的可逆性改變。常見原因為脂代謝異常、肥胖、長期營養不良、慢性感染或中毒等。

檢查者多無明顯症狀，部分有肝區脹痛，可合併高血脂、肝功能異常等。

圖3-1-1　脂肪肝

註：a、b顯示肝臟實質回音注射顯影劑。L：肝臟，RK：右腎，GB：膽囊

【專家健康指導建議】

（1）脂肪肝為可逆性病變，可完全恢復正常。建議找出病因，有的放矢採取治療對策。對於長期大量飲酒者應戒酒；

（2）營養過剩、肥胖者應嚴格控制飲食，適當增加運動；

（3）營養不良性脂肪肝患者應適當增加營養，調整飲食結構，提倡高蛋白質、高維生素、低糖、低脂肪飲食等。

【脂肪肝報告解讀】

脂肪肝可分為均勻性和非均勻性脂肪肝。均勻性脂肪肝，超音波顯示肝內均勻分布的密集細小點狀強回音，重度脂肪肝肝內管道紋理不清，肝靜脈及門靜脈分支回音減弱（圖3-1-1）。非均勻性脂肪肝，超音波顯示肝內局限性高或低回音區，邊緣尚清晰，有時需與肝血管瘤或其他肝臟占位性病變進行鑑別。

2・肝硬化

病因不同，肝硬化的超音波表現也有很大差別。典型超音波表現為肝臟右葉縮小、左葉可縮小也可代償性增大；肝表面凹凸不平呈鋸齒狀、結節狀，肝邊緣鈍；肝實質回音瀰漫性上升，可見粗細不均點狀、顆粒樣、斑片樣等改變。因肝臟纖維化導致肝內外血管顯示粗細不均，可伴隨門靜脈高壓、脾腫大、腹水及膽囊壁水腫等（圖 3-1-2）。

圖 3-1-2　肝硬化

註：a、肝臟實質回音呈粗細不均顆粒樣改變；b、肝臟右葉縮小，肝周見腹水。L：肝臟，ASC：腹水

【影響因素及臨床表現】

肝硬化是一種常見的慢性、進行性、瀰漫性肝病，由一種或幾種病因長期或反覆作用引起肝細胞受損、變性壞死，導致肝細胞結節狀再生及纖維組織增生。

早期無症狀，後期以肝功能損害和門脈高壓為主要表現，晚期常出現消化道出血、肝性腦病、繼發感染等嚴重併發症。

【專家健康指導建議】

（1）找出病因，首先治療原發病。

（2）對症治療，可到肝病科或消化科就診。

3 · 淤血肝

圖 3-1-3　淤血肝

註： a、下腔靜脈擴張； b、肝靜脈左、中、右三支均擴張； c、肝靜脈血流通暢； d、肝周腹腔積水。L：肝臟，IVC：下腔靜脈，LHV：肝左靜脈，MHV：肝中靜脈，RHV：肝右靜脈，ASC：腹水

【淤血肝報告解讀】

探頭掃查肝臟區有明顯壓痛，肝包膜尚光滑，肝實質回音可稍低或上升，分布均勻；下腔靜脈內徑增寬（＞2.4cm），肝靜脈內徑增寬（＞0.8cm），生理性搏動減弱或消失；可有腹腔積水及脾腫大（圖3-1-3）。

【影響因素及臨床表現】

下腔靜脈血流回心受阻的疾病都可導致肝臟淤血。表現為肝臟腫大，肋下緣可觸及，可伴有脾腫大，腹水。常有心臟病等病史。

【專家健康指導建議】

（1）淤血性肝腫大，結合下腔靜脈及肝靜脈擴張，要考慮心臟病變的可能，需進一步檢查，如做心臟彩色都卜勒超音波等。

（2）建議到心血管內科就診。

4 · 肝血吸蟲病

超音波所見的典型圖像多為晚期血吸蟲病，肝臟可縮小或左葉增大，肝內回音不均質，呈密集點狀、條索樣、粗網狀及鱗片狀注射顯影劑，其間見小的低回音，使肝臟回音高低不均勻（圖 3-1-4），部分呈「地圖樣」改變。門脈管壁增厚、回音注射顯影劑，可有脾腫大，腹腔積水。

圖 3-1-4　肝血吸蟲病
註：肝實質回音呈高低不均質改變

【影響因素及臨床表現】

血吸蟲病主要流行於長江流域及其以南地區。肝血吸蟲病的病因是日本血吸蟲成蟲寄生在門靜脈系統，引起的肝臟疾病，由皮膚接觸含尾蚴的疫水而感染。有疫區接觸史。

早期有發熱、腹痛、肝脾腫大。慢性期以血吸蟲性肝硬化、門靜脈高壓及脾腫大、腹水為主。

【專家健康指導建議】

結合流行區疫水接觸史對於該病診斷甚為重要，建議肝病科就診。

（二）肝臟囊性病變

常見有肝囊腫、多囊肝病、肝血腫、肝膿腫、皮樣囊腫、黏液瘤、囊腺瘤等，超音波影像是首選的檢查方法，有一定的診斷和鑑別診斷意義。

1·肝囊腫

圖 3-1-5　單純性肝囊腫

註： a、肝內兩個類圓形無回音，邊界清晰； b、囊腫內無血流訊號。CY：囊腫

【影響因素及臨床表現】

　　肝囊腫是肝內最常見的一種生長緩慢、病程長的良性病變，可單發，也可多發。小囊腫一般無症狀，大囊腫可致肝區不適、飽脹、疼痛等症狀。

【專家健康指導建議】

　　肝囊腫較小的不需處理，較大的必須到外科就診，也可在超音波引導下行囊腫穿刺介入治療。

2·多囊肝病

圖 3-1-6　多囊肝病

註： a、 b肝臟內大小不等的囊腫，肝臟形態及結構失常

【影響因素及臨床表現】

　　多囊肝病是一種先天性具有家族遺傳性的

【肝囊腫報告解讀】

　　超音波圖像上肝囊腫顯示為圓形、橢圓形無回音，壁薄，邊界清，前後壁回音注射顯影劑，有側方聲影，單純性肝囊腫其內及周邊無血流訊號（圖 3-1-5）。

【多囊肝病報告解讀】

　　多囊肝病超音波圖像顯示肝臟形態失常，肝臟實質內布滿大小不等的無回音囊腫，部分囊腫互相融合，可見多房分隔（圖 3-1-6）。部分病例同時伴有腎臟、胰腺、脾臟等器官的多囊性改變。

疾病。肝臟呈多囊樣表現。隨著年齡的增加，肝臟體積的增大，逐漸出現腹痛、肝功異常等。

【專家健康指導建議】

建議定期複查，排除肝臟其他病變存在。

（三）肝臟實質占位性病變

肝臟實質占位性病變可分為良性和惡性病變。超音波對典型血管瘤可以明確判定，其餘腫瘤及不典型血管瘤超音波圖像均無法提供確認診斷，需結合實驗室檢查、其他影像學檢查、穿刺病理活檢等綜合診斷。

1.肝血管瘤

【肝血管瘤報告解讀】

　　超音波圖像顯示肝內可見實質結節，以高回音結節最多見。較小血管瘤的直徑一般在 1～3cm，內部可觀察到細小無回音區，形成「篩狀」結構，影像呈「浮雕感」（圖 3-1-7）。較大的血管瘤形狀可不規則，有的邊界不清，病變內部回音強弱不一，呈條索狀或蜂窩狀，並有大小不一、形狀不規則的無回音區。CDFI 顯示大多數血管瘤內無血流顯示，部分病灶見少許點狀血流。

圖 3-1-7　肝血管瘤

註： a、 b 箭頭所示肝臟實質偏高回音結節，邊界清晰

【影響因素及臨床表現】

肝血管瘤是最常見的肝臟良性腫瘤，病因不清，可以單發或多發。

一般無明顯症狀，常為查體或其他檢查時發現。部分較大的血管瘤可有上腹部不適、疼痛，飯後飽脹感等。

【專家健康指導建議】

肝臟血管瘤小的可定期複查，不用特殊處

理，大的血管瘤建議到肝膽外科就診。

2・肝臟局部結節性增生增生

圖 3-1-8　肝臟局部結節性增生

註：　a、肝內邊界欠清的等回音結節；　b、結節內可見較豐富血流訊號

【影響因素及臨床表現】

此病為良性病變，病因不明，多為單發。大部分患者無症狀，多為體檢時意外發現，較大病變有右上腹隱痛、腹脹等症狀。

【專家健康指導建議】

（1）彩色都卜勒超音波是優選的診斷方法，同時結合其他影像學檢查及穿刺活檢來確診。

（2）無症狀者，可以保守治療。

（3）體積較大，回診觀察，若腫瘤逐漸增大者需外科手術治療。

3・原發性肝癌

【影響因素及臨床表現】

原發性肝癌是常見的惡性腫瘤，以男性發病率高。多有病毒性肝炎、肝硬化等病史。

早期多無症狀。隨著病情進展可出現上腹脹痛、隱痛、上腹腫塊、消瘦、乏力、便血等症狀。

【肝臟局部結節性增生增生報告解讀】

超音波圖像顯示肝內邊界欠清的等回音、低回音或稍低回音結節；有些周邊見稍低回音「暈帶」；部分見中心強回音及其向周圍延伸的隔帶，無包膜。彩色都卜勒超音波顯示病灶內血流豐富，由病灶中央出現星狀血流訊號，呈輻射狀排列至周圍（圖3-1-8）。

【原發性肝癌報告解讀】

常見類型有：低回音型，病變區回音低於周圍肝組織，較均質，邊界清，常呈圓形；高回音型，病變區回音明顯高於周圍肝組織，境界清晰，病變大小不一（圖3-1-9），可呈「鑲嵌狀」圖像，或「塊中塊」，團塊周圍環以聲暈；等回音型，病變區回音數值及分布密度與周圍肝組織相似，普通探頭不宜分辨，需要高頻探頭對病變境界進行辨認；瀰漫型，肝區回音強弱不均，不易與結節型肝硬化鑑別；混合型，病變區高回音內有液化壞死時出現有不規則的無回音或低回音區。CDFI 癌灶內及周邊動脈血供豐富。

原發性肝癌周圍組織的繼發聲像圖表現：較大原發灶周圍的散在小結節狀回音；病變周圍的肝靜脈和門靜脈可被擠壓變形或移位、中斷；門靜脈、肝靜脈、下腔靜脈血管內出現癌栓。

圖 3-1-9　原發性肝癌

註：a、b 肝內實質團塊狀腫塊回音；b、顯示「塊中塊」

【專家健康指導建議】

（1）建議病毒性肝炎、肝硬化患者定期複查，積極治療，以降低惡性腫瘤的發病率。

（2）一旦確診可根據肝癌不同階段選擇適宜的治療方法。

（3）可到外科、腫瘤科及消化科等科室就診，超音波動態觀察腫瘤治療後的變化及效果。

4·肝轉移癌

【肝轉移癌報告解讀】

超音波圖像顯示肝內多發，大小相近，回音相似的結節（圖 3-1-10）。常見類型有：

（1）無回音型：多見於惡性淋巴瘤、黑色素瘤。

（2）低回音型及高回音型：見於各種癌瘤的肝轉移。靶狀高回音結節亦稱「牛眼」狀圖像，此型病變常較小，呈圓形，內部回音較高，在圓形高回音團四周有 1～3mm 無回音暈環繞，似「靶環」，常見於胃腸道癌的肝轉移。

（3）混合回音型及強回音型：多見於胃腸道、卵巢等惡性腫瘤的肝轉移。

（4）網格狀多房型回音型：常見於卵巢及乳腺等癌瘤的轉移。

圖 3-1-10　轉移性肝癌

註：a、b 結腸癌的肝轉移，肝內多發類圓形結節呈「靶環」

【影響因素及臨床表現】

轉移性肝癌可來自肺、胃、腸、乳腺、卵巢等多個器官的惡性腫瘤，無肝硬化背景。有原發腫瘤症狀，可出現肝區疼痛，上腹不適、

乏力、消瘦、黃疸等。

【專家健康指導建議】

（1）建議到腫瘤科、內科等綜合治療。

（2）超音波動態觀察腫瘤治療後的變化及效果。

（四）肝內鈣化灶

超音波圖像顯示肝內圓形或不規則形強回音，境界清晰，可伴明顯聲影（圖 3-1-11）。無症狀，多為常規超音波檢查時發現，不需特殊關注。

圖 3-1-11　肝內鈣化灶

註：箭頭所示肝內強回音後伴聲影。L：肝臟，AA：腹主動脈

二、膽道系統超音波

膽囊位於右上腹部肝右葉下面膽囊窩內，為中空器官，呈梨形囊袋狀，內為透聲良好的無回音。正常值：膽囊長徑＜9.0cm，橫徑＜4.0cm。空腹狀態下膽囊壁厚度＜0.3cm，肝外膽管內徑 0.4～0.8cm，若內徑＞0.8cm 即為擴張。

（一）膽囊疾病

1・膽囊壁增厚

圖 3-1-12　膽囊壁增厚

註：肝硬化引起的膽囊壁增厚，箭頭示呈「雙邊」。L：肝臟，GB：膽囊，ASC：腹水

【影響因素及臨床表現】

膽囊壁增厚多見於膽囊炎、肝硬化腹水、低蛋白血症、肝功能異常、膽囊腺肌增生症、膽囊癌等。

【專家健康指導建議】

建議根據病因到消化科、肝病科或外科就診。

2・膽囊結石

圖 3-1-13　膽囊結石

註：箭頭示膽囊內強回音團塊伴聲影。L：肝臟，GB：膽囊

【影響因素及臨床表現】

膽囊內膽汁的某些成分如膽色素、膽固醇、黏液物質及鈣離子等在各種因素的作用下析出，凝集形成結石。

大部分膽囊結石患者無明顯症狀，發作時典型症狀是膽絞痛，可突然發作又突然消失。疼痛開始於右上腹部，放射至後背和肩胛下角，每次發作可持續數分鐘或數小時。也有厭油膩、腹脹、消化不良、上腹部燒灼感、嘔吐等症狀。

【專家健康指導建議】

（1）建議定期複查。少部分膽囊結石長期反覆誘發膽囊炎發作，且反覆摩擦膽囊壁，有癌變的可能。

（2）建議到肝膽外科診治。

3・慢性膽囊炎

【慢性膽囊炎報告解讀】

超音波圖像顯示膽囊壁增厚 ≥ 0.4cm，膽囊縮小，膽囊腔內常見結石及膽泥沉積物等（圖 3-1-14）。

圖 3-1-14　膽囊多發性結石併發慢性膽囊炎

註：a、b膽囊縮小，箭頭示膽囊壁不均勻增厚，膽囊腔內見多發沙礫樣結石。L：肝臟，GB：膽囊，ST：結石

【影響因素及臨床表現】

慢性膽囊炎是常見的膽囊疾病，常見於膽囊急性炎症反覆發作遷延而來，多伴有膽囊結石。

檢查者可無症狀或進油膩食物後有右上腹疼痛及不適史。

【專家健康指導建議】

建議定期複查，長期慢性膽囊炎合併膽囊結石者有癌變可能。建議到肝膽外科診治。

4・急性膽囊炎

【急性膽囊炎報告解讀】

超音波圖像顯示膽囊腫大，前後徑 ≥ 4.0cm，壁厚呈「雙邊」；囊腔內見沉積物或見結石影像像；穿孔時，膽囊壁連續性中斷，膽囊周圍見局限性積水；膽囊區壓痛，探頭加壓「墨菲氏病癥」呈陽性（圖 3-1-15）。

圖 3-1-15　急性膽囊炎

註：膽囊增大，細箭頭示膽囊壁增厚呈「雙邊」；粗箭頭示膽囊腔內見沉積物；「+」膽囊腔內強回音結石。GB：膽囊，ST：結石

【影響因素及臨床表現】

主要病因是細菌感染、膽石梗阻、缺血和胰液逆流。

臨床主要特徵是右上腹持續性疼痛，伴陣發性加劇，並有右上腹壓痛和肌緊張。

【專家健康指導建議】

建議急診到肝膽外科診治。

5‧膽囊息肉樣病變

圖 3-1-16　膽囊息肉樣病變

註：a、b 箭頭所示膽囊壁向膽囊腔內隆起的中等回音結節；b. 彩色都卜勒超音波顯示結節未見血流訊號。GB：膽囊

【膽囊息肉樣病變報告解讀】

　　超音波圖像顯示自膽囊壁向膽囊腔內隆起的高回音或中等回音，部分呈乳突狀或結節狀，無聲影，不移動（圖 3-1-16）。若病灶基底部較寬或直徑大於 1cm，用彩色都卜勒超音波觀察其內若有血流訊號，應警惕惡變可能。

【影響因素及臨床表現】

　　此病多見膽固醇性息肉、腺瘤樣息肉等，一般無症狀。

【專家健康指導建議】

　　建議定期複查，膽囊息肉可疑癌變者需外科就診，必要時手術治療。

6‧膽囊壁膽固醇沉積症

圖 3-1-17　膽囊壁膽固醇沉積

註：a、b 箭頭示膽囊壁點狀強回音後伴「彗星尾」。L：肝臟，GB：膽囊

【膽囊壁膽固醇沉積症報告解讀】

　　超音波圖像顯示膽囊壁內見點狀偏強回音，或膽囊壁內見小的隆起性強回音＜1cm，無聲影，後方伴「彗星尾」，不移動（圖 3-1-17）。

【影響因素及臨床表現】

　　由於膽固醇代謝紊亂，造成膽汁中膽固醇含量上升，而沉積於膽囊黏膜固有層內，並逐

漸向黏膜表面隆起而形成。屬於良性病變，一般無症狀。

【專家健康指導建議】

建議定期複查，部分膽固醇沉積可從膽囊壁脫落隨膽汁排出。

7·膽囊腺肌增生症

【膽囊腺肌增生症報告解讀】
　　超音波圖像顯示膽囊壁節段型、局限型或瀰漫型增厚，增厚的膽囊壁內見小的液性囊腔，其內可合併帶「彗星尾」的膽固醇結晶（圖3-1-18）。

圖 3-1-18　膽囊腺肌增生症

註：a、膽囊底部膽囊壁局限性增厚，內見小的液性囊腔；b、膽囊壁局限性增厚區未見血流訊號。L：肝臟，GB：膽囊

【影響因素及臨床表現】

本病是膽囊黏膜上皮增生、肌層肥厚，黏膜上皮陷入增厚的肌層形成膽囊壁內許多細小的竇狀間隙，導致膽汁淤滯、感染，或形成膽固醇結晶。

通常無明顯症狀，也有人出現右上腹不適、疼痛等。

【專家健康指導建議】

超音波是該病首選的檢查方法，屬良性病變。建議到外科就診，定期複查。

8·膽囊癌

【影響因素及臨床表現】

膽囊癌是一種惡性程度較高的腫瘤，多伴有慢性膽囊炎和膽囊結石病史。

臨床症狀有右上腹持續性隱痛、食慾減退、噁心嘔吐、黃疸等。

【專家健康指導建議】

超音波發現膽囊實質占位並可疑膽囊癌者，建議到肝膽外科就診，進一步檢查以確認診斷、早期治療。

（二）膽管疾病

1·膽管結石

圖 3-1-19　肝外膽管結石及膽囊腫大

註： a、箭頭所示肝外膽管中高回音團塊； b、膽囊腫大。GB：膽囊，CBD：總膽管

【影響因素及臨床表現】

（1）膽管結石是指膽管內膽汁的某些成分如膽色素、膽固醇、黏液物質及鈣等在各種因素的作用下析出凝集而形成，分為肝外膽管結石和肝內膽管結石。

（2）肝外膽管結石：結石在膽管內移動，

【膽囊癌報告解讀】

超音波圖像顯示膽囊內可見結節型、息肉型、厚壁型、混合型、實塊型等不同類型病灶。膽囊壁上結節或腫塊基底寬，病灶＞1cm，膽囊壁增厚不規則；大塊狀腫塊常與肝臟分界不清；膽囊底部與頸部好發，低回音多見；結節或腫塊內血供豐富；膽囊腔內多合併結石。

【膽管結石報告解讀】

超音波圖像顯示：膽管內可見單個或多個中高回音或強回音後伴聲影，其周圍有液性暗區（圖 3-1-19a）。由於結石造成膽管梗阻，引起結石以上部位的膽管擴張、膽囊增大（圖 3-1-19b）。合併化膿性膽管炎時，膽管內部有低回音至中等回音，可部分或全部充滿管腔，後方無聲影。

發生嵌頓致急性發作時可引起阻塞性黃疸和化膿性膽管炎，嚴重可導致休克。

（3）肝內膽管結石：平時有上腹部不適等消化不良症狀。急性發作時肝區有脹痛和相應部位的後腰背疼痛，有寒戰、高熱、全身感染、黃疸等。

【專家健康指導建議】

建議肝膽外科就診，超音波定期複查。

2・肝外膽管擴張

超音波圖像顯示肝外膽管增寬，多見於膽囊切除術後的代償性輕度增寬，其次可見於遠段肝外膽管結石梗阻造成的近段膽管擴張，還可見於肝外膽管的惡性占位如肝外膽管癌、壺腹周圍癌等所致的近段膽管擴張。

3・膽管癌

【膽管癌報告解讀】

超音波圖像顯示腫塊自膽管管壁突至管腔或占據該段管腔，內部回音分布不均，後方無聲影；實質腫塊與管壁緊密相連，無液性暗區環繞，高位膽管與周圍擴張膽管形成「蝴蝶」狀；浸潤型、硬化型膽管癌常不顯示腫塊圖像，而僅顯示擴張的膽道至病變部位突然截斷或略呈錐狀後截斷。腫塊造成膽管梗阻，梗阻以上部位肝內及肝外膽管均明顯擴張。此病好發於肝門部左右肝管匯合處、膽囊管與肝總管匯合處及壺腹部（圖3-1-20）。

圖 3-1-20　總膽管壺腹癌

註：a、b 總膽管擴張延續到壺腹部探及實質中等回音腫塊。CBD：總膽管，箭頭所示腫塊

【影響因素及臨床表現】

膽管癌原因不明。起病隱匿，早期即出現黃疸，並進行性加重，持續性腰背部隱痛等。

【專家健康指導建議】

建議肝膽外科就診，確認診斷、積極治療。

三、脾臟超音波

脾臟位於左上腹腔，橫膈之下，左腎前上方，是人體最大的淋巴器官，在身體防禦和免疫功能方面起著非常重要的作用。正常脾臟長徑＜12cm，厚度：男＜4.0cm，女＜3.8cm。

（一）脾腫大

【影響因素及臨床表現】

脾腫大的原因很多，常為全身性疾病所致，腫塊急性、亞急性和慢性感染性疾病、淤血性疾病、血液病、代謝性疾病、自身免疫性疾病及瘧疾等寄生蟲性疾病等。原發疾病決定患者的臨床症狀。

圖 3-1-21　脾腫大

註：a、脾臟增大；b、脾門區脾靜脈迂曲擴張。
SP：脾，箭頭所示脾靜脈

【專家健康指導建議】

需內科門診就診，臨床綜合分析以確認病因，並採取針對性的治療。

【脾腫大報告解讀】

超音波測量男性脾厚≥ 4.0cm，女性≥ 3.8cm，脾下緣超過肋緣線，或者脾長徑超過 12cm 則診斷為脾腫大，可伴有脾靜脈擴張（圖3-1-21）。

【脾囊性病變報告解讀】
　脾臟囊性病變包括單純性脾囊腫（圖3-1-22）、表皮樣囊腫、脾包蟲囊腫及假性脾囊腫等多種表現形式。

（二）脾囊性病變

圖 3-1-22　脾囊腫

註：脾內見兩個類圓形無回音，邊界清，壁光滑。
SP：脾，CY：囊腫

【影響因素及臨床表現】

多種原因可導致脾囊性病變。單純性脾囊腫多見，一般無自覺症狀。假性脾囊腫常有外傷史和左季肋部脹痛不適。表皮樣囊腫、脾包蟲囊腫多表現為上腹部腫塊。

【專家健康指導建議】

單純性脾囊腫無須處理，其他類別脾囊腫需門診進一步診治。

（三）脾實質病變

脾實質病變有原發性良性、惡性腫瘤，還有轉移性腫瘤。原發性良性腫瘤以脾臟血管瘤相對多見，惡性者以惡性淋巴瘤和急性、慢性白血病相對多見。

1·脾臟血管瘤

圖 3-1-23　脾臟血管瘤

註：a、 b 箭頭所示脾實質內見實質偏高回音結節，邊界清

【脾臟血管瘤報告解讀】

　　超音波圖像顯示脾實質內出現一個或數個圓形或橢圓形、邊界清晰規整的高回音結節（圖 3-1-23），部分結節呈低回音或混合回音，瘤體內血流訊號不明顯。

【影響因素及臨床表現】

　　脾臟血管瘤病因不明，是脾臟最常見的良性腫瘤，一般無明顯臨床症狀，常在體檢時偶然發現。

【專家健康指導建議】

　　建議外科就診，確認診斷後定期複查。

2·淋巴性脾臟瘤

圖 3-1-24　淋巴性脾臟瘤

註：a、脾臟增大，脾門區多發異常腫大淋巴結；b、脾實質呈瀰漫性粗顆粒樣改變。SP：脾，LY：淋巴結

【淋巴性脾臟瘤報告解讀】

　　超音波圖像表現可為多種形式：脾腫大伴實質瀰漫性粗顆粒樣改變（圖 3-1-24）；脾內局限性多發小低回音結節；多發大結節等。CDFI 顯示其內血供豐富。

【影響因素及臨床表現】

　　淋巴瘤累及脾臟可伴有左上腹痛，可觸及左上腹腫塊。有淋巴瘤病史。

【專家健康指導建議】

建議到血液科及腫瘤科治療。

3・脾臟轉移性腫瘤

【影響因素及臨床表現】

有原發腫瘤病史及臨床症狀。

【專家健康指導建議】

建議腫瘤科綜合治療。

【脾臟轉移性腫瘤報告解讀】
　　脾臟轉移性腫瘤的聲像圖與原發腫瘤病理結構有關，多呈低回音、高回音及混合回音，病灶多發，形態多樣，較大的可相互融合（圖3-1-25）。

圖 3-1-25　脾臟轉移性腫瘤
　　註：a、箭頭所示脾臟的多發轉移灶（卵巢癌病史）；b、囊性結節表現為卵巢癌的超音波圖像特點

（四）副脾

【副脾報告解讀】
　　副脾超音波顯示位於脾周區與脾實質回音一致的類圓形結節，其邊界清晰、包膜完整（圖3-1-26）。

圖 3-1-26　副脾
　　註：a、b箭頭所示類圓形結節為位於脾周不同位置的副脾，與脾臟實質回音一致。SP：脾，LK：左腎

　　副脾是脾臟的先天性變異。屬正常結構，不需特殊關注。

四、胰腺超音波

正常胰腺位於上腹部，胃的後方，在十二指腸降部與脾門之間橫位於腹後壁。胰腺回音為密集細小光點，分布均勻，老年人回音較強。胰腺易受胃腸氣體的干擾，是超音波檢查較困難的腹腔臟器之一。

胰腺超音波測值：

（1）正常：胰頭厚 < 2.0cm，胰體厚 < 1.5cm，尾部厚 < 1.2cm，胰管寬度 < 0.2cm。

（2）可疑腫大：胰頭厚 2.1 ～ 2.5cm，胰體厚 1.6 ～ 2.0cm，胰尾厚 1.2 ～ 2.3cm，胰管寬度 0.2 ～ 0.3cm。

（3）異常腫大：胰頭厚 > 2.6cm，胰體厚 > 2.1cm，胰尾厚 > 2.3cm；胰管寬度 > 0.3cm。

（一）胰腺增大

【胰腺增大報告解讀】

胰腺超音波測量值增大，原發病決定超音波表現形式不同（圖 3-1-27）。

圖 3-1-27　胰腺增大

註：膽囊炎引發的胰腺炎，胰腺增大，箭頭示胰尾明顯增厚。P：胰腺

【影響因素及臨床表現】

胰腺增大可有多種病因，如瀰漫性腫大多

見於急性胰腺炎、瀰漫性胰腺癌；局限性腫大可見於局限性胰腺炎、胰腺腫瘤、胰腺癌等。

【專家健康指導建議】

需結合臨床表現，血、尿澱粉酶等實驗室檢查及其他影像學檢查以確認診斷，積極治療。

（二）胰腺非均質改變

【影響因素及臨床表現】

病因多為胰腺反覆發生或持續進行性的炎症。臨床表現有反覆發作的程度不等的上腹疼痛，飲酒及暴飲暴食是常見誘因。

【專家健康指導建議】

出現腹痛症狀可到普外科及消化科就診。

【胰腺非均質改變報告解讀】
超音波圖像顯示胰腺回音強弱不均，部分伴有大小不等的假性囊腫，胰管擴張、胰管鈣化或結石等。

（三）胰腺囊性病變

胰腺囊性病變可有多種病因，多為良性，少部分惡性。

1・胰腺真性囊腫

【胰腺真性囊腫報告解讀】
超音波圖像顯示胰腺內見單發或多發的無回音、圓形或橢圓形、壁薄光滑、囊液透聲好的結節（圖 3-1-28）。經常是體檢時偶然發現。

圖 3-1-28　胰腺真性囊腫

註：胰腺囊性結節，邊界清晰光滑，彩色都卜勒示其內無血流訊號。LL：肝左葉，P：胰腺，CY：囊腫

【影響因素及臨床表現】

發生在胰腺組織內的囊腫，囊腫內層為腺管或腺泡上皮細胞。多無症狀和體徵，少數有腹部不適及腹部腫塊。

【專家健康指導建議】

建議回診觀察。

2・胰腺假性囊腫

圖 3-1-29　胰腺假性囊腫

註：箭頭示胰腺旁囊性腫塊，邊界清，內見弱點狀回音。P：胰腺，SP：脊柱，LK：左腎

【影響因素及臨床表現】

常發生於外傷、手術、急慢性胰腺炎後，由外滲胰液、滲出液與血液混合包裹而形成。有病史，無症狀或有上腹不適、疼痛等症狀。

【專家健康指導建議】

建議外科就診，需結合病史綜合診斷。部分假性囊腫能自行消退，超音波可隨訪觀察。

【胰腺假性囊腫報告解讀】

　　超音波圖像顯示胰腺旁一個或數個無回音，壁厚、薄不均，可有分隔，其內可有中等回音或低回音團（圖 3-1-29）。

3·胰臟囊狀腫瘤和囊腺癌

【胰臟囊狀腫瘤和囊腺癌報告解讀】

超音波圖像顯示多房囊性病灶，囊壁厚薄不均，其內也可見似實質腫塊的低回音或高回音團（圖3-1-30）。

圖 3-1-30　胰臟囊狀腫瘤

註： a、箭頭示胰腺囊性結節，內見細小分隔； b、結節內未探及血流訊號。P：胰腺

【影響因素及臨床表現】

本病是由胰腺導管上皮細胞發生的腫瘤，好發於女性。胰臟囊狀腫瘤可發展成囊腺癌，腫瘤較小時一般無症狀，逐漸發展可出現上腹不適、疼痛及腹部腫塊、黃疸等。

【專家健康指導建議】

需到外科就診。

（四）胰腺實質病變

1·胰腺癌

【胰腺癌報告解讀】

超音波圖像顯示腫瘤較小時多為較均勻低回音，與正常胰腺組織無明顯界限，無包膜；隨腫瘤增大內部回音不均，可有鈣化、液化或高回音，腫瘤形態不規則，邊界不清（圖 3-1-31）；全胰腺癌超音波顯示胰腺正常大小或瀰漫性增大，回音呈均勻或不均勻性減低；胰頭部癌腫可導致胰管擴張。

圖 3-1-31　胰腺癌

註： a、 b顯示胰腺體尾部實質低回音腫塊。P：胰腺，M：腫塊

【影響因素及臨床表現】

胰腺癌是來自於胰腺導管上皮和腺泡細胞的消化道常見惡性腫瘤。

早期無症狀或症狀不典型，晚期可有上腹部疼痛、食慾減退、乏力、體重減輕等症狀，胰腺頭部腫瘤可導致黃疸等。

【專家健康指導建議】

由於胰腺位置較深且受胃腸氣體干擾較大，早期病灶超音波很難發現。建議結合實驗室腫瘤代表物等結果及多種影像學檢查進行綜合診斷，早期發現、早期治療。

2．胰腺實質假乳突狀瘤

圖 3-1-32　胰腺實質假乳突狀瘤

註：箭頭所示胰腺尾部混合回音腫塊。P：胰腺，STO：胃，M：腫塊

【影響因素及臨床表現】

此病屬於具有惡性潛能的良性腫瘤或低度惡性腫瘤。年輕女性多見。多數無症狀，體檢時偶然發現。腫瘤較大時可有腹部腫塊、上腹脹痛等症狀及體徵。

【胰腺實質假乳突狀瘤報告解讀】

超音波圖像顯示腫瘤小者多為實質，呈低回音，有包膜，向外凸，腫瘤大者，多呈囊實質（圖 3-1-32），低回音區內可見無回音，超音波難以定性。腫瘤內較少血流訊號。

【專家健康指導建議】

建議外科手術治療。

（五）胰腺囊實質病變

【胰腺囊實質病變報告解讀】
　　原發病決定了超音波表現形式的不同。此病變具有囊性和實質混合回音的超音波表現。

【影響因素及臨床表現】

胰腺囊實質病變多見於囊腺瘤、囊腺癌、無功能胰島細胞瘤、胰腺實質假乳突狀瘤等。可有腹部腫塊、腹痛、腰背痛等症狀及體徵。

【專家健康指導建議】

建議外科綜合檢查確認診斷，必要時手術治療。

五、腎臟超音波

正常腎臟位於腹膜後橫膈下脊柱兩側腰大肌旁。腎臟分為腎實質和腎竇兩部分，腎內緣凹陷處為腎門，內有腎動脈、腎靜脈、輸尿管及神經和淋巴管出入。超音波測量正常成人腎臟長約 10.0～12.0cm，寬 4.0～5.0cm，厚 3.0～5.0cm，腎實質厚度 1.0～2.0cm。

（1）腎臟增大：常見原因包括腎積水、腎臟腫瘤、多囊腎、急性腎炎、腎盂腎炎等。

（2）腎柱肥大：腎柱肥大為腎臟的正常變異，無臨床意義。

（3）腎臟萎縮：超音波顯示腎臟縮小或萎縮，常見於先天性腎發育不全、慢性腎小球腎炎、慢性腎功能衰竭、腎動脈狹窄等。一側腎

萎縮或切除後，對側腎臟體積會代償性增大。

（一）腎臟囊性病變

1·腎囊腫

【影響因素及臨床表現】

腎囊腫臨床常見，以中老年人居多，病因不明，多無症狀。有的囊腫為單純性囊腫，有的囊腫可合併出血、感染、囊腫壁鈣化；也有的囊腫內含有較多細小結石或鈣乳堆積；還有的來源於腎盂旁的囊腫等。

【腎囊腫報告解讀】

（1）孤立性腎囊腫：超音波顯示腎內單個圓形或橢圓形無回音區，壁薄且光滑，後壁回音注射顯影劑，囊腫兩側可有側方聲影。囊腫較大時，可壓迫鄰近臟器。囊腫內無血流訊號（圖 3-1-33）。

（2）多發性腎囊腫：超音波顯示腎內可見多個大小不等的無回音區，集中或散在分布於腎內，囊腫較多時互相重疊擠壓、變形。殘存的腎實質回音正常，囊腫向內生長者，可壓迫集合系統使其移位變形，但與腎盂腎盞不相通。囊腫向外生長者，可見腎被膜局部隆突。

（3）複雜性腎囊腫：少部分囊腫呈分葉或多房狀，內有細線樣分隔，伴有囊壁強回音（鈣化），囊內合併出血或感染時出現瀰漫低回音或沉渣狀低回音。複雜性腎囊腫也稱為不典型腎囊腫，此型必須結合其他影像學檢查，與腎臟癌進行鑑別診斷。

圖 3-1-33　腎囊腫

註：a、右腎內類圓形孤立性無回音，囊壁光滑；b、腎囊腫內無血流訊號。RK：右腎，CY：囊腫

【專家健康指導建議】

到泌尿外科就診。

2·多囊腎

圖 3-1-34　多囊腎

【多囊腎報告解讀】

成年多囊腎的腎體積常顯著增大，形態失常，表面呈多囊狀隆起，腎內布滿多發大小不等的無回音，部分相通（圖 3-1-34）。腎實質及腎竇區受壓常顯示不清。多囊腎常伴有其他實質性臟器多囊性病變。

註：腎體積增大，形態失常，正常結構消失，呈多囊性改變。RK：右腎，CY：囊腫

【影響因素及臨床表現】

多囊腎是一種先天性、遺傳性、雙腎發育異常性疾病。分為成人型和嬰兒型兩類，體檢中成人型多見。本病多為雙側性，單側極為少見。有腹部脹痛、腰痛、腹部腫塊、高血壓、血尿及蛋白尿等表現。

【專家健康指導建議】

建議定期複查超音波及腎功能。有症狀可到泌尿外科就診。

（二）腎臟實質病變

腎臟實質病變包括良性腎腫瘤和惡性腎腫瘤，但以惡性占大多數。腎惡性腫瘤又分為腎實質性腫瘤和腎盂腫瘤兩類，腎實質性腫瘤在成人中多數是腎細胞癌（簡稱腎臟癌），腎盂腫瘤較腎實質性腫瘤少見。腎臟良性腫瘤中常見的是腎血管平滑肌脂肪瘤（過誤瘤），血管瘤、纖維瘤、腺瘤等少見。腎惡性淋巴瘤和轉移性腫瘤也比較少見，後者僅見於原發腫瘤的晚期。

1・腎臟癌

圖 3-1-35　腎臟癌

註：a、箭頭示腎實質內實質稍高回音結節，邊界清，結節部分突向腎外； b、結節內顯示少量點條狀血流訊號。LK：左腎

【影響因素及臨床表現】

腎臟癌為起源於腎小管上皮的惡性腫瘤，多見於 50 歲以上的成人。多發生於一側腎臟，少數為雙側。

早期無症狀，逐漸出現腰痛、血尿、腹部腫塊等。

【專家健康指導建議】

早期腎臟癌手術治療效果極好，就診泌尿外科、腫瘤科等。

2・腎盂癌

圖 3-1-36　腎盂癌

註：a、粗箭頭示腎盂積水，細箭頭示腎盂內不規則中低回音結節； b、結節內顯示少許血流訊號。LK：左腎

【腎臟癌報告解讀】

超音波圖像顯示腎內出現占位性病灶，有球體感，病灶部位的腎結構不清，內部回音有較多變化。腎臟癌突向腎外破壞腎臟外形（圖 3-1-35）；向內使腎盂受壓或缺損。腎臟癌具有沿腎靜脈擴散引起腎靜脈、下腔靜脈癌栓和阻塞的傾向，亦可引起腎門淋巴結和腹膜後淋巴結腫大。

【腎盂癌報告解讀】

（1）腎盂癌達到 1cm 以上時，腎竇回音分離，出現低回音區。腫瘤越大，顯示越清楚。小於 1cm 的腫瘤不易被檢出。

（2）腎盂癌合併腎積水者，容易顯示腫瘤，有利於超音波診斷（圖 3-1-36a）。但對於小而平坦的腫瘤超音波不易顯示容易漏診。

（3）彩色都卜勒顯示腫瘤內無血流或少許血流訊號（圖 3-1-36b）

（4）腎盂癌合併腎積水，由於尿液呈血性，常致聲像圖模糊。

（5）腎盂癌的癌細胞可種植到輸尿管和膀胱。

【影響因素及臨床表現】

腎盂癌主要是移行上皮細胞癌，發病率遠低於腎臟癌，多發生於 40 ～ 60 歲。腎盂癌較早出現血尿，以間歇性無痛血尿為主。

【專家健康指導建議】

（1）超音波對小而平坦的腫瘤不易顯示容易漏診。有血尿者建議到泌尿外科綜合檢查。

（2）一旦診斷腎盂癌，建議及時外科治療。

3 ·腎血管平滑肌脂肪瘤（腎臟血管肌肉脂肪瘤）

圖 3-1-37　腎臟血管肌肉脂肪瘤

註：箭頭所示左腎中部實質區見邊界清晰的偏高回音結節，彩色都卜勒顯示其內未探及血流訊號。LK：左腎

【腎臟血管肌肉脂肪瘤報告解讀】
超音波圖像顯示腎內一個或數個邊界清晰的類圓形高回音結節，回音較均勻，瘤體較大的後方回音可有衰減。過誤瘤常位於腎的表面或接近腎的表面（圖 3-1-37）。

【影響因素及臨床表現】

腎臟血管肌肉脂肪瘤為腎臟最多見的一種良性腫瘤，由成熟的血管、平滑肌和脂肪組織交織構成。

一般無症狀，瘤內出血時瘤體迅速增大，有腰腹部疼痛、血尿等表現。

【專家健康指導建議】

（1）腎臟血管肌肉脂肪瘤常常是超音波檢

查時偶然發現，有時與小腎臟癌聲像圖相似，必須結合其他檢查予以鑑別。

（2）腎臟血管肌肉脂肪瘤建議泌尿外科就診，定期複查超音波。

（三）腎結石

圖 3-1-38　腎結石

註：左腎內強回音。ST：結石，LK：左腎

【腎結石報告解讀】

　　超音波圖像因結石的大小、組成成分、形態及部位而表現不同。典型表現是腎盂或腎盞內的強回音，後方伴有聲影（圖 3-1-38），若結石造成腎盞或腎盂梗阻，可探及梗阻的腎盞或腎盂擴張伴結石周圍積水。

【影響因素及臨床表現】

　　腎結石為常見的腎臟疾病，主要分布在腎集合系統內，位於腎盂者居多，腎盞次之。

　　單純腎結石一般不產生疼痛。結石引起尿路阻塞或引起腎盂、輸尿管平滑肌強烈收縮則產生腰腹部脹痛或絞痛等症狀，多伴有血尿。

【專家健康指導建議】

　　超音波是無痛無創性檢查腎結石的重要手段。建議日常多飲水，調整飲食結構，若有症狀及時到泌尿外科就診。

（四）腎積水

【腎積水報告解讀】
　　超音波圖像顯示腎盂、腎盞擴張，內為無回音液性暗區（圖3-1-39）。

圖 3-1-39　腎積水

註： a、右腎腎盂擴張； b、左腎腎盂及腎盞明顯擴張。RK：右腎，LK：左腎，箭頭所示積水區

【影響因素及臨床表現】

　　輸尿管結石、輸尿管腫瘤、輸尿管囊腫、輸尿管局部狹窄等均可導致輸尿管局部梗阻，尿液排出不暢瀦留於腎盂、腎盞內，即形成腎積水。根據病因不同表現為相應的臨床症狀。

【專家健康指導建議】

　　（1）建議查明病因，對症治療。

　　（2）中 - 重度腎積水必須及時治療，以免損傷腎臟功能。

（五）腎先天性發育異常

　　常見的有融合腎（馬蹄腎最多見）、異位腎、先天性腎缺如和一側腎發育不全等。建議定期複查，監測腎功能。

（六）腎病症候群

【影響因素及臨床表現】

腎病症候群常見於急性腎小球腎炎、慢性腎病、慢性腎小球腎炎、糖尿病腎病和腎小管壞死等。臨床上有相應的泌尿系症狀及化驗指標異常。

圖 3-1-40　右腎病症候群與左腎圖像對比

註：a、右腎萎縮（右腎動脈狹窄病史）；b、左腎代償性增大。RK：右腎，LK：左腎

【腎病症候群報告解讀】

（1）雙側腎皮質回音注射顯影劑、腎臟萎縮、皮髓質分界不清、實質變薄，常提示有慢性腎功能不全，當一側腎臟出現以上表現要考慮有腎動脈狹窄的可能（圖 3-1-40）。

（2）雙腎增大、皮質增厚、回音注射顯影劑，腎錐體腫大呈球形、回音減低，要考慮急性腎功能衰竭。需結合臨床綜合診斷。

【專家健康指導建議】

（1）建議結合實驗室檢查，腎內科就診。

（2）超音波引導下穿刺活檢多用於慢性腎病的確診和分型。

六、腹部超音波相關組織器官疾病

（一）輸尿管

正常輸尿管較細，位置深在，超音波圖像一般不易顯示。當輸尿管梗阻時可顯示相關疾病圖像特徵。

1·輸尿管結石

圖 3-1-41　輸尿管結石伴腎積水

註：a、箭頭所示輸尿管上段強回音團，後伴聲影；
b、梗阻段以上輸尿管擴張及右腎盂積水。U：輸尿管，
RK：右腎

【輸尿管結石報告解讀】

　　輸尿管結石是在擴張積水的輸尿
管的遠端出現一枚或數枚強回音團，
後方伴有聲影（圖 3-1-41）。

【影響因素及臨床表現】

　　腎結石隨尿液排入輸尿管後，停留在輸尿
管某段內不能繼續下行，即稱為輸尿管結石。
可出現腎絞痛，血尿等症狀。

【專家健康指導建議】

　　建議多喝水，到泌尿外科就診。

2·輸尿管腫瘤

【輸尿管腫瘤報告解讀】

　　超音波圖像顯示腎盂及輸尿管擴
張，沿擴張輸尿管走行可探查到管腔
內實質腫塊，發生在上段的腫瘤可與
腎盂腫瘤病變延續，發生在下段的腫
瘤可浸潤輸尿管口或突入膀胱腔內。
CDFI 腫瘤內探及少許血流訊號（圖
3-1-42）。

圖 3-1-42　右輸尿管末端癌

註：a、 b、 c細箭頭所示右輸尿管末端實質腫塊；

b、腫塊突向膀胱腔內；　c、腫塊內可見較豐富血流訊號；d、粗箭頭示輸尿管末端梗阻後導致右腎積水。RU：右輸尿管，BL：膀胱，RK：右腎

【影響因素及臨床表現】

輸尿管腫瘤導致該側腎盂及近段輸尿管積水，可出現為血尿、腎區脹痛等症狀。

【專家健康指導建議】

建議泌尿外科治療。

3．輸尿管狹窄

【影響因素及臨床表現】

先天性腎盂和輸尿管連接部狹窄最多見；後天性輸尿管狹窄常繼發於結核、炎症、腫瘤、輸尿管扭曲及折疊等，常繼發腎結石。

【專家健康指導建議】

建議泌尿科就診。因超音波診斷特異性較差，必須結合其他影像學檢查。

（二）腎上腺腫瘤

正常腎上腺位於腹膜後脊柱兩旁，由於受到胃腸道氣體等影響，成人正常腎上腺顯示率偏低，體檢時偶爾會探及到腎上腺區腫塊，常見的有腎上腺皮質腺瘤、腺癌、嗜鉻細胞瘤等。

【輸尿管狹窄報告解讀】
輸尿管狹窄超音波圖像顯示同側腎盂及近段輸尿管擴張積水。

【腎上腺腫瘤報告解讀】
（1）腎上腺皮質腺瘤。
腎上腺皮質腺瘤90%單側生長，直徑多在 $1.0 \sim 2.0$ cm。瘤體呈圓球狀或橢圓球狀低回音結節，邊界清楚（圖 3-1-43）。
（2）腎上腺嗜鉻細胞瘤。
腫塊呈圓形或橢圓形，邊界清晰，邊緣呈高回音，內為中等或低回音，有時發生囊性病變時可見無回音區。異位嗜鉻細胞瘤常見於腎門、腹主動脈或下腔靜脈及其他臟器內；惡性嗜鉻細胞瘤可伴發肝或淋巴結轉移。

圖 3-1-43　腎上腺皮質腺瘤

註：左腎上腺及脾內側類圓形實質低回音結節，邊界清晰。SP：脾，LK：左腎，M：結節

【影響因素及臨床表現】

腎上腺腫瘤可發生在腎上腺皮質及髓質，有功能的腎上腺腫瘤可導致腎上腺分泌的糖皮質素、腎上腺素等激素數值異常，並產生相應症狀，血壓高尤為常見。無功能的腎上腺腫瘤沒有明顯症狀，常在體檢時偶然發現。

【專家健康指導建議】

腎上腺腫瘤需到泌尿科就診。

（三）肺積水

【肺積水報告解讀】
　　超音波圖像顯示胸腔內見無回音暗區，大多數透聲性好，少部分透聲差，可出現渾濁沉積物及纖維網格狀結構。

正常成人胸腔液少於 20mL，主要起潤滑作用，一般超音波不易探及。當超音波探到肺積水時，則要到臨床進一步檢查，確認病因。

【影響因素及臨床表現】

常見原因有結核、炎症、腫瘤、外傷、手術、肝、腎疾病及心功能不全等，可出現胸悶、氣短、胸痛、發熱等症狀。

【專家健康指導建議】

建議針對病因到相關科室治療。

（四）腹腔積水

正常成人腹腔液少於 50mL，主要起潤滑作用，一般超音波體檢不易探及。當超音波探到腹腔積水時，則要到臨床進一步檢查，確認病因。

【腹腔積水報告解讀】
超音波圖像顯示在雙側膈下、小網膜囊、各臟器間隙和隱窩部位、腹腔、盆腔探及無回音區。

【影響因素及臨床表現】

常見原因有肝源性、心源性、腎源性、靜脈阻塞性、營養缺乏性、腹膜炎性、胰源性、膽汁性、結核性及癌性等；還有宮外孕、腫瘤及血管破裂、外傷等病因。

【專家健康指導建議】

建議針對病因到相關科室治療。

（五）腹主動脈瘤

正常成人腹主動脈近段（近膈肌處）內徑 1.5～2.8cm，中段（胰腺數值）內徑 1.1～2.5cm，遠段（近分叉處）內徑＜2cm。體檢常見為真性腹主動脈瘤，其診斷標準為：①腹主動脈最寬處外徑較相鄰正常段外徑增大 1.5 倍以上；②最大徑（外徑）大於 3.0cm。符合以上兩標準之一即可診斷。

【腹主動脈瘤報告解讀】
超音波圖像顯示腹主動脈呈囊狀或梭形局限性擴張，兩端和正常腹主動脈管腔連通。橫切面見腹主動脈瘤處管腔明顯擴大，呈圓形或非對稱性膨大。腹主動脈瘤合併血栓時，可見腹主動脈瘤壁處低回音附著，有時表現為壁上向腔內突出的實質中等回音或混合回音（圖 3-1-44）。

圖 3-1-44　腹主動脈瘤

　　註：a、腹主動脈局部呈囊狀擴張（箭頭所示），其近段及遠段腹主動脈管徑正常；b、腹主動脈瘤內血流呈「五彩」血流；c、d 分別在橫斷面、縱斷面上顯示腹主動脈瘤前方管壁附著的血栓。AA：腹主動脈，TH：血栓

　　【影響因素及臨床表現】

　　腹主動脈管腔異常擴張或膨大形成動脈瘤，腹部可觸及搏動性腫塊。該病較凶險，瘤體一旦破裂，危及生命。

　　【專家健康指導建議】

　　腹主動脈瘤建議血管外科就診。

第二節　乳腺超音波

　　乳腺超音波診斷目前以國際通用標準——乳腺影像報告與數據系統（Breast Imaging Reporting and Data System，BI-RADS）分類診斷乳房疾病，使用其目的是在超音波診斷

中用標準化的語言及術語，對病灶聲像圖的特點進行一致、規範的描述。乳腺 BI-RADS 分類有利於超音波與體檢、臨床、影像醫生間的溝通，有助於臨床醫生對病變處理做出合理的選擇，有利於乳腺腫瘤的早期篩檢及乳腺超音波的隨訪監測。共分 0 ～ 6 類：

　　（1）BI-RADS 0 類：檢查不滿意或不完全，需要其他影像檢查。多數情況下超音波可以提供滿意的分析效果，但對於手術後的瘢痕，或腫瘤復發鑑別困難時，需要鉬靶 X 線或 MRI 檢查；對於乳腺局部有傷口、異物等影響超音波分析效果的，建議其他檢查分析。此類診斷超音波檢查甚少用到。

　　（2）BI-RADS 1 類：陰性結果，指超音波檢查沒有發現可疑病變，需要常規隨訪。

　　（3）BI-RADS 2 類：具有良性表現，無惡性特徵的病變。主要是指單純性囊腫、乳腺假體、乳腺內淋巴結、穩定的術後改變及動態隨訪 2 年以上無變化的纖維腺瘤，這些病變需要常規隨訪。

　　（4）BI-RADS 3 類：良性可能性大，乳腺內實質結節或腫塊惡性機率≤ 2%。此類病變應短期隨訪，包括 3 個月、6 個月、12 個月、18 個月及 24 個月的回診，至少 2 年病變穩定，之後病變可歸類於 BI-RADS 2 類。

　　（5）BI-RADS 4 類：可疑惡性病變，惡性

的可能性約為 3%～96%之間。此類主要惡性特徵：毛刺狀邊緣，不平行於皮膚，微鈣化。次要惡性特徵：形態不規則，邊緣模糊，微小分葉，邊緣成角，混合回音，導管擴張，後方回音衰減等。以上特徵需綜合評估，根據惡性機率程度再分為三個亞類：4a、4b、4c。此類病灶可考慮穿刺活檢，病理檢查結果即使良性者，也建議定期隨訪複查。

BI-RADS 4a 類：指惡性可能性較低（3%～8%），有 1 項次要惡性特徵，如邊緣模糊等，則評估為 4a 類；導管內乳突狀瘤和膿腫一般也歸為 4a 類。

BI-RADS 4b 類：指惡性可能性中等（9%～49%），比如有 1 項主要惡性特徵和 2 項次要惡性特徵則評為 4b 類。

BI-RADS 4c 類：惡性可能性較高（50%～96%），有多項惡性特徵，但又不是最典型惡性的則評為 4c 類。

（6）BI-RADS 5 類：高度可疑惡性病變（97%～100%）。具有顯著惡性徵象：形態不規則，邊緣模糊、微小分葉、成角、毛刺；與皮膚不平行（少部分平行）；高回音暈征；明顯低回音；後方回音衰減（部分無變化或注射顯影劑）；周圍組織改變（Cooper 氏韌帶變直和增厚，皮膚增厚或凹陷，正常結構級別中斷或消失）；微鈣化；可伴發典型淋巴結轉移。

在治療前必須穿刺活檢，獲得確認的病理診斷。

（7）BI-RADS 6 類：經穿刺活檢病理證實的 100％惡性病灶，主要是術前評估或其他治療的監測。

一、正常乳腺

圖 3-2-1　24 歲女性　性成熟期乳腺

【正常乳腺報告解讀】

正常乳腺超音波顯示由淺層至深層，依次為：皮膚層、皮下脂肪組織及纖維組織筋膜層、乳腺腺體區即腺葉及其導管層、腺體後脂肪組織、胸大肌及肋骨層。

正常乳腺受內分泌影響有青春期、性成熟期（圖 3-2-1）、妊娠期、哺乳期（圖 3-2-2）、老年萎縮期等生理變化。

圖 3-2-2　29 歲女性　哺乳期乳腺

二、乳腺增生症

又稱乳腺囊性增生症、囊性乳腺病、乳腺小葉增生症、乳腺腺病等，統稱為乳腺結構不良，現仍延續習慣稱乳腺增生症。

【乳腺增生症報告解讀】

超音波圖像：

（1）可見單發或多發的圓形、橢圓形及不規則結節，邊界清晰光滑，內部為無回音，有時可見分隔，後壁回音注射顯影劑（圖 3-2-3 至圖 3-2-4）。此類屬於囊性增生，較大的形成囊腫，這也是乳腺結節常見類型，具有良性表現沒有惡性特徵，符合 BI-RADS 2 類。

（2）乳腺瀰漫或局部異常實質中等或是偏低回音，邊界清晰，規則或不規則，內部回音可以均勻，也可以結構紊亂回音不均（圖 3-2-5 至圖 3-2-7）。

圖 3-2-3　52 歲女性　乳腺囊性病變：符合 BI-RADS 2 類
註：箭頭示乳腺局限性無回音，欠規則，邊界清晰

圖 3-2-4　29 歲女性　多發性乳腺囊腫：符合 BI-RADS 2 類
註：箭頭示乳腺內兩個局限性無回音，規則，邊界清晰

圖 3-2-5　43 歲女性　乳腺實質結節：符合 BI-RADS 3 類
　　註：箭頭示乳腺內實質橢圓形低回音，規則，邊界清
晰（病理結果為乳腺腺病伴大汗腺化生）

圖 3-2-6　36 歲女性　乳腺內低無回音結節：符合 BI-
　　　　　　RADS3 類
　　註：箭頭示乳腺內實質低無回音，邊界清晰光滑（病
理結果為間質性乳腺炎伴乳腺腺病）

圖 3-2-7　37 歲女性　乳腺實質結節：符合 BI-RADS 4 類
　　註：a、乳腺實質不規則分葉狀結節；b、彩色都卜
勒超音波顯示結節周邊血流訊號（病理結果為乳腺腺病）

【影響因素及臨床表現】

乳腺增生症無論是乳腺囊性還是實質結節樣改變，都是增生的不同表現形式。由於卵巢內分泌失調，在雌激素的作用下，乳腺組織增生和修復不全導致結構不良。症狀是月經來潮前幾天乳房出現間歇性脹痛，逐漸加劇，捫之結節感，壓痛。月經過後，症狀減輕或消失。

【專家健康指導建議】

乳腺增生症超音波表現形式多樣，對於分類在 BI-RADS 4 類及以上者，有潛在惡性可能，必須進一步檢查； BI-RADS 3 類每 3～6 個月複查一次； BI-RADS 2 類及以下，每年定期體檢。平時注意自我檢查，如發現腫塊迅速增大，質地變硬或乳頭有溢液，需及時到醫院乳腺外科或普外科就診。

三、乳腺纖維腺瘤

【乳腺纖維腺瘤報告解讀】

超音波圖像顯示病灶呈圓形、橢圓形或分葉狀，邊界清晰，包膜完整，內部為較均勻低回音（低回音是指比周圍脂肪回音減弱），部分病灶有側方聲影。病灶與皮膚及周圍組織沒有黏連。病灶內可有粗大強回音（鈣化）、也可有液性暗區（即液化）。彩色都卜勒超音波顯示病灶內無或少血供（圖 3-2-8 至圖 3-2-9）。

圖 3-2-8　34 歲女性　右乳實質結節：符合 BI-RADS 3 類

　　註： a、乳腺實質不規則分葉狀偏低回音結節； b、結節周邊少許血流訊號（病理結果為分葉狀乳腺纖維腺瘤）

圖3-2-9　20歲女性　左乳混合回音腫塊：符合 BI-RADS 4a 類
　　註：　a、左側乳腺實質為主混合回音腫塊；b、腫塊
內血流豐富（病理結果為乳腺纖維腺瘤部分液化）

【影響因素及臨床表現】

　　乳腺纖維腺瘤多見於中年婦女，與女性雌激素過多刺激有關。常無明顯症狀，多在無意中或查體時被發現。

【專家健康指導建議】

　　乳腺纖維腺瘤是良性病變，較小的可定期複查，較大的纖維腺瘤建議到乳腺外科及普外科就診，必要時行手術切除。

四、乳腺導管內乳突狀瘤

【影響因素及臨床表現】

　　乳腺導管內乳突狀瘤可能原因是雌激素過度刺激引起乳腺導管擴張，上皮細胞增生形成導管內乳突狀腫瘤。腫瘤多發生於乳暈下方的較大輸乳管內，單發多見。雖然是乳腺良性腫瘤，但部分可惡變，被認為是癌前病變。主要表現有無痛性乳頭紅色、淡黃色溢液，部分人在乳暈下可捫及腫塊。

【專家健康指導建議】

　　較小的病灶及時到乳腺外科行乳導管鏡等

進一步檢查及切除，較大的結節或腫塊需穿刺活檢。由於導管內乳突狀瘤屬癌前病變，所以，臨床確診後多行手術切除。

【乳腺導管內乳突狀瘤報告解讀】

超音波圖像顯示病灶多位於大導管內，導管擴張伴管腔內實質結節或腫塊，邊界清晰、規則，內部回音較均質，相鄰導管壁完整，部分可見導管內液性暗區（圖 3-2-10 至圖 3-2-11）。惡變者侵犯導管向腺體內進展，管壁不完整。

圖 3-2-10　56 歲女性　左側乳腺實質結節：符合 BI-RADS 4a 類
　　　　註：a、左側乳腺乳頭下方實質低回音結節； b、結節內未探及血流訊號（病理結果為左乳導管內乳突狀瘤）

圖 3-2-11　41 歲女性　右乳囊實質結節：符合 BI-RADS 4 類
　　　　註：a、右乳乳暈處邊界清晰囊實質結節； b、結節內可見豐富血流訊號（病理結果為右乳導管內乳突狀瘤）

【乳癌報告解讀】

乳癌超音波圖像表現形式多種多樣（原因是腫瘤類型多，如原位癌、浸潤性導管癌、小葉癌、髓樣癌、黏液癌、乳突狀癌等）。多數情況是乳腺內可見局限性低回音區，多呈結節或腫塊樣，無包膜，形態多不規則（部分也可規則），呈毛刺樣或蟹足樣及微小分葉樣改變；部分病灶縱橫比大於 1；部分病灶內部可見簇狀微鈣化灶；腫塊後方回音可有衰減，也可注射顯影劑或無變化；彩色都卜勒顯示腫塊內及周邊較多血流訊號，血流阻力指數 ≥ 0.7。

超音波診斷 BI-RADS 分類中乳癌病灶多在 4 類及 4 類以上，可疑乳癌分布在 BI-RADS 4a、BI-RADS 4b、 BI-RADS 4c 類；基本確定乳癌在 BI-RADS 5 類；有確認病理診斷則歸為 BI-RADS 6 類（圖 3-2-12 至圖 3-2-19）。

五、乳癌

圖 3-2-12　64 歲女性　右乳囊實質腫塊：符合 BI-RADS 4 類
　　　　註：a、箭頭示右乳圓形囊實質腫塊； b、腫塊內探及動脈樣血流頻譜（病理結果為右乳導管乳突狀癌）

圖 3-2-13　80 歲女性　右乳實質結節：符合 BI-RADS 4a 類
　　註：a、右乳實質低回音結節；b、結節周邊少許點狀血流（病理結果為右乳腺黏液腺癌）

圖 3-2-14　74 歲女性　右乳實質結節：符合 BI-RADS 4b 類
　　註：a、右乳腺體邊緣處實質低回音結節，周邊不規則回音注射顯影劑；b、結節內探及少許血流訊號（病理結果為浸潤性乳癌）

圖 3-2-15　44 歲女性　右乳實質結節：符合 BI-RADS 4b 類
　　註：a、右乳實質低回音不規則結節；b、病灶內血流訊號豐富（病理結果為乳癌）

圖 3-2-16　79 歲女性　右乳實質結節：符合 BI-RADS 4c 類
　　　註：a、右乳實質低回音結節，可見細小「毛刺」徵
象，周邊不規則回音注射顯影劑，縱橫比大於 1；b、結
節內可見少許點狀血流訊號（病理結果為乳癌）

圖 3-2-17　50 歲女性　右乳實質腫塊：符合 BI-RADS 5 類
　　　註：a、右乳實質低回音腫塊，形態極不規則，無包
膜，彈性成像顯示腫塊質硬；b、腫塊內可見血流訊號
（病理結果為乳癌）

圖 3-2-18　56 歲女性　右側乳腺實質腫塊：符合 BI-
　　　　　RADS 5 類

　　註：a、右側乳腺實質低回音腫塊，形態不規則，內見多發點狀強回音；b、腫塊內探及豐富的血流訊號，血流走行及分布不規則；c、右側腋下結構異常腫大淋巴結；d、腫大淋巴結內較豐富血流訊號（病理結果為乳癌伴腋窩淋巴結轉移）

　　圖 3-2-19　84 歲女性　右側乳腺實質結節 - 乳癌：符合
　　　　　　　BI-RADS 6 類（已穿刺活檢病理證實）
　　註：a、右側乳腺實質低回音結節，不規則，邊緣呈細小毛刺狀；b、結節周邊可見少許點狀血流訊號

【影響因素及臨床表現】

　　乳癌是發生於乳腺導管上皮與末梢導管上皮的惡性腫瘤，位居女性惡性腫瘤發病率的第一位。一般早期無症狀，常偶然發現。最初為一側乳房無痛性腫塊，質硬，邊界不清，隨著病情發展出現皮膚橘皮樣改變、乳頭凹陷、淋巴結轉移、血液轉移等。

【專家健康指導建議】

　　及時到乳腺外科或普外科就診，綜合超音波、鉬靶、核磁共振檢查和穿刺活檢等結果，確認診斷後製訂相應治療方案及對策。

第三節　甲狀腺超音波

一、正常甲狀腺

【正常甲狀腺報告解讀】

甲狀腺側葉厚徑 1.5～2.0cm，峽部厚徑 0.2～0.4cm，被膜為薄而規整的高回音帶，實質為分布均勻細小而密集的中等回音（圖 3-3-1）。CDFI 顯示甲狀腺內可見線狀或斑點狀血流訊號，甲狀腺上動脈峰值流速 20～40cm/s。

圖 3-3-1　29 歲女性　正常甲狀腺
註：a、正常甲狀腺橫切圖像；b、正常甲狀腺縱切圖像

二、瀰漫性毒性甲狀腺腫

【影響因素及臨床表現】

瀰漫性毒性甲狀腺腫簡稱甲狀腺功能亢進症，因各種原因導致甲狀腺素分泌過多的特異性自身免疫性疾病。多見於女性，有心悸、怕熱、多汗、多食、消瘦、脾氣暴躁、雙手細微顫抖等症狀，約有 1/3 的患者伴有眼球突出。

【專家健康指導建議】

結合相關實驗室檢查，到內分泌科就診指導用藥，定期隨訪、觀察治療效果。

【瀰漫性毒性甲狀腺腫報告解讀】

超音波圖像顯示甲狀腺瀰漫性、對稱性增大，實質回音不均勻，可見局灶性高回音及低回音區，反覆發作者出現回音不均勻注射顯影劑，出現類似「網格樣」改變。彩色都卜勒超音波顯示甲狀腺內血流訊號極為豐富，甲狀腺上、下動脈流速增快，心率增加（圖 3-3-2）。

圖 3-3-2　25 歲女性　甲狀腺功能亢進症 - 瀰漫性毒性甲狀腺腫
　　註：a、甲狀腺橫切圖像顯示甲狀腺左、右葉對稱性增大；b、甲狀腺縱切圖像顯示回音瀰漫性不均；c、甲狀腺血流豐富；d、甲狀腺上動脈血流頻譜顯示流速增快

三、甲狀腺機能低下

【甲狀腺機能低下報告解讀】
　　超音波圖像顯示早期甲狀腺體積可無變化，晚期體積縮小。原發病不同，圖像表現就不同，腺體內部回音多不均勻減低，部分呈「網格樣」改變。彩色都卜勒超音波顯示多數甲狀腺內血流訊號減少（圖 3-3-3）。

圖 3-3-3　59 歲女性　甲狀腺機能低下
　　註：a、甲狀腺橫切圖像顯示甲狀腺左、右葉對稱性縮小；b、 c 甲狀腺縱切圖像顯示回音瀰漫性不均減低；d、甲狀腺內血流訊號明顯減少。LTH：甲狀腺左葉、RTH：甲狀腺右葉

【影響因素及臨床表現】

　　原發性甲狀腺機能低下（簡稱甲狀腺機能低下症），是指由先天的或後天的甲狀腺疾病導致甲狀腺素合成不足或缺如所產生的一種病理狀

態。甲狀腺腺泡大部分被纖維組織代替，膠質含量極少，腺泡上皮萎縮導致甲狀腺縮小。多見於女性，有軟弱無力、怕冷、黏液水腫等症狀。

【專家健康指導建議】

患者到內分泌科就診，結合相關實驗室指標指導用藥。

四、橋本氏甲狀腺炎

【橋本氏甲狀腺炎報告解讀】
超音波圖像多表現為甲狀腺瀰漫性增大，回音減低，內可見細線樣高回音，典型者形成不規則的「網格樣」改變，還可表現為局限型及結節型病變。彩色都卜勒超音波顯示甲狀腺內血流較豐富，甲狀腺上動脈流速正常或偏高，但低於甲狀腺功能亢進症（圖 3-3-4）。

圖 3-3-4　25 歲男性　橋本氏甲狀腺炎
註：a、甲狀腺橫切圖像顯示右葉；b、甲狀腺橫切圖像顯示左葉，左右葉對稱性增大伴回音不均；c、甲狀腺縱切圖像顯示右葉；d、甲狀腺縱切圖像顯示左葉，左右葉對稱性增大伴回音不均，內呈「網格樣」改變；e、甲狀腺左葉血流較豐富；f、顯示左側甲狀腺上動脈血流頻譜

【影響因素及臨床表現】

橋本氏甲狀腺炎是一種慢性自身免疫性疾病，通常是遺傳因素與環境因素共同作用的結果。好發於青中年女性，多無臨床症狀，部分表現為甲狀腺功能亢進症狀，晚期多出現甲狀腺功能減低。

【專家健康指導建議】

超音波診斷結合相關實驗室檢查結果，如抗甲狀腺過氧化物酶抗體（TPOAb）、抗甲狀腺球蛋白抗體（TgAb）等綜合診斷，建議到內分泌科就診，定期複查超音波。

五、亞急性甲狀腺炎

圖 3-3-5　29 歲女性　亞急性甲狀腺炎
註：a、箭頭示甲狀腺實質內低回音病灶，「+」顯示病灶範圍；b、甲狀腺病灶內部及周邊血流訊號

【亞急性甲狀腺炎報告解讀】

超音波圖像顯示甲狀腺實質內出現單發或多發局灶性低回音區，邊緣不規則、模糊，探頭局部加壓時有壓痛。隨著病變的發展，恢復期病灶可逐漸縮小並和周圍組織趨於一致。彩色都卜勒顯示病灶內部血流訊號輕度或無明顯增加，部分病灶周圍血流較內部豐富（圖 3-3-5）。

【影響因素及臨床表現】

亞急性甲狀腺炎（簡稱亞急性甲狀腺炎），一般認為與病毒感染有關，是一種自限性疾病，女性多見。臨床表現為甲狀腺腫大、疼痛，可伴有上呼吸道感染、發熱、咽痛等臨床表現，病程 6 週到 6 個月，可自行緩解或自癒。

【專家健康指導建議】

到內分泌科治療，定期複查甲狀腺超音

波，隨著時間的推移病灶逐漸縮小至消失。

六、甲狀腺膠質囊腫

【影響因素及臨床表現】

甲狀腺膠質囊腫是甲狀腺常見的一種良性病變，可能與甲狀腺素分泌不足相關。一般無任何症狀。

【甲狀腺膠質囊腫報告解讀】

超音波圖像顯示甲狀腺腺體內有一個或者多個無回音區，一般直徑＜1 cm，內見微小強回音伴有「彗星尾」。CDFI 顯示無回音區內沒有血流訊號（圖 3-3-6）。

圖 3-3-6　24 歲女性　甲狀腺膠質囊腫

註：a、甲狀腺內探及兩個無回音，內見點狀強回音；b、無回音內部沒有血流訊號

【專家健康指導建議】

患者一般可回診觀察，也可去內分泌科諮詢。

七、結節性甲狀腺腫

【結節性甲狀腺腫報告解讀】

超音波圖像顯示甲狀腺大小可正常或兩側葉呈不對稱性增大，內可見多個大小不等的結節，多數無包膜，邊界清晰，形態規則；結節融合時邊界模糊；結節較大時形成假包膜。內部可呈囊性、實質及囊實混合性等多種回音表現，部分結節內可有粗大鈣化。結節周邊的血流訊號多於內部，較小的結節內常無血流訊號顯示（圖 3-3-7 至圖 3-3-8）。

圖 3-3-7　49 歲女性　結節性甲狀腺腫

註：a、「+」甲狀腺結節範圍；b、結節內部及周圍探及血流訊號。LTH：甲狀腺左葉

圖 3-3-8　70 歲女性　結節性甲狀腺腫

　　註： a、甲狀腺右葉實質低回音結節； b、結節內伴強回音鈣化

【影響因素及臨床表現】

　　結節性甲狀腺腫多因長時間的缺碘或補碘，導致甲狀腺組織反覆增生與不均勻的復原交替進行，從而形成結節和纖維組織增生。結節內可出血、囊性病變、纖維組織增生、鈣化、壞死等表現。該類結節屬增生性結節，一般無任何症狀，常偶然發現頸部腫塊，甲狀腺功能多正常。

【專家健康指導建議】

　　結節性甲狀腺腫可繼發甲狀腺功能亢進症，也可發生惡變，建議到內分泌科或外科就診。

八、甲狀腺腺瘤

圖 3-3-9　71 歲女性　甲狀腺腺瘤囊性病變

　　註： a、甲狀腺囊實混合回音腫塊； b、腫塊周邊可見環繞血流

【甲狀腺腺瘤報告解讀】

　　超音波圖像顯示甲狀腺腺瘤單發多見，呈圓形或橢圓形，邊界清晰，有完整的包膜，周邊見低回音暈環。內部回音較均質，可呈低回音、等回音或高回音；合併囊性病變時，內部出現不規則無回音區；內部也可見粗大鈣化。彩色都卜勒超音波顯示腫瘤周邊低回音帶內有環繞血流（圖 3-3-9）。

299

【影響因素及臨床表現】

甲狀腺腺瘤是來自甲狀腺上皮的一種常見的良性腫瘤，分為濾泡型腺瘤、乳突狀腺瘤和非典型腺瘤三種。病因不明。好發於中年女性，無症狀，常偶然發現頸部腫塊。10%的腺瘤有癌變可能；部分腺瘤可引起甲狀腺功能亢進。腺瘤生長緩慢，若突然內部出血可引起腫塊迅速增大和疼痛症狀。

【專家健康指導建議】

甲狀腺腺瘤較大者建議外科就診，必要時手術治療。如不手術則需定期複查。

九、甲狀腺癌

【影響因素及臨床表現】

甲狀腺癌是內分泌系統最常見的惡性腫瘤，主要有乳突狀癌、濾泡狀癌、未分化癌和髓樣癌等類型，以惡性程度低的乳突狀癌最多見。女性發病較男性多。臨床表現各不相同，分化好的甲狀腺癌發展慢，尤其是乳突狀癌，可多年緩慢生長而無臨床症狀，常在體檢時或由他人偶然發現。

【甲狀腺癌報告解讀】

超音波圖像顯示甲狀腺實質內見結節或腫塊，單發多見，也可多發，以實質低回音多見。結節或腫塊形態不規則，邊界不規整，輪廓不清晰；多數腫塊縱橫比≥1；結節內部可見簇狀微小鈣化灶；腫塊後方回音多無變化或有衰減。腫塊可破壞甲狀腺被膜致部分被膜中斷、腫塊外凸。CDFI：腫塊內部血供較豐富雜亂，部分可出現周邊環繞血流（圖3-3-10）。可伴發甲狀腺引流區淋巴結轉移，超音波表現為淋巴結腫大，結構不清，與甲狀腺病灶回音相似，轉移淋巴結病灶內血流雜亂（圖3-3-11）。

圖3-3-10　33歲女性　乳突型甲狀腺癌
註：a、甲狀腺右葉實質不規則病灶，內部為不均質低回音；b、病灶內血流豐富

圖 3-3-11　31 歲男性　乳突型甲狀腺癌淋巴結轉移

註：a、甲狀腺橫切圖像箭頭示右葉實質不均質腫塊；b、甲狀腺縱切圖像顯示腫塊形態不規則，邊界不清，內見瀰漫砂粒樣點狀強回音，向前破壞甲狀腺被膜；c、病灶內血流豐富，走行較雜亂；d、病灶內探及動脈樣血流頻譜；e、甲狀腺旁淋巴結轉移灶；f、淋巴結轉移灶內血流雜亂

【專家健康指導建議】

甲狀腺結節或腫塊建議及時外科就診，高度可疑甲狀腺癌者，建議穿刺活檢及手術治療。

第四節　前列腺超音波

一、正常前列腺

【正常前列腺報告解讀】

（1）正常前列腺在盆腔正中線，橫切面呈左右對稱的栗子形，包膜完整呈高回音，內部為均勻的細小點狀回音，尿道周圍的組織呈低回音；縱切面常見尿道內口向下呈「V」字型，前列腺底部寬大與膀胱底部連接（圖3-4-1）。

（2）正常成人前列腺經腹壁測量：前列腺寬徑（橫徑）、長徑（上下徑）、厚徑（前後徑）大致分別為4.0cm、3.0cm、2.0cm左右。內腺平均寬度（1.5±0.2）cm；內、外腺的前後徑比例接近1：1，一般不超過2：1；內腺寬度與全腺寬度比值為（0.33±0.04）cm；內腺前後徑與全腺前後徑比值為（0.57±0.1）cm。

圖3-4-1　39歲男性　正常前列腺

註：a、正常前列腺橫切圖像；b、正常前列腺縱切圖像。箭頭顯示前列腺

二、前列腺增生症

【前列腺增生症報告解讀】

從超音波圖像可以看出，超音波測量前列腺寬徑、長徑、厚徑均增大；內腺值也增大，寬徑＞2cm，內腺與外腺比值＞2.5：1。前列腺增生，形態會發生改變，增大明顯時呈橢圓形或球形，內部回音不均，增大以內腺為主，可向膀胱內凸出；內腺中可見多發高回音或等回音結節樣改變，內腺增大使外腺受壓變薄；內外腺交界區可見細點狀或斑片狀強回音；前列腺增生可致膀胱排尿受限，逐漸加重致膀胱壁小梁小房甚至憩室形成（圖3-4-2）。

圖3-4-2　80歲男性　前列腺增生

註：a、橫切圖像顯示前列腺增大，橫徑4.4cm，內腺3.1cm×2.7cm；b、縱切圖像顯示前列腺上下徑4.9cm，前後徑3.9cm（細箭頭所示），向膀胱內突出1.2cm（粗箭頭所示）；c、內外腺境界整齊、清晰，可見粗點狀強回音（箭頭所示）；d、膀胱壁欠光滑，可見膀胱小梁（粗箭頭所示）及膀胱憩室（細箭頭所示）

【影響因素及臨床表現】

前列腺增生症也稱為良性前列腺增生，病因至今仍未能闡明。目前公認老齡和有功能的睪丸是前列腺增生發病的兩個重要的因素。多發生在 45 歲以上，50 歲以後可出現下尿路梗阻症狀，早期出現夜尿增多、尿頻、尿急，嚴重時出現排尿困難和尿瀦留等症狀。

【專家健康指導建議】

超音波診斷前列腺增生症後，可到泌尿外科就診，必要時藥物或手術治療。

三、前列腺囊腫

【影響因素及臨床表現】

前列腺囊腫因先天性腺體生長受阻致前列腺內分泌物瀦留或後天性前列腺炎所致。通常患者無明顯症狀。較大的可出現排尿困難、尿瀦留，壓迫精管導致男性不育症。

【專家健康指導建議】

屬於良性病變，每年複查即可，如果囊腫較大出現排尿困難、精道梗阻等症狀必須到泌尿外科治療。

【前列腺囊腫報告解讀】

超音波圖像顯示前列腺內出現圓形或橢圓形無回音區，內壁光滑，界限清晰，CDFI 其內無血流訊號。

四、前列腺結石（或鈣化）

圖 3-4-3　69 歲男性　前列腺增生伴鈣化

註：a、前列腺橫切圖像顯示內外腺之間強回音鈣化；b、縱切圖像顯示前列腺鈣化

【影響因素及臨床表現】

前列腺結石（或鈣化）是發生在前列腺腺管或腺泡內的鈣鹽沉積。可能與前列腺增生、慢性前列腺炎、前列腺液瀦留等多種因素有關。前列腺結石（或鈣化）本身無明顯症狀和體徵，當伴有前列腺增生、前列腺炎時出現尿頻、尿急、尿痛、排尿困難等症狀。

【專家健康指導建議】

對於無明顯臨床症狀的前列腺結石（或鈣化），一般無須進行治療。如果有其他前列腺病變，根據具體情況到泌尿外科治療。

五、前列腺癌

圖 3-4-4　85 歲男性　前列腺癌

註： a、經直腸前列腺超音波橫切圖像顯示前列腺右側外腺低回音結節，邊界欠清； b、橫切圖像顯示病灶內血流訊號； c、經直腸前列腺超音波縱切圖像顯示前列腺內低回音結節； d、縱切圖像顯示癌灶內豐富血流訊號

【影響因素及臨床表現】

前列腺癌是指發生在前列腺的上皮性惡性腫瘤，是老年男性泌尿系惡性腫瘤中最常見的一種。病因可能與年齡、遺傳、飲食、種族及性激素數值有關。早期無明顯臨床症狀，晚期出現下尿路梗阻症狀，可轉移至骨骼、肺、脾等臟器。

【專家健康指導建議】

前列腺體檢一般都是經腹超音波檢查，但是經腹對前列腺癌的檢出率僅在 30%，經直腸超音波的檢出率可達 80%。所以，對於臨床直腸指診陽性、前列腺腫瘤代表物異常（如 PSA ＞ 4ng/mL），經腹超音波未探及異常病灶，建議經直腸前列腺超音波檢查或者經 MRI 及 CT 等其他影像學檢查。發現可疑病灶，經直腸前列腺超音波引導穿刺活檢，可大大提升前列腺癌的檢出率。

六、射精管囊腫

超音波圖像顯示前列腺內靠近底部射精管走行區可見無回音區呈「水滴狀」，尖端向下延伸到精阜，邊緣整齊，界限清晰，囊腫可合併結石，CDFI 其內無血流訊號（圖 3-4-5）。

圖 3-4-5　49 歲男性　射精管囊腫

註：a、橫切圖像示前列腺內射精管走行區無回音；b、縱切圖像示射精管走行區無回音約 2.7cm×2.3cm

【影響因素及臨床表現】

由於精路梗阻，射精管擴張、膨大形成射精管囊腫，囊腫與精囊、輸精管和後尿道相通。可無任何臨床症狀，也可繼發不孕、血精症等。

【專家健康指導建議】

根據囊腫的大小、臨床症狀及有無併發症來選擇治療的方法，可到泌尿科就診。

第五節　頸腦動脈超音波

一、頸動脈超音波

（一）正常頸動脈

【正常頸動脈報告解讀】
正常頸動脈血管壁包括內膜、中膜和外膜三層。頸動脈超音波常規測量頸動脈內中膜厚度，即血管壁內膜與中膜的聯合厚度（Intima-Media Thickness，IMT），正常 IMT 小於 1.0mm。正常頸動脈管壁光滑、管腔內無異常回音，彩色都卜勒影像提示管腔內血流通暢，頻譜都卜勒超音波顯示血流速度正常（圖 3-5-1）。

圖 3-5-1　正常總頸動脈二維和頻譜都卜勒

註：a、總頸動脈正常管徑，箭頭所示 IMT；b、總頸動脈正常流速及頻譜形態

（二）頸動脈粥狀硬化疾性病變

頸動脈最常見的病變是動脈粥狀硬化疾性病變，主要包括頸動脈內中膜增厚，斑塊形成、管腔狹窄和阻塞等。

1．頸動脈內中膜增厚

圖 3-5-2　右側總頸動脈遠端內中膜增厚，IMT=1.2mm

【頸動脈內中膜增厚報告解讀】

　　超音波圖像：頸動脈內中膜增厚診斷標準為 1.0mm ≤ IMT < 1.5mm，內膜回音連續性中斷，但未出現向管腔突出的特徵（圖 3-5-2）。

【影響因素和臨床表現】

頸動脈內中膜增厚是頸動脈粥狀硬化疾的早期表現，其病理原因主要是血液中的脂質沉積於血管內膜下形成脂紋，引起內中膜增厚。IMT 會隨著年齡的增加而逐漸增厚，它反映了血管的年齡及老化程度，就像皮膚會隨著年齡的增加而長皺紋一樣。內中膜增厚一般無明顯臨床症狀。

【專家健康指導建議】

（1）積極控制各種相關的危險因素如高血壓、高血脂、高血糖等。

（2）必要時至內科就診在醫生指導下服藥。

【頸動脈斑塊報告解讀】

　　超音波圖像：斑塊的超音波定義為 IMT ≥ 1.5mm 或局限性內中膜增厚大於周圍正常 IMT 值 50％以上，且凸向管腔的局部結構變化稱為動脈粥狀硬化疾斑塊。超音波可以顯示斑塊的部位、數量、大小、形狀、回音特性等。頸動脈斑塊的超音波分類可分三種：形態學分類、聲學特徵分類和綜合分類（圖 3-5-3）。

　　（1）形態學分類：根據斑塊表面纖維帽的完整性、表面光滑性等形態學特徵，將動脈粥狀硬化疾斑塊區分為規則型、不規則型和潰瘍型。

　　①規則型：以扁平型多見，表面光滑，呈弧形突出於管腔。

　　②不規則型：斑塊形態不規則，表面不光滑，纖維帽不完整，表面回音不連續。

　　③潰瘍型：斑塊表面纖維帽破裂，局部組織缺損，出現「火山口」特徵，彩色血流影像表現為血流向斑塊內灌注的特徵。

　　（2）聲學特徵分類：根據斑塊對聲波吸收和反射所表現出的聲學特徵可分為：均質回音（低、等、強回音）和不均質回音（斑塊內部大於 20％的面積出現聲學特徵不一致，表現為強弱不等的回音改變）。

　　（3）綜合分類：根據斑塊形態學和聲學特徵的綜合分類分為穩定斑塊、不穩定斑塊。不穩定斑塊也稱之為易損斑塊，它具有薄的纖維帽和大的脂質核心，在血流動力學的影響下易發生纖維帽斷裂，斑塊脂質成分容易向管腔遠端流動，導致遠端血管堵塞。

　　（3）每年複查一次頸動脈超音波。

2·頸動脈斑塊形成

【影響因素和臨床表現】

　　頸動脈斑塊是頸動脈粥狀硬化疾的主要表現之一，是由於血流在分叉處形成漩渦衝擊而使內皮損傷，低切應力區域血流緩慢，血液與受損內皮接觸時間長從而導致粥狀硬化疾斑塊形成。斑塊的結構、形態與缺血性腦血管病的發生、發展密切相關。頸動脈硬化斑塊沒有引起管腔明顯狹窄時一般無臨床症狀（潰瘍斑塊除外）；明顯狹窄時可導致腦缺血症狀，如視覺異常、頭暈頭痛、暈厥、語言障礙、肢體麻木、嚴重者出現意識障礙等症狀。

圖 3-5-3　頸動脈斑塊不同類型圖像表現

　　註：a、左側總頸動脈扁平規則型斑塊；b、不均回音不規則斑塊；c、潰瘍型斑塊呈「火山口」；d、彩色都卜勒超音波示血流向潰瘍斑塊內灌注

【專家健康指導建議】

（1）在內科醫生指導下，養成健康的飲食及生活習慣；配合藥物治療，積極控制危險因素，包括控制血壓、血脂、血糖等。

（2）潰瘍斑塊容易發生血栓脫落導致遠端栓塞，可到外科就診。

（3）定期複查頸動脈超音波，觀察斑塊的動態變化。

3·頸動脈狹窄和阻塞

頸動脈狹窄和阻塞是頸動脈粥狀硬化疾病變發展的嚴重階段，狹窄程度分級見表 3-5-1。

表 3-5-1　頸動脈中重度狹窄的鑑別

狹窄程度	PSV	EDV	PSV狹窄端/PSV狹窄遠
	cm/s		
輕度 < 50%	< 155	< 60	< 1.6
中度 50%~69%	155~ < 220	60~ < 100	2.0~ < 3.5
重度 70%~99%	≥ 220	≥ 100	≥ 3.5
阻塞	無血流信號	無血流信號	無血流信號

註：PSV（Peak Systolic Velocity）為收縮期最高流速，EDV（End Diastolic Velocity）為舒張期最低流速

【頸動脈狹窄和阻塞報告解讀】

從超音波圖像分析狹窄程度主要是透過測量內徑、血流速度、阻力指數及頻譜形態綜合判定（圖 3-5-4）。

（1）小於 50%　狹窄（輕度狹窄）：二維超音波顯示管腔內局部斑塊形成，管徑相對減少，血流無明顯變化，血流頻譜正常。

（2）50%～69%　狹窄（中度狹窄）：狹窄處血流出現加速度，狹窄遠段病理性渦流形成，有典型低搏動性血流動力學改變。

（3）70%～99%　狹窄（重度狹窄）：狹窄段管徑明顯變細，流速升高，狹窄近端流速相對減低，遠段阻力指數明顯減低，血流頻譜呈低搏動性改變。

（4）頸動脈阻塞二維超音波顯示頸動脈管腔內充填均質或不均質回音，彩色都卜勒超音波顯示阻塞近端「開關」血流狀。

圖 3-5-4　頸動脈不同程度的狹窄和阻塞

　　註： a、右側頸動脈球部前壁可見等回音扁平斑塊導致管徑變細； b、輕度狹窄後右側頸動脈球部正常的低流速渦流特徵消失； c、右側頸動脈球部輕度狹窄處血流頻譜； d、右側內頸動脈前後壁斑塊導致管徑明顯變細，管腔重度狹窄（70%～99%）； e、右側內頸動脈重度狹窄時，狹窄處流速明顯增快，高達 371/159cm/s； f、右側內頸動脈狹窄遠段流速明顯減低伴低搏動改變； g、左側內頸動脈管腔內充填等回音導致內頸動脈阻塞； h、內頸動脈阻塞後，彩色都卜勒超音波顯示頸動脈球部呈現一個「開關」血流症。

【影響因素和臨床表現】

　　多種原因可導致動脈狹窄和阻塞，動脈粥狀硬化疾是其最常見的病因，是病變發展的嚴重階段，另外動脈阻塞也可見於近端血栓脫落堵塞遠端管腔。輕度狹窄一般無明顯臨床症狀，中度、重度狹窄和阻塞患者會出現不同程度的腦缺血症狀，如頭暈、乏力、記憶力衰退、認知能力下降、肢體無力等。斑塊脫落形成栓子，會導致顱內動脈堵塞，輕者為暫時性

腦缺血發作，表現為暫時性單側肢體感覺、運動障礙，單眼失明、失語等，一般僅持續數分鐘，發病後 24 小時內完全恢復；重症者上述症狀不緩解甚至出現昏迷、死亡。

【專家健康指導建議】

（1）積極控制與本病相關的一些危險因素：包括高血壓、糖尿病、高脂血症、肥胖症及戒菸酒等。

（2）一旦出現腦部缺血症狀，如耳鳴、視物模糊、頭暈、頭痛、記憶力減退、眩暈等，應馬上到神經內科就診。

（3）定期體檢，如果體檢發現頸動脈中、重度狹窄，也要及時到專科就醫，如符合手術適應症，可行球囊擴張術、支架置入術或頸動脈內膜剝脫術治療。治療後 3 個月、6 個月、1年複查頸動脈超音波。

（三）頸動脈高安氏動脈炎性改變

高安氏動脈炎又稱為無脈症、動脈炎症候群或縮窄性主動脈炎等，是一種好發於年輕女性的動脈非特異性炎性病變，主要累及主動脈及其分支。

【高安氏動脈炎報告解讀】

　　超音波圖像：動脈血管壁瀰漫性增厚，呈「被縟狀」改變，血管壁結構分界不清，致血管腔內徑相對均勻性減小，嚴重時伴明顯狹窄，都卜勒超音波顯示病變動脈的血流形態及頻譜相應改變（圖3-5-5）。

圖 3-5-5　高安氏動脈炎二維和彩色都卜勒超音波影像

　　註：a、總頸動脈管壁增厚、結構模糊不清；b、左側鎖骨下動脈管壁明顯增厚，管徑縮窄，CDFI 顯示，血流充盈不全。LCCA：左側總頸動脈，LSA：左側鎖骨下動脈

【影響因素和臨床表現】

　　多數學者認為這是一種自身免疫反應性疾病，具有遺傳易感性，常累及育齡期女性。患者可出現頭痛、頭暈、視力減退等症狀。缺血嚴重的手臂麻木無力、視物模糊或複視、暫時性黑矇、中風、癲癇、偏癱、暈厥等。頸動脈、橈動脈和肱動脈可出現搏動減弱或消失（無脈症）。

【專家健康指導建議】

　　內科醫生指導下用藥，定期超音波檢查，隨訪病情變化。

（四）頸部動脈走行迂曲

【頸部動脈走行迂曲報告解讀】

　　二維及彩色都卜勒超音波顯示動脈走行呈「S」「C」或「U」型等扭曲（圖3-5-6），部分合併血管狹窄。彩色都卜勒超音波見血管扭曲處出現渦流或湍流，扭曲處血流速度加快。

圖 3-5-6　內頸動脈走行呈「S」型彎曲（箭頭所示）

【影響因素和臨床表現】

頸部動脈扭曲常見於頸總、頸內、頸外及椎動脈起始段過度彎曲。可能因先天發育異常，也可能後天某些因素導致血管迂曲。大部分無明顯臨床症狀，有些因頸部搏動性腫塊就診。少部分有頭痛、頭暈等症狀。

【專家健康指導建議】

頸部動脈扭曲一般無臨床症狀者，不需擔心，有狹窄並引起明顯症狀者外科就診。

（五）椎部動脈狹窄和阻塞

椎動脈狹窄和阻塞是引起後循環缺血性腦血管病的重要原因之一，20％～30％的缺血性腦中風發生在椎-基底動脈系統（後循環缺血），其病死率、致殘率顯著高於內頸動脈系統。在後循環中風的致病因素中，椎動脈起始段狹窄性病變所致者占首位，狹窄程度分級見表3-5-2。

【椎動脈狹窄和阻塞報告解讀】

超音波圖像分析狹窄程度是透過測量內徑、血流速度、阻力指數及頻譜形態綜合判定（圖3-5-7）：

（1）＜50％　狹窄（輕度狹窄）：二維超音波顯示管徑相對減少，血流速度相對增快，血流頻譜尚正常。

（2）50％～69％　狹窄（中度狹窄）：狹窄處血流出現加速度，狹窄遠段流速減低但無明顯低搏動性血流動力學改變。

（3）70％～99％　狹窄（重度狹窄）：狹窄段管徑明顯變細，流速升高，狹窄近端流速相對減低，遠段流速明顯減低，血流頻譜呈低搏動性改變。

（4）椎動脈阻塞：二維超音波顯示椎動脈管腔內充填均質或不均質回音，可見周邊側支向遠端供血。

表 3-5-2　椎動脈狹窄血流參數標準

狹窄程度	PSV	EDV	PSV_{OR}/PSV_{IV}
	cm/s		
輕度 < 50%	85~ < 140	27~ < 35	1.3~ < 2.1
中度 50%~69%	140~ < 220	35~ < 50	2.1~ < 4.0
重度 70%~99%	≥ 220	≥ 50	≥ 4.0
阻塞	無血流信號	無血流信號	無血流信號

註：PSV為收縮期最高流速，EDV為舒張期最低流速，OR（Origin）為起始段（V_1段），IV（intervertebral）為椎間隙段（V_2段）

圖 3-5-7　椎動脈不同程度的狹窄和阻塞

註：a、椎動脈起始段管徑相對變細，管腔狹窄小於
50%；b、頻譜都卜勒超音波提示局部狹窄處流速相對增
快；c、彩色都卜勒超音波提示椎動脈起始段管徑變細，
管腔狹窄；d、彩色都卜勒超音波提示椎動脈起始段管腔
重度狹窄，局部呈「五彩」血流；e、頻譜都卜勒超音波
提示重度狹窄處峰值流速明顯升高達 268cm/s；f、箭頭
示右側椎動脈近段阻塞，可見周邊側枝向遠端供血

【影響因素和臨床表現】

　　多種原因可導致椎動脈狹窄和阻塞，最常
見的病因是動脈粥狀硬化疾。輕度和中度狹窄
一般無明顯臨床症狀，重度狹窄和阻塞，會導
致不同程度的缺血症狀，常見有頭暈、走路不
穩等後循環缺血症狀。

【專家健康指導建議】

（1）在內科醫生指導下，養成健康的飲食及生活習慣；配合藥物治療，積極控制危險因素，包括控制血壓、血脂、血糖等。

（2）重度狹窄時，可至外科就診，必要時行球囊擴張術或支架置入術等。

（3）手術治療後 3 個月、6 個月、1 年複查頸動脈超音波。

（六）椎動脈生理變異

椎動脈生理變異比較多，最常見的就是發育不對稱（一側椎動脈發育不良）和走行變異。

1・椎動脈發育不對稱

【影響因素和臨床表現】

椎動脈發育不對稱是一種先天發育異常。大部分無明顯臨床症狀，少部分可出現頭暈等缺血症狀。

【專家健康指導建議】

椎動脈發育不對稱無須治療。

2・椎動脈走行變異

正常情況下，椎動脈在前斜角肌內側方起源於鎖骨下動脈上緣，垂直進入第六頸椎橫突孔上行。但由於胚胎發育異常等原因往往會存在一定的解剖變異，其中最常見的是走行變異。

【椎動脈發育不對稱報告解讀】
　　超音波圖像：椎動脈發育不良的診斷標準是一側椎動脈管徑均勻性偏細，管徑小於對側 50％以上或管徑 ≤ 2.5mm 者為雙側椎動脈發育不對稱。

【椎動脈走行變異報告解讀】
　　超音波圖像：椎動脈未從第 6 頸椎橫突孔上行入顱，而是透過其他頸椎橫突孔上行入顱（圖 3-5-8）。

315

圖 3-5-8　右側椎動脈走行變異

註：右側椎動脈未經第六頸椎橫突孔上行，而是經 C4 ～ C5 入頸椎橫突孔上行

【影響因素和臨床表現】

椎動脈走行變異是一種先天發育異常。一般無明顯臨床症狀，部分患者可出現頭暈等缺血症狀。

【專家健康指導建議】

椎動脈走行變異無須治療，但是要注意避免猛轉頭或頸部按摩，避免壓迫或牽拉椎動脈導致椎動脈損傷引起頭暈等缺血症狀。

（七）鎖骨下動脈狹窄和阻塞

【鎖骨下動脈狹窄和阻塞報告解讀】

超音波圖像顯示斑塊導致鎖骨下動脈管腔不同程度變窄至阻塞（圖 3-5-9a ～ c），中、重度狹窄及阻塞病變可導致同側椎動脈出現不同程度的鎖骨下竊血症候群（正常椎動脈的血流方向與同側總頸動脈是一致的，當鎖骨下動脈出現嚴重狹窄或阻塞時患側上肢動脈和椎動脈的血供受阻，血流灌注來源於健側椎動脈，即鎖骨下竊血）。臨床分類有 3 型（圖 3-5-9d ～ f），分別為：

（1）隱匿型竊血（I 級）：患側椎動脈血流頻譜顯示收縮期「切跡」。

（2）部分型竊血（II 級）：患側椎動脈收縮期血流方向逆轉，舒張期血液方向正常，呈現雙向「震盪」血流頻譜。

（3）完全型竊血（III 級）：患側椎動脈血流方向完全逆轉，與同側總頸動脈血流方向完全相反。

圖 3-5-9　鎖骨下動脈不同程度的狹窄和阻塞及不同類型
竊血圖像

　　註：a、右側鎖骨下動脈開口處前後壁動脈硬化斑塊
形成，導致管徑變細，管腔狹窄；b、CDFI 顯示鎖骨下
動脈狹窄後血流充盈呈「五彩」；c、鎖骨下動脈起始段
阻塞，管腔內充填低回音，彩色都卜勒未探及血流訊號；
d、鎖骨下動脈 50%～69%狹窄，同側椎動脈血流頻譜改
變，收縮期可見「小切跡」形成；e、鎖骨下動脈 70%～
99%狹窄，同側椎動脈血流頻譜改變，收縮期折返呈「震
盪」血流頻譜；f、鎖骨下動脈起始段阻塞同側椎動脈血
流方向完全逆轉

　　鎖骨下動脈狹窄和阻塞是鎖骨下動脈粥狀
硬化疾病變發展的嚴重階段，狹窄程度分級見
表 3-5-3。

表 3-5-3　鎖骨下動脈狹窄的診斷標準

狹窄程度	PSV	PSV	PSV$_{OR}$/PSV$_{IV}$	椎動脈頻譜
	cm／s			
輕度 < 50%	–	–	–	無改變
中度 50%~69%	–	–	–	切跡（部分逆轉）隱匿型（部分型竊血）
重度 70%~99%	≥343	≥60	≥4.0	部分逆轉（部分型竊血）
阻塞	無血流信息	無血流信息	無血流信息	完全逆轉（完全型竊血）

　　註：PSV 為收縮期最高流速，EDV 為舒張期最低流
速，OR 為起始段（V$_1$ 段），IV 為椎間隙段（V$_2$ 段）「-」
表示無數據

【影響因素和臨床表現】

　　動脈粥狀硬化疾是鎖骨下動脈狹窄和阻塞

最常見的病因，其次是高安氏動脈炎等炎性病變。輕度和中度狹窄一般無明顯臨床症狀，重度狹窄和阻塞會出現不同程度的缺血症狀，常見的表現是上肢運動後疼痛或乏力，也可出現眩暈、複視、眼球震顫、耳鳴甚至是聽力損失等椎基底動脈血供不足的表現。測量雙側上肢血壓不對稱，患側血壓較健側低。

【專家健康指導建議】

（1）在內科醫生指導下，養成健康的飲食及生活習慣；配合藥物治療，積極控制危險因素，包括控制血壓、血脂、血糖等。

（2）重度狹窄時建議外科就診，必要時行球囊擴張術、支架置入術或人造血管搭橋術。

（3）手術治療後 3 個月、6 個月、1 年複查頸動脈超音波。

二、腦動脈超音波

腦動脈超音波包括兩種檢查方式：經顱彩色都卜勒超音波（Transcranial Color-duplex Sonography，TCCS）和經顱都卜勒超音波（Transcranial Doppler，TCD），這兩種超音波可以無創的檢測顱內動脈的血流速度、方向、頻譜及音頻，互為補充，能較準確地反映腦動脈狹窄、痙攣等病理狀態，對分析腦血管狹窄等疾病具有良好的應用價值。

（一）正常腦動脈超音波報告解讀

正常聲像圖及報告：透過檢查腦血管的血流速度、頻譜形態及血管搏動指數（Pulsatility Index，PI，反映血管順應性或彈性等），綜合反映血管狀況。

（二）顱內動脈狹窄和阻塞性病變

顱內動脈狹窄和阻塞是造成缺血性腦血管病的一個重要病因，而大腦中動脈狹窄是最常見的顱內動脈狹窄。

【病因和臨床表現】

動脈粥狀硬化疾是最常見的病因，其次是見於非特異性血管內膜炎、鉤端螺旋體病、先天性腦底動脈環發育異常等。不同程度的狹窄會造成不同的臨床體徵，如肢體偏癱、語言障礙、頭暈、耳鳴、行走不穩等。

【專家健康指導建議】

（1）積極控制危險因素，控制血壓、血脂、血糖等。

（2）在內科醫生指導下藥物治療。

（3）中、重度狹窄患者建議 6 個月、1 年複查超音波。

【顱內動脈狹窄和阻塞性病變報告解讀】

根據顱內動脈各段血流速度、都卜勒頻譜、血流聲頻、PI 等綜合分析，判定血管正常與否，異常者可分為輕度、中度及重度狹窄和阻塞。隨著狹窄程度的加重，血流速度增快、聲頻粗糙伴渦流；嚴重狹窄處檢查時可聞及樂性雜音、遠端流速減低伴低搏動改變；部分血管阻塞可出現周邊側支血流代償。

（三）高阻型腦血流頻譜改變

【影響因素及臨床表現】

高阻型腦血流頻譜改變常見於老年人腦血管阻力增加、腦灌注下降、腦血流量減少等腦血管病理生理改變，常見於被檢者脈壓差增大。可無症狀或出現頭暈等腦缺血表現。

【專家健康指導建議】

請患者到內科就診諮詢。

（四）頸部動脈顱外段病變

【影響因素及臨床表現】

頸部動脈顱外段的病變最常見於動脈粥狀硬化疾，臨床症狀與血管狹窄程度及側支循代償相關。頸部動脈重度狹窄時，顱內側支循環代償良好，可以無特殊的臨床症狀或體徵；當側支建立不完善時，常常出現反覆腦缺血症狀，表現為暫時性黑矇、頭痛、頭暈、行走不穩、偏癱等臨床表現。

【專家健康指導建議】

建議行頸動脈超音波檢查，判斷頸動脈病變程度，至內科就診。

（五）鎖骨下竊血（隱匿型、部分型、完全型）

【影響因素及臨床表現】

鎖骨下動脈狹窄或阻塞性病變，常見於動

【高阻型腦血流頻譜改變報告解讀】
顱內動脈峰值血流速度正常，舒張期最低流速相對減低，頻譜形態改變，血流音頻未聞異常，血管搏動指數升高。腦動脈超音波檢查 PI 值上升大於1.10（正常PI值0.65～1.10）。

【頸部動脈顱外段病變報告解讀】
顱外頸動脈或椎動脈重度狹窄時，同側的顱內動脈會出現流速減低，頻譜形態改變，血管搏動指數減低，側支循環開放代償等改變。TCCS 和 TCD 可以很好地提示顱外段病變。

【鎖骨下竊血報告解讀】
當鎖骨下動脈中、重度狹窄至阻塞時，同側顱內椎動脈血流頻譜形態也會改變，出現不同程度的竊血頻譜徵象（隱匿型、部分型、完全型），間接提示顱外段鎖骨下動脈狹窄病變的程度。

脈粥狀硬化疾病變或高安氏動脈炎性病變。常見的臨床表現有頭暈、眩暈、肌力減退、共濟失調等後循環缺血症狀，尤其在上肢活動增加時，後循環缺血症狀更明顯。

【專家健康指導建議】

建議行頸動脈超音波檢查，判斷鎖骨下動脈病變程度，至內科就診。

第六節　超音波心跳圖

一、超音波心跳圖檢查項目

透過二維超音波、M型（M-mode）、彩色都卜勒、頻譜都卜勒、組織都卜勒等超音波檢查模式綜合分析心臟的結構、功能及血流動力學表現，判斷心臟是否正常或存在異常病變。

（一）成人超音波心跳圖測值

1.胸骨旁左心室長軸切面二維及M型

左心室舒張末徑：男45～55mm，女35～50mm

左心室收縮末徑：男23～37mm，女20～35mm

左心室後壁舒張末厚度：7～11mm，左心室後壁運動幅度：7～14mm

心室中膈舒張末厚度：7～11mm，心室

中膈運動幅度：5 ～ 8mm

右心室前後徑：12 ～ 29mm，右心室前壁厚度：3 ～ 5mm

左心房前後徑：男 30 ～ 40mm，女 27 ～ 38mm

主動脈瓣環徑：17 ～ 26mm

主動脈竇內徑：24 ～ 37mm

升主動脈內徑：22 ～ 37mm

2．胸骨旁大動脈短軸切面

主肺動脈內徑：17 ～ 27mm

右肺動脈內徑：9 ～ 18mm

左肺動脈內徑：9 ～ 18mm

3．心尖四腔心切面

左心房左右徑：26 ～ 45mm；左心室左右徑：34 ～ 52mm

右心房左右徑：25 ～ 42mm；右心室左右徑：22 ～ 40mm

下腔靜脈內徑：11 ～ 22mm

（二）觀察瓣膜形態、結構，血流資訊，頻譜分析，左心功能測量

1．二尖瓣、三尖瓣、主動脈瓣、肺動脈瓣瓣葉結構

正常、增厚、鈣化、畸形。

2．二尖瓣、三尖瓣、主動脈瓣、肺動脈瓣彩色都卜勒血流顯示

正常及逆流兩類。逆流又分為：生理性逆流（微量）；病理性逆流：少量（輕度）、中量（中度）、大量（重度）。

3·都卜勒頻譜分析

舒張期正常二尖瓣口血流最大瞬時速度為 60 ～ 130cm/s，三尖瓣口血流最大瞬時速度為 30 ～ 70cm/s；收縮期主動脈瓣口血流最大瞬時速度及左心室流出道口血流最大瞬時速度為 100 ～ 170cm/s；肺動脈瓣口血流最大瞬時速度為 60 ～ 90cm/s。

4·心功能測量

（1）左心室收縮功能正常：左心室射血分數 EF ≥ 50%；左心室短軸縮短率 FS ≥ 27%（當 EF ＜ 50%，則認為左心室收縮功能減低：EF 40%～ 49%為輕度減低；EF 30%～ 39%為中度減低；EF ＜ 30%為重度減低。FS ＜ 25%為減低）。

（2）左心室舒張功能正常：左心房內徑正常；二尖瓣口都卜勒血流頻譜舒張早期的（E 峰）最大流速：平均 73cm/s，舒張晚期的（A 峰）最大流速：平均 40cm/s，1 ＜ E/A ＜ 2。E 峰減速時間在 160 ～ 240ms。四腔心切面用組織都卜勒測量二尖瓣環速率頻譜正常：舒張早期 e' 峰＞舒張晚期 a' 峰；e' ≥ 10cm/s，a' ＞ 8cm/s。肺靜脈血流頻譜舒張晚期的反向波 Ar 流速＜ 35cm/s。（註：體檢超音波心跳圖測

值僅供參考，臨床需綜合分析）

（三）正常超音波心跳圖報告解讀

超音波心跳圖測量各房室腔內徑大小正常，房、心室中膈連續性完整，心室中膈及左、右心室壁厚度正常，運動協調，運動幅度正常。各瓣膜形態、結構，啟閉運動未見明顯異常。主動脈、肺動脈關係及內徑正常。心包腔未見積水。左心室射血分數正常。CDFI：各瓣膜血流訊號及頻譜正常（圖 3-6-1）。

圖 3-6-1　正常超音波心跳圖

註： a、主動脈前壁與心室中膈延續，主動脈瓣及二尖瓣、左心房、左心室及右心室正常；b、 M 型測量左、右心室腔大小、左心功能及室壁運動幅度正常 ； c、心尖五腔心切面顯示主動脈瓣血流 ； d、主動脈瓣口血流頻譜及血流速度正常。AO：主動脈； LA：左心房； LV：左心室； RV：右心室； RA：右心房； AV：主動脈瓣

二、心臟常見瓣膜病

　　心臟瓣膜病以瓣膜狹窄、閉鎖不全最多見，其中以二尖瓣及主動脈瓣病變尤為常見。超音波心跳圖是各類瓣膜病檢查的首選方法。瓣膜病治療原則：內科強心、利尿、調整心功能，外科行瓣膜置換術或瓣膜成形術。

（一）二尖瓣狹窄

圖 3-6-2　二尖瓣狹窄

　　註： a、箭頭所示二尖瓣前、後葉瓣緣增厚，回音注射顯影劑，可見鈣化斑； b、二尖瓣瓣口面積縮小； c、二尖瓣狹窄瓣口「五彩」射流束； d、二尖瓣狹窄瓣口流速增快達 182cm/s

（二）二尖瓣閉鎖不全

【二尖瓣狹窄報告解讀】

　　（1）二尖瓣前、後葉增厚，回音注射顯影劑，可見鈣化斑，瓣葉活動受限，瓣口縮小；左心房肥大。當二尖瓣前、後葉黏連，交界處融合，前葉舒張期開放呈圓隆狀則考慮風溼性病變；當二尖瓣瓣環增厚或鈣化則考慮老年性瓣膜退行性病變。M 型超音波前後葉曲線呈「城牆樣」改變。二尖瓣狹窄，可從二維圖像測定瓣口面積；也可透過連續都卜勒壓力減半時間法測定瓣口面積。都卜勒超音波顯示舒張期二尖瓣瓣口「五彩」射流束，前向血流速度增快（圖 3-6-2）。

　　（2）二尖瓣口面積正常約 $4cm^2$，輕度狹窄 $1.5 \sim 2.0cm^2$，中度狹窄 $1.0 \sim 1.5cm^2$，重度狹窄 $< 1.0cm^2$。

【二尖瓣閉鎖不全報告解讀】

(1) 二尖瓣瓣葉或瓣環增厚、回音注射顯影劑，關閉時可見兩瓣葉不能合攏。二尖瓣脫垂時，前葉或後葉收縮期超過二尖瓣環連線脫入左心房。腱索斷裂時可見二尖瓣呈「連枷樣」運動，左心房及左心室擴大等。都卜勒超音波顯示收縮期二尖瓣口至左心房的異常「五彩」鑲嵌的逆流訊號及逆流頻譜（圖3-6-3）。

(2) 二尖瓣逆流分為生理性逆流及病理性逆流。生理性逆流：逆流訊號微弱，在瓣環上10mm的範圍內，占時短暫；二尖瓣病理性逆流程度見表3-6-1。

圖 3-6-3 二尖瓣閉鎖不全

註： a、 b箭頭示二尖瓣前、後葉瓣尖瓣緣增厚，回音注射顯影劑，瓣葉活動受限，關閉有裂隙； c、二尖瓣少 - 中量逆流； d、二尖瓣逆流頻譜，逆流速度達623cm/s

表 3-6-1 二尖瓣病理性逆流程度評估

評估指標	輕度	中度	重度
逆流束範圍	局限在瓣環附近	達左心房中部	達左心房頂部或肺靜脈
逆流束長度／左心房長度	< 1/3	1/3~2/3	> 2/3
逆流束面積／左心房面積	< 20%	20%~40%	> 40%

（三）主動脈瓣狹窄

【主動脈瓣狹窄報告解讀】

(1) 主動脈瓣膜形態學改變，包括瓣葉數量異常、瓣葉增厚、回音注射顯影劑、活動受限、瓣口縮小等。當主動脈瓣增厚伴交界處融合則考慮為風溼性病變；當瓣環增厚或鈣化則考慮為老年性瓣膜退行性病變；當主動脈瓣形態異常或瓣葉數目異常時，則考慮先天性主動脈瓣畸形。主動脈瓣狹窄常伴有左心室壁肥厚、左心室增大、升主動脈擴張等結構改變。都卜勒超音波可探及收縮期主動脈瓣口「五彩」射流束，前向血流速度明顯增快（圖3-6-4）。

(2) 正常主動脈瓣口面積約3.0cm²。當主動脈瓣口的最大瞬時速度＞200cm/s，主動脈瓣瓣口面積＜2.0cm²時診斷主動脈瓣狹窄，狹窄程度見表3-6-2。

圖 3-6-4 主動脈瓣狹窄

註： a、左心室長軸顯示主動脈瓣瓣葉增厚及斑點狀強回音；b、大動脈短軸顯示主動脈瓣斑點狀強回音； c、放大主動脈瓣，顯示瓣膜增厚，回音注射顯影劑； d、主動脈瓣狹窄，瓣口前向流速增快達 423cm/s

表 3-6-2　主動脈瓣狹窄程度評估

評估指標	輕度	中度	重度
最大瞬時速度 (cm / s)	< 300	300~400	> 400
氣壓梯度力 (mmHg)	< 25	25~50	> 50
主動脈瓣瓣口面積 (cm²)	> 1.5	1.0~1.5	< 1.0

（四）主動脈瓣閉鎖不全

圖 3-6-5　心室間隔缺損修補＋主動脈瓣膜置換手術後，
主動脈瓣脫垂導致主動脈瓣閉鎖不全

註：a、左心室增大； b、 c 箭頭示主動脈瓣增厚、
主動脈瓣脫垂閉合不全； d、主動脈瓣重度逆流

表 3-6-3　病理性主動脈瓣逆流程度評估

評估指標	輕度	中度	重度
逆流束寬度 (mm)	< 3	3~6	> 6
逆流束寬度／ 左心室流出道寬度	< 1/3	1/3~2/3	> 2/3

（五）三尖瓣閉鎖不全

圖 3-6-6　三尖瓣閉鎖不全

【主動脈瓣閉鎖不全報告解讀】

（1）主動脈瓣瓣葉增厚或鈣化，呈團狀或粗線狀回音，瓣葉活動受限，瓣葉數目可能異常，瓣葉關閉時有裂隙。如果舒張期主動脈瓣向左心室流出道膨出超過主動脈瓣瓣環連線，則說明有主動脈瓣脫垂。主動脈瓣閉鎖不全導致左心室增大、左心室流出道增寬、左心室壁活動注射顯影劑。彩色及頻譜都卜勒顯示源於主動脈瓣的「五彩」血流逆流入左心室流出道並探及高速逆流頻譜（圖3-6-5）。

（2）主動脈瓣逆流分為生理性逆流及病理性逆流。生理性逆流：超音波顯示心臟房室腔、瓣膜及大血管形態正常；逆流面積 < 1.5cm²，最大逆流速度 < 150cm/s。病理性主動脈瓣逆流程度見表 3-6-3。

【三尖瓣閉鎖不全報告解讀】

（1）病因不同，超音波圖像不同。風溼性心臟病三尖瓣瓣葉增厚，活動受限，關閉時有裂隙。三尖瓣脫垂，瓣葉於收縮期向右心房膨出並超出瓣環附著點連線。繼發性三尖瓣閉鎖不全，瓣膜形態正常，瓣環擴大，右心房、右心室增大。都卜勒超音波顯示收縮期三尖瓣口至右心房的異常逆流訊號及頻譜（圖 3-6-6）。

（2）三尖瓣逆流有生理性逆流和病理性逆流。生理性三尖瓣逆流 35％ ～ 95％正常人可檢出，特點是逆流訊號微弱、範圍局限、占時短暫，逆流時間小於全收縮期，逆流速度小於 250cm/s。病理性三尖瓣逆流程度見表 3-6-4。

註：a、三尖瓣重度逆流，逆流束達右心房頂部；b、三尖瓣逆流頻譜，逆流速度達404cm/s

表 3-6-4　病理性三尖瓣逆流程度評估

評估指標	輕度	中度	重度
逆流束長度／右心房長度	< 1/3	1/3~2/3	> 2/3，返回下腔靜脈
逆流束的面積／右心房面積	< 20%	20%~40%	> 40%

（六）肺動脈瓣狹窄

【肺動脈瓣狹窄報告解讀】

（1）肺動脈瓣狹窄顯示瓣葉增厚、開放受限、瓣口狹小、瓣葉呈圓頂形突起；肺動脈瓣下狹窄顯示右心室流出道肥厚、變窄；肺動脈瓣上狹窄可見瓣上隔膜，主肺動脈變細等。心室中膈及右心室前壁增厚。都卜勒超音波顯示收縮期狹窄處「五彩」鑲嵌射流血流訊號，狹窄處流速明顯增快（圖3-6-7）。

（2）據肺動脈瓣最大流速估測狹窄程度：輕度＜200cm/s；中度200cm/s～400cm/s；重度＞400cm/s。

圖 3-6-7　肺動脈瓣狹窄

註：a、肺動脈瓣狹窄處「五彩」血流；b、狹窄處最大流速 269cm/s

（七）肺動脈瓣閉鎖不全

【肺動脈瓣閉鎖不全報告解讀】

（1）肺動脈瓣瓣葉增厚、回音注射顯影劑，活動正常或輕度受限，開放幅度增大，舒張期瓣葉閉合不攏。肺動脈增寬，右心室增大，右心室壁活動注射顯影劑。彩色及頻譜都卜勒顯示舒張期源於肺動脈瓣的「五彩」血流逆流入右心室流出道及逆流頻譜（圖3-6-8）。

（2）肺動脈瓣有生理性逆流和病理性逆流。生理性逆流：彩色都卜勒超音波在35％正常人中檢出肺動脈瓣逆流，特點是範圍局限，流速較低，＜120cm/s，逆流束小於肺動脈瓣下10mm。病理性逆流：肺動脈瓣逆流速度＞150cm/s，逆流束長度＞15mm。

圖 3-6-8　肺動脈瓣閉鎖不全

註：a、肺動脈瓣逆流呈「五彩」血流訊號；b、肺動脈瓣逆流頻譜，逆流速度281cm/s

【影響因素及臨床表現】

（1）瓣膜狹窄：①主要見於風溼性心臟病、老年性瓣膜退行性病變，以二尖瓣及主動脈瓣病變多見；②先天性瓣膜發育異常，以肺動脈瓣及主動脈瓣病變多見。臨床表現：勞力

性呼吸困難，咳嗽、咯血、咳粉紅色泡沫痰；暈厥、心絞痛等。體格檢查聞及舒張期及（或）收縮期雜音。

（2）二、三尖瓣閉鎖不全：凡是導致二、三尖瓣瓣環、瓣葉、腱索、乳頭肌及心室結構和功能任一異常的因素均可致二、三尖瓣閉鎖不全。常見的原因有風溼性心臟病二、三尖瓣閉鎖不全，老年性二、三尖瓣瓣環和瓣下部鈣化，二、三尖瓣脫垂，腱索斷裂，乳頭肌功能不全，左、右心室擴大等。臨床表現：輕度閉鎖不全無症狀，逐漸加重可出現乏力、呼吸困難，三尖瓣閉鎖不全合併肺動脈高壓時可出現腹水、下肢水腫、肝臟腫大等症狀。體格檢查聞及收縮期雜音。

（3）主動脈瓣閉鎖不全：由於主動脈瓣、瓣環及升主動脈疾病使主動脈瓣在左心室舒張時不能閉合，導致血液由主動脈逆流回左心室。常見原因有風溼性心臟病主動脈瓣病變、老年性主動脈瓣病變、先天性主動脈瓣畸形、馬凡氏症候群、感染性心內膜炎、升主動脈粥狀硬化疾、嚴重高血壓、升主動脈夾層等。臨床表現：輕度主動脈瓣閉鎖不全可以持續多年沒有症狀，當逆流逐漸發展並加重，出現心悸、氣短、呼吸困難、胸痛、頭部強烈波動感、頭暈等表現。體格檢查主動脈瓣聽診區聞及舒張期雜音。

（4）肺動脈瓣閉鎖不全：肺動脈瓣膜病變及引起肺動脈瓣環擴張的疾病均可導致肺動脈瓣閉鎖不全。常見有風溼性心臟病肺動脈瓣閉鎖不全、肺動脈瓣退行性病變、肺動脈瓣黏液性變、肺動脈瘤、肺動脈高壓等。臨床表現：有心悸、氣促、呼吸困難、水腫等，有原發病的以原發病臨床表現為主。體格檢查聞及舒張早期嘆氣性雜音，肺動脈高壓時可聞及收縮期噴射性雜音。

【專家健康指導建議】

根據瓣膜病變狹窄和（或）閉鎖不全的程度、結合患者的臨床症狀及心功能，輕者可行內科治療，嚴重者心外科行瓣膜修補或瓣膜置換術。

三、心臟人工瓣膜

【心臟人工瓣膜報告解讀】

常見的心臟人工瓣膜是二尖瓣位、主動脈瓣位置換（圖3-6-9），除了常規項目檢查，重點是檢查人工瓣膜有無血栓、贅生物及瓣周漏等，透過彩色都卜勒觀察人工瓣膜與瓣環間是否有逆流可確認有無瓣周漏。

圖 3-6-9　心臟人工瓣膜

註： a、二尖瓣位機械瓣； b、主動脈瓣位機械瓣

【影響因素及臨床表現】

因自身心臟瓣膜病變嚴重而不能用瓣膜分離手術或修補手術時，則須採用人工心臟瓣膜置換術。人工瓣膜一類是全部用人造材料製成的機械瓣；另一類是全部或部分用生物組織製

成的生物瓣。換瓣者常見有風溼性心臟病、先天性心臟瓣膜病、馬凡症候群等。臨床表現：人工瓣膜置換後，如出現瓣周漏、贅生物、機械瓣狹窄、機械瓣啟閉失靈等，可出現相應臨床表現。

【專家健康指導建議】

適量服用抗凝藥物，預防感染，適當活動，保持精神愉快，增加營養，補充蛋白質和維生素。定期到醫院複查。

四、心肌病變

【影響因素及臨床表現】

心肌病變是一組由心肌功能障礙引起的疾病，表現為心室壁異常肥厚或心腔擴張，包括擴張型心肌病變、肥厚型心肌病變、限制型心肌病變、致心律不整性右心室心肌病變等，其發病原因不明；另有已知原因或者是發生在其他疾病之後的心肌繼發性改變，主要與感染、缺血、內分泌及代謝疾病等因素有關。臨床表現心悸、乏力、呼吸困難、水腫、肝大、心前區悶痛、暈厥甚至猝死。體格檢查心前區聞及收縮期及（或）舒張期雜音。

【心肌病變報告解讀】

常見心肌病變有擴張型心肌病變和肥厚型心肌病變，圖像特點：

（1）擴張型心肌病變超音波心跳圖顯示心腔擴大，左心室明顯（左心室舒張末徑 ≥ 60mm）；室壁變薄、運動普遍減低（心室中膈運動幅度 ≤ 3mm，左心室後壁運動幅度 ≤ 7mm），收縮期增厚率減低；各瓣膜開放幅度減小，形成「大心腔，小開口」；左心室射血分數及縮短分數均明顯減低（圖 3-6-10）。都卜勒顯示以二尖瓣為主的多瓣膜逆流訊號及頻譜。

（2）肥厚型心肌病變超音波心跳圖顯示：心室中膈增厚，室壁也可以增厚，厚度 ≥ 15mm。

①肥厚型非梗阻性心肌病變：膜部心室中膈不厚，而從肌部心室中膈至心尖部明顯肥厚，左心室流出道無狹窄；左心室後壁增厚程度較心室中膈輕。

②肥厚型梗阻性心肌病變：對稱性左心室壁增厚，造成左心室流出道狹窄，心腔變小，收縮期二尖瓣前葉或腱索向左心室流出道運動，都卜勒測量左心室流出道狹窄處高速血流頻譜。

③心尖肥厚：僅心尖部室壁對稱性肥厚，收縮期心尖部室腔消失。肥厚心肌呈斑點樣回音注射顯影劑（圖 3-6-11）。

圖 3-6-10　擴張型心肌病變

註：　a、心室腔擴大，左心室舒張末徑 72mm；b、
M 型顯示左心室擴大呈「大心腔」，二尖瓣開放幅度減低
呈「小開口」，室壁運動普遍減低；c、心尖四腔心切面
顯示全心擴大；d、 M 型測量左心收縮功能減低，EF
27%、 FS 13%

【冠心病報告解讀】

　　冠心病超音波心跳圖有多種表現
形式：暫時性心絞痛可很快緩解，心
臟結構及功能可以完全正常。

　　心肌梗塞導致心肌缺血後改變，
超音波圖像顯示：節段性的室壁運動
異常、心腔擴大、瓣膜逆流、射血分
數減低等指標異常。對主動脈瘤、心
腔內血栓、心室中膈穿孔、心室壁破
裂、乳頭肌功能不全等超音波都有重
要的診斷價值（圖 3-6-12）。

　　M 型：正常心室中膈收縮期心內
膜向心運動幅度 5～8mm，＜5mm
為減低；左心室後壁收縮末期心內
膜向心運動幅度 7～14mm，小於
7mm 為減低。室壁增厚率：左心室
壁收縮末期厚度與舒張末期厚度之差
占舒張末期厚度的百分比，正常值
27%～33%，平均 30%左右。

　　臨床上判斷收縮期室壁向心運動
異常多以目測與幅度測量相結合：

　　（1）運動正常：心內膜運動
幅度 ≧ 5mm，收縮期室壁增厚率
≧ 25%。

　　（2）運動減弱：心內膜運動
幅度 ＜ 5mm，室壁收縮期增厚率
＜ 25%。

　　（3）運動消失：心內膜運動和室
壁收縮期增厚率消失。

　　（4）反常運動：矛盾運動。

　　（5）主動脈瘤：室壁變薄，向外
膨出，主動脈瘤處心肌收縮期與正常
心肌呈明顯矛盾運動。

圖 3-6-11　肥厚型心肌病變

註：　a、心室中膈明顯增厚約 19mm，左心室後壁厚
約 11mm；b、心室中膈及心尖部室壁肥厚；c、心尖部
心肌肥厚；d、收縮期心尖肥厚處心腔消失。箭頭示心肌
肥厚

【專家健康指導建議】

　　不同種類心肌病變治療方案不同，有病因
者首先到門診治療其原發病，其次對症治療，
必要時手術治療。

五、冠狀動脈粥狀硬化疾性心臟病

圖 3-6-12　心肌梗塞心室血管瘤形成

　　註：a、 M 型顯示左心擴大，室壁運動幅度瀰漫減低，心功能下降，EF29%、 FS14%； b、左心室心尖部主動脈瘤 44mm×22mm

【影響因素及臨床表現】

　　冠狀動脈粥狀硬化疾性心臟病（簡稱冠心病）是冠狀動脈發生病變而引起血管痙攣、管腔狹窄或阻塞，造成心肌缺血、缺氧或壞死而導致的心臟病。了解冠心病的危險因素與誘因，可預防冠心病發生。

　　（1）冠心病可改變的危險因素有：高血壓、高血脂（總膽固醇過高或低密度脂蛋白膽固醇過高、甘油三酯過高、高密度脂蛋白膽固醇過低）、超重及肥胖、高血糖、不良生活方式以及社會心理因素。

　　（2）冠心病不可改變的危險因素有：性別、年齡、家族史。

　　冠心病的發作誘因常常與季節變化、情緒激動、體力活動增加、飽食、大量吸菸和飲酒等有關。

　　（3）臨床表現：①典型症狀：突感心前

區疼痛，因體力活動、情緒激動等誘發，多為發作性絞痛或壓榨痛，可放射到周圍如左臂和肩、頸部等，也可為悶痛、憋悶感。嚴重時胸痛劇烈，含服硝酸甘油不能緩解，持續時間常超過半小時，並可有噁心、嘔吐、出汗、發熱、心悸、呼吸困難、血壓下降、休克等。②不典型症狀：一部分患者僅僅心前區不適、心悸、乏力，或以胃腸道症狀為主。體格檢查：心肌梗塞併發心室中膈穿孔、乳頭肌功能不全時，可於相應部位聽到雜音。心律不整時聽診心律不規則。

【專家健康指導建議】

（1）培養健康的生活習慣：戒菸限酒，低脂低鹽飲食，適當體育鍛鍊，控制體重等。

（2）藥物治療：抗血栓，減輕心肌氧耗，緩解心絞痛，調脂穩定斑塊。

（3）血管重建：包括介入治療。

（4）超音波心跳圖是目前最常用的檢查手段之一，可以定期複查。

六、心包膜積水

【心包膜積水報告解讀】

正常人心包腔可以有積水，一般＜50mL，超音波不能探及。心包腔內探及積水無回音則為異常。超音波檢查可以估計心包膜積水量：少量＜200mL，胸骨旁左心室長軸切面左心房室溝處及後心包有5mm左右的積水，前心包無積水；中量200～500mL，該切面前心包膜積水10mm左右，後心包及心尖部積水呈帶狀；大量＞500mL，該切面前、後心包及心尖部積水均＞20mm，心臟出現明顯的「搖擺」現象（圖3-6-13）。

圖3-6-13　大量的心包膜積水
註：a、左心室後壁及右心室前壁心包腔積水； b、

左心室側壁及心尖部心包腔積水呈帶狀圍繞心臟，使心臟出現「搖擺」現象

【影響因素及臨床表現】

心包膜積水是指由於各種原因引起的心包腔內液體積聚。常見有結核性、細菌性感染、自身免疫病、外傷、手術、腫瘤等。臨床表現：常見症狀有胸骨後、心前區疼痛，呼吸困難。大量心包膜積水造成心臟壓塞的臨床體徵有低血壓、心音低弱、頸靜脈怒張等。

【專家健康指導建議】

（1）建議到心內科就診。心包膜積水病因診斷可根據臨床表現、實驗室檢查、心包穿刺液檢查以及是否存在其他疾病而確定。

（2）針對病因，對症治療。

七、心臟腫瘤

圖 3-6-14　心臟腫瘤：左心房黏液瘤

註：a、左心房腔內緻密均勻團塊回音；b、團塊形態不規則，連於心房中膈。「+」區域為左心房腫瘤

【影響因素及臨床表現】

病因：原發性心臟腫瘤分為良性和惡性，繼發性心臟腫瘤均為惡性。心臟良性腫瘤多見於黏液瘤。惡性腫瘤中最多見的為未分化肉瘤。

【心臟腫瘤報告解讀】

心臟房、室腔內可見異常回音團塊，邊緣清晰，部分腫瘤可阻塞左心室流入道、流出道等導致狹窄。常見的是心臟黏液瘤，超音波對黏液瘤有特異性診斷價值，在心腔內出現緻密均勻團塊回音，心房尤為多見，有蒂連於心房壁，該異常回音團隨心臟舒張及收縮和房室瓣開閉而規律性擺動（圖3-6-14）。體檢心肌腫瘤及心包腫瘤極少見。

臨床表現：胸痛、心悸、乏力、呼吸困難、咯血、端坐呼吸、腹水、下肢水腫、肝臟腫大、頸靜脈怒張、心律不整、暈厥甚至猝死。

【專家健康指導建議】

手術切除是治療心臟腫瘤的首選治療方法。術後定期複查。

八、高血壓性心臟病

【影響因素及臨床表現】

高血壓性心臟病是長期動脈血壓升高並控制不佳引起心臟結構和功能的改變。臨床表現與患者病程、分期及有無併發症有關，有些人無明顯自覺症狀，有些人則出現在額部及兩側顳部的頭痛，胸悶不適等。高血壓危象出現頭痛、煩躁、噁心、嘔吐、氣急以及視物模糊等。

【高血壓性心臟病報告解讀】

（1）左心室壁肥厚：心室中膈與左心室後壁呈對稱性增厚≥12mm，以向心性肥厚多見，室壁運動幅度注射顯影劑。左心房增大，逐漸左心室擴大。主動脈根部擴張、主動脈瓣鈣化、二尖瓣環鈣化（圖 3-6-15a～f）。早期左心室舒張功能受損，晚期出現心功能衰竭。

（2）左心室舒張功能異常：脈衝都卜勒超音波顯示舒張期二尖瓣最大瞬時速度 E 峰 /A 峰＜ 0.8 或＞ 2.0 均為舒張功能減低。組織都卜勒超音波測量二尖瓣環舒張早期速度 e』＜舒張晚期速度 a』；e』＜ 8cm/s e』降低是舒張功能不全的早期表現之一（圖 3-6-15g ～ h）。

圖 3-6-15　高血壓性心臟病

註：a、「+」測量左心房肥大；b、「+」心室中膈及左心室後壁對稱性肥厚；c、箭頭示二尖瓣後葉瓣環斑點狀鈣化；d、左心室向心性肥厚；e、左心房輕度增大，心室中膈增厚；f、升主動脈擴張；g、舒張期二尖瓣最大瞬時速度 E 峰＜A 峰；h、組織都卜勒超音波測量二尖瓣環舒張早期速度 e』/ 舒張晚期速度 a』＜ 1，e』流速為 7.8cm/s

【專家健康指導建議】

（1）長期、正規的抗高血壓治療能改善肥厚心肌的損害程度。

（2）保持健康的生活習慣。

（3）定期體檢，預防並控制高血壓併發症。

九、肺動脈高壓和肺源性心臟病

圖 3-6-16　肺動脈高壓

註：a、右心房（RA）增大；b、右心室（RV）增大，左心室輕度受壓；c、肺動脈主幹擴張；d、右心擴大，三尖瓣大量逆流

【肺動脈高壓和肺源性心臟病報告解讀】

（1）右心室、右心房內徑增大，右心室流出道內徑增寬，右心室游離壁增厚＞ 5mm；肺動脈主幹及右、左肺動脈內徑增寬，部分可探及肺動脈內出現不規則團塊狀回音；三尖瓣瓣葉對合不佳；肺動脈瓣 M 型曲線呈「W」形或「V」形；下腔靜脈擴張及吸氣塌陷減低。都卜勒超音波探及三尖瓣及肺動脈瓣反向血流訊號，根據逆流頻譜評估肺動脈壓（圖 3-6-16）。

（2）據三尖瓣逆流法估測肺動脈收縮壓上升程度：輕度 30 ～ 50mmHg；中度 50 ～ 70mmHg；重度＞ 70mmHg。

【影響因素及臨床表現】

　　肺動脈高壓是指由於心臟、肺及肺血管疾病導致的肺動脈壓力升高超過一定界值的一種血流動力學和病理生理狀態。可以是一種獨立的疾病，也可以是併發症。常見病因有肺源性心臟病（簡稱肺心病），主要是由於支氣管－肺組織或肺血管病變等所致肺循環阻力增加引起的心臟病，分為急性和慢性兩種，急性肺心病指急性肺動脈高壓所導致的右心負荷過重，多系大面積肺動脈栓塞所致。慢性肺源性心臟病是慢性支氣管炎、肺氣腫、其他肺胸部疾病或肺血管病變引起的心臟病，有肺動脈高壓、右心室增大或右心功能不全。

　　臨床表現：①肺動脈高壓通常沒有特異性，有疲勞、乏力、呼吸困難、運動耐量減低，運動時頭暈、暈厥，心絞痛或胸痛，偶爾有咳嗽、咯血、聲音嘶啞；②急性肺心病導致肺動脈高壓，常常伴有深靜脈血栓、心腔附壁血栓及手術史。有下肢局部腫脹、疼痛、壓痛等症狀。肺動脈栓塞嚴重者出現呼吸困難、胸痛、發紺甚至猝死；③慢性肺心病常常出現反覆發作的咳嗽、咳痰及不同程度的呼吸困難，多伴有哮喘、氣短且活動後症狀加重。右心衰竭時出現食慾缺乏、噁心、嘔吐、上腹脹痛、下肢水腫、胸腹水、口唇發紺等。體格檢查有肺氣腫徵象，聽診呼吸音減弱，有乾、溼性囉音，頸靜脈怒張、肝腫大有

壓痛、雙下肢水腫等。

【專家健康指導建議】

（1）建議到呼吸科、心內科就診，控制感染、控制心力衰竭。針對肺動脈高壓及臨床症狀予以相應藥物治療。

（2）提倡健康的生活方式，注意防寒保暖、戒菸等，防治呼吸道感染、防止過敏原及有害氣體吸入等。

（3）改善預後，避免懷孕、感冒、重體力活動等加重肺動脈高壓病情的因素。

十、成人常見的先天性心臟病

（一）動脈導管閉鎖不全

圖 3-6-17　先天性心臟病：動脈導管閉鎖不全

註：　a、由降主動脈經異常通道射流入肺動脈的「五彩」血流訊號；　b、異常通道內探及連續性分流頻譜

【動脈導管閉鎖不全報告解讀】

左心房、左心室增大，在降主動脈與肺動脈分叉之間可見動脈導管未關閉或閉鎖不全；如存在肺動脈高壓，可顯示右心室增大，肺動脈增寬；都卜勒超音波顯示降主動脈至肺動脈的通道內異常分流性血流訊號及雙期連續高速血流頻譜（圖3-6-17）。

【影響因素及臨床表現】

動脈導管原本系胎兒時期肺動脈與主動脈間的正常血流通道，為胚胎時期特殊循環方式所必要。出生後 1 年內未閉合即稱為動脈導管閉鎖不全。常見的症狀有勞累後心悸、氣急、乏力，易患呼吸道感染和生長發育遲緩。晚期

出現嚴重肺動脈高壓。體格檢查於胸骨左緣第2肋間聞及響亮的連續性機器樣雜音。

【專家健康指導建議】

動脈導管閉鎖不全診斷確認後，建議到心外科行手術治療。

（二）心房中膈缺損

【心房中膈缺損報告解讀】

圖像顯示心房中膈連續性中斷，中斷處可測量缺損大小。右心負荷過重表現右心房和右心室增大，心室中膈與左心室後壁呈同向運動等；都卜勒超音波可以確認心房數值過隔血流方向及血流頻譜（圖 3-6-18）。對於靜脈竇型心房中膈缺損超音波成像困難。

圖 3-6-18　先天性心臟病：心房中膈缺損

註：a、左心室長軸切面顯示右心室擴大；b、M型顯示心室中膈與左心室後壁部分同向運動；c、四腔心切面顯示心房中膈中部連續性中斷；d、CDFI 顯示由左心房經心房中膈中斷處進入右心房的分流訊號；e、劍突下四腔心切面 CDFI 顯示心房中膈中斷處過隔血流束寬 11.8mm；f、心房中膈中斷處過隔血流頻譜

【影響因素及臨床表現】

心房中膈缺損是原始心房中膈在胚胎發育過程中出現異常，致左、右心房之間遺留孔

隙。原始心房中膈下緣不能與心內膜墊接觸，形成原發孔心房中膈缺損。原始心房中膈上部吸收過多、繼發孔過大或繼發隔生長發育障礙，則出現繼發孔心房中膈缺損。心房中膈缺損是常見的先天性心臟病，可無症狀，也可表現為活動後氣急、心悸、乏力。嚴重者出現充血性心力衰竭，頸靜脈怒張、肝大、腹水、發紺等。體格檢查有第二心音固定分裂；胸骨左緣第2、3肋間聞及Ⅱ～Ⅲ級收縮期吹風樣雜音。

【專家健康指導建議】

超音波檢查一般可確立診斷，成年人如缺損＜5mm、無右心房室增大者可臨床觀察。成年人如存在右心房室增大，可到心外科就診，並進行傘封堵或外科縫合手術治療。

（三）心室中膈缺損

【心心室中膈缺損報告解讀】

超音波心跳圖顯示：心心室中膈缺損較小者心臟大小可正常，缺損較大者可有左心房、左心室內徑增大，缺損處心室中膈回音連續中斷，超音波可確認心室中膈膜部、動脈下型及肌部等部位的缺損。都卜勒超音波由缺損處右心室面向左心室面追蹤可探測到過隔的高速血流及湍流頻譜（圖3-6-19）。

圖3-6-19　先天性心臟病：心室中膈缺損

註：a、箭頭示心室中膈膜部連續性中斷；b、心室中膈膜部缺損左向右分流，呈「五彩」血流訊號；c、左心擴大；　d、缺損處左向右分流頻譜，流速高達563cm/s

【影響因素及臨床表現】

在胚胎時期心室中膈發育不全，在心室數值產生左向右分流。心心室中膈缺損是常見的先天性心臟病，若缺損 < 5mm，則分流量較小，多無臨床症狀；若缺損較大，有氣促、呼吸困難、乏力和反覆肺部感染等表現，嚴重時可發生心力衰竭，有明顯肺動脈高壓時出現發紺。體格檢查胸骨左緣Ⅲ～Ⅳ肋間聞及響亮粗糙收縮期雜音。

【專家健康指導建議】

建議心外科就診，並行手術治療。

第四章　心電圖檢查

【項目介紹】

臨床心電圖記錄的是心臟激發電場中的電位變化，而不是直接記錄心肌本身活動。心電圖是記錄心臟電活動的唯一有效工具。經過一個世紀的實踐，人們了解到心電圖在一定範圍內，可以用來辨別包括解剖、代謝、離子和血流動力學等方面的心臟改變，是某些心臟疾病的獨立診斷指標，偶爾也是某些病理過程的唯一指標，常可直接用於指導治療。

【注意事項】

不要空腹做心電圖，以免出現低血糖或者心跳加速的症狀，這樣會影響心電圖的結果。

進行心電圖檢查時，必須暴露胸部，四肢的末端，所以首先要穿著容易脫的衣服。女性朋友，最好不要穿連衣裙，連褲襪。如身上有手錶、手機等物品，最好先取下來放在一邊。

做心電圖之前一天最好不熬夜。檢查前最好先休息 5 ～ 10 分鐘。做心電圖期間不要緊張，不要說話，要保持心平氣和的狀態，否則可能會影響檢查的結果。

第一節　竇性心律及心律不整

一、竇性心搏過速

【專家健康指導建議】

應針對病因進行治療，去除誘發因素，治療心力衰竭，糾正貧血，控制甲狀腺功能亢進症等，必要時單用或聯合使用β受體阻滯劑（如倍他樂克）、非二氫吡啶類鈣離子通道阻滯劑（如地爾硫卓），若上述藥物無效或不能耐受，需進一步去心血管內科就診。

圖 4-1-1　竇性心搏過速

【竇性心搏過速報告解讀】

竇性心搏過速：成人的竇性心率>100次／分時為竇性心搏過速，常見於吸菸、飲茶、飲咖啡、飲酒，體力活動及情緒激動時，也可以見於某些病理狀態，如發熱、甲狀腺功能亢進症、貧血、休克、心肌缺血，心力衰竭以及使用某些藥物者（圖 4-1-1）。

二、竇性心搏過緩

竇性心搏過緩常見於健康的年輕人，運動員及睡眠狀態，其他原因包括顱內疾病、嚴重缺氧、低溫、甲狀腺機能低下、阻塞性黃疸和血管迷走性暈厥、竇房結病變、急性下壁心肌梗塞等，以及使用某些藥物時如：胺碘酮，β受體阻滯劑，非二氫吡啶類鈣通道阻滯劑或洋地黃等藥物（圖4-1-2）。

圖 4-1-2　竇性心跳過緩

【專家健康指導建議】

　　無症狀竇性心跳過緩，常無須治療，如因心率過慢出現心排血量不足症狀，如暈厥，黑矇等，應考慮心臟起搏治療，建議心血管內科儘快就診。

三、竇性心律不整

【竇性心律不整報告解讀】

竇性心律不整多見於健康人和年輕人，臨床上分為：①呼吸性竇性心律不整，最常見，無病理意義；②非呼吸性竇性心律不整，較少見（圖4-1-3）。

圖 4-1-3　竇性心律不整

【專家健康指導建議】

多數不需要治療，如伴有心臟其他疾病者請到心血管內科進一步診治。

（一）竇性閉止

圖 4-1-4　竇性閉止

【竇性閉止報告解讀】

　　竇性閉止是指竇房結在一個或多個心跳週期中不產生衝動，以致不能激動心房或整個心臟，又稱為竇性靜止。年輕人多由於強烈的迷走神經反射所致，其他原因如炎症、缺血、藥物因素也會致竇性閉止（圖 4-1-4）。

【專家健康指導建議】

　　竇性閉止大於 3 秒，可出現黑矇，短暫意識障礙或暈厥，若伴有反覆暈厥，抽搐，或心電圖多次檢查有竇性閉止，請儘快到心血管內科諮詢，查清病因進行治療，必要時安裝人工心臟起搏器。

（二）二度房室傳導阻滯

【二度房室傳導阻滯報告解讀】

二度房室傳導阻滯多為間歇性，常見於迷走神經亢進或頸動脈竇過敏者。持續性竇房阻滯多見於器質性心臟病患者，此外高血鉀及使用洋地黃、奎尼丁、β受體阻滯劑也可引起竇房阻滯（圖4-1-5）。

圖 4-1-5　二度房室傳導阻滯

【專家健康指導建議】

建議到內科門診就診，可進一步檢查動態心電圖。

第二節　室上性心律不整

一、心房早期收縮

【專家健康指導建議】

心房早期收縮通常無須治療，但有明顯症狀或心房早期收縮觸發室上性心搏過速時應給予治療，去除誘因：如戒菸，不喝濃茶或咖啡。治療藥物包括β受體阻滯劑，非二氫吡啶類鈣通道阻滯劑，普羅帕酮和胺碘酮。

圖 4-2-1 心房早期收縮

【心房早期收縮報告解讀】

　　心房早期收縮主要表現為心悸，一些患者有胸悶乏力，症狀自覺有停跳感，有些患者可能無任何症狀。多為功能性改變，正常成人 24 小時心電監測大約 60% 會發生房早，也可以發生在各種器質性心臟病中，如冠心病，肺心病，心肌病變等，並可引起其他快速性竇性心律不整（圖4-2-1）。

二、房室交界處期外收縮

圖 4-2-2 房室交界處期外收縮

【房室交界處期外收縮報告解讀】

　　房室交界處期外收縮（簡稱交界處早期收縮）可見於正常健康人和無心臟病患者，也可見於器質性心臟病患者。可表現為心悸、心慌、有間歇（圖 4-2-2）。

【專家健康指導建議】

　　若為偶發則一般症狀比較輕微，透過休息，注意飲食，不喝咖啡和濃茶，不服用刺激性食物，大多數可自行緩解。如為頻發性早期收縮建議心血管內科就診，進行動態心電圖檢查。

三、交界處逃脫性節律

【交界處逃脫性節律報告解讀】

交界處逃脫性節律是一種常見的被動性異位搏動。與迷走神經張力上升、顯著的竇性心跳過緩或房室傳導阻滯有關，並作為防止心室停頓的生理性保護機制（圖 4-2-3）。

圖 4-2-3　交界處逃脫性節律

【專家健康指導建議】

建議到心血管內科就診，進行動態心電圖檢查。

四、非陣發性交界處心搏過速

【非陣發性交界處心搏過速報告解讀】

非陣發性交界處心搏過速或加速性交界處心搏過速，是由於交界區起搏點自律性上升引起的一種心律不整。頻率 70 ～ 130 次／分，多數在 100 次／分，發作及終止無突然性。多見於有器質性心臟病，如洋地黃過量、風濕熱、急性心肌梗塞等。其他疾病和無明顯疾病者也偶爾發生（圖 4-2-4）。

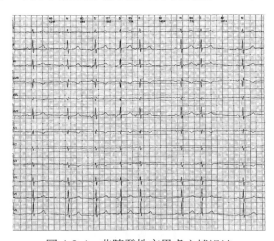

圖 4-2-4　非陣發性交界處心搏過速

【專家健康指導建議】

（1）避免喝濃茶、濃咖啡或喝酒，避免情緒激動。

（2）建議為確認病因，可以到心血管內科進一步檢查。

第三節　室上性心搏過速

一、心房撲動

圖 4-3-1　心房撲動

【心房撲動報告解讀】

　　心房撲動多見於器質性心臟病，如風溼性心臟病、冠心病、高血壓性心臟病、心肌病變等，另外肺栓塞、慢性充血性心力衰竭、二三尖瓣狹窄與逆流導致心房擴大、甲狀腺功能亢進、酒精中毒、心包炎等也可以出現心房撲動，少部分人可無明顯病因（圖 4-3-1）。

【專家健康指導建議】

（1）治療藥物包括控制心室率的藥物和預防心房撲動復發的藥物。導管消融可根治心房撲動，對於症狀明顯或引起血流動力學不穩定的心房撲動應選導管消融治療。

（2）持續性心房撲動的患者發生血栓栓塞的風險明顯上升，應給予抗凝治療。

二、心房顫動

【專家健康指導建議】

（1）無論哪種心房顫動（簡稱房顫）都應去心血管內科就診。必須在長期綜合管理，治療原發疾病和誘發因素的基礎上，預防血栓栓塞、轉復並維持竇性心律及控制性心室率，這是治療房顫的基本原則。

（2）房顫血栓栓塞發生率較高，因此抗凝治療是房顫治療的重要內容，對於合併有瓣膜病的患者，需使用華法林抗凝血劑，對於非瓣膜病患者必須進行血栓栓塞的危險評分決定是否需要抗凝治療。房顫轉復為竇性心律的方法，包括藥物復律，電復律和導管消融治療。持續性房顫的患者應選擇藥物控制心室率並結合抗凝治療，此方法尤其適用於老年患者。

【心房顫動報告解讀】

心房顫動常發生於器質性心臟病，多見於高血壓性心臟病，冠心病，風溼性心臟病，二尖瓣狹窄，心肌病變以及甲狀腺功能亢進。房顫也可見於正常人在情緒激動，外科手術後運動或大量飲酒時。若發生在無結構性心臟病的青壯年，則稱為孤立性房顫或特發性房顫。房顫分為以下幾種類型：首診房顫，陣發性房顫，持續性房顫，長期持續性房顫和永久性房顫（圖 4-3-2）。

圖 4-3-2　心房顫動

三、竇性心搏過速

圖 4-3-3　竇性心搏過速

【竇性心搏過速報告解讀】
　　冠心病、慢性肺部疾病、洋地黃中毒、大量飲酒、代謝障礙、外科手術或導管消融術後所導致的手術瘢痕，都可以引發竇性心搏過速，在部分心臟結構正常的人中也能見到。通常表現為心悸、頭暈、胸痛、憋氣，乏力等症狀，也有無症狀者。有器質性心臟病的患者，可表現為暈厥，心肌缺血或肺水腫等症狀，發作短暫，可間歇或持續發作（圖 4-3-3）。

【專家健康指導建議】

　　竇性心搏過速的處理，主要取決於心室率的快慢及血流動力學情況，如心室率不太快，且無嚴重的血流動力學障礙，不必緊急處理，洋地黃中毒或臨床上有嚴重充血性心力衰竭或休克徵象，心率達到 140 次／分以上，需要患者配合進行積極治療。

四、陣發性室上性心搏過速

圖 4-3-4　陣發性室上性心搏過速

【陣發性室上性心搏過速報告解讀】
　　陣發性室上性心搏過速多見於無器質性心臟病的正常人，也可見於先天性心臟病，沃夫巴金森懷特症候群，心肌炎等基礎疾病。感染為常見誘因，也可見於疲勞，精神緊張，過度換氣，心臟手術後（圖 4-3-4）。

【專家健康指導建議】

陣發性室上性心搏過速一般採取射頻消融術。建議及時去心血管內科就診。

第四節　心室心律不整及心搏過速

一、心室期外收縮

【專家健康指導建議】

（1）無器質性心臟病，心室期外收縮（簡稱心室早期收縮）不會增加發生心臟性死亡的危險性，因此無明顯症狀或症狀輕微者不必藥物治療，症狀明顯者治療以消除症狀為目的，減輕焦慮，不安，避免誘發因素，如吸菸，咖啡等，藥物宜選用 β 受體阻滯劑（如倍他樂克），非二氫吡啶類鈣通道阻滯劑（如地爾硫卓）和普羅帕酮等具有減少早期收縮和減輕症狀的作用。

（2）器質性心臟病合併心功能不全者，原則上只處理心臟本身疾病，不必服用單獨治療心室早期收縮的藥物。

（3）少部分起源於右心室流出道或左心室後間隔的頻發心室早期收縮，若症狀明顯，抗心律不整，藥物療效不佳，或不能耐受藥物治療，且無明顯器質性心臟病，可考慮經導管射頻消融治療，成功率較高。建議到心血管內科

進一步診治。

圖 4-4-1　期前收縮

【期前收縮報告解讀】

　　正常人與各種心臟病患者均可發生心室早期收縮，早期收縮次數隨年齡的增加而增加。常見誘因有精神不安、過量菸酒、咖啡、缺血缺氧、麻醉、手術、某些藥物中毒（如洋地黃、奎尼丁、三環類抗憂鬱藥）、電解質紊亂（如低鉀低鎂）等，還常見於高血壓，冠心病，心肌病變，風溼性心臟病，二尖瓣脫垂等疾病。心室早期收縮，通常無特異性症狀，且是否有症狀或症狀的輕重程度與心室早期收縮的頻發程度無直接相關，一般表現為心悸，心跳或停跳感，可伴有頭暈、乏力，胸悶等症狀（圖4-4-1）。

二、非陣發性心室心搏過速

圖 4-4-2　非陣發性心室心搏過速

【非陣發性心室心搏過速報告解讀】

　　非陣發性心室心搏過速又稱加速性心室自主節律，是由於心室自律性輕度上升，產生一系列較其固有頻率快的心搏所組成的心律。多發生於器質性心臟病，洋地黃過量、急性心肌梗塞、心肌炎、高血鉀、外科手術（特別是心臟手術後）、完全性房室阻滯、心室逃脫性節律、使用異丙腎上腺素後等。少數患者無器質性病因，也偶見於正常人（圖4-4-2）。

【專家健康指導建議】
建議儘早去心血管內科進一步診治。

三、陣發性心室心搏過速（簡稱室速）

【陣發性心室心搏過速報告解讀】
　　常發生於各種器質性心臟病，常見為冠心病，其次是心肌病變、心力衰竭、二尖瓣脫垂，心瓣膜病等，其他原因包括代謝障礙、電解質紊亂、長 QT 間期症候群等，室速可能發生在無器質性心臟病者成為陣發性心室上性心搏過速（圖 4-4-3）。

圖 4-4-3　陣發性心室心搏過速

【專家健康指導建議】

　　無器質性心臟病患者發生非持續性室速，如無症狀或血流動力學障礙，處理原則與心室早期收縮相同，器質性心臟病或有確認誘因者，應給予針對性治療，持續性室速發作，無論有無器質性心臟病均應給予治療。

第五節　房室阻滯及沃夫巴金森懷特症候群

一、短 P-R 症候群

【專家健康指導建議】

如果單純的 P-R 間期縮短，沒有快速心律不整發生，可以定期複查心電圖，必要時完善 24 小時動態心電圖檢查。如果 P-R 間期縮短，伴有快速心律不整發生，最好到三級醫院做電生理檢查，可予以射頻消融根治。

圖 4-5-1　短 P-R 症候群

【短 P-R 症候群報告解讀】

心電圖 P-R 間期（正常範圍是 0.12 秒到 0.20 秒）比正常縮短，常見於沃夫巴金森懷特症候群（圖 4-5-1）。

二、第一度房室傳導阻滯

【第一度房室傳導阻滯報告解讀】

　　第一度房室傳導阻滯可見於無器質性心臟病的人，尤其是運動員；也可見於急性心肌梗塞、病毒性心肌炎、冠狀動脈痙攣等心臟病；某些藥物作用（如洋地黃，鹽酸維拉帕米，普蔡洛爾等）也可導致（圖 4-5-2）。

圖 4-5-2　第一度房室傳導阻滯

【專家健康指導建議】

　　心室率不過慢者不需治療，心室率過慢者建議去心血管內科診治。

三、第二度莫氏 I 型房室傳導阻滯

【專家健康指導建議】

　　心室率不過慢者不需治療，心室率過慢或伴有心悸、心前區不適者請及時去心血管內科診治。一般預後好，建議定期複查心電圖。

圖 4-5-3　第二度莫氏 I 型房室傳導阻滯

【第二度莫氏 I 型房室傳導阻滯報告解讀】

　　第二度莫氏 I 型房室傳導阻滯可見正常人或運動員，也可見於急性心肌梗塞、病毒性心肌炎、冠狀動脈痙攣等心臟病；某些藥物作用（如洋地黃，鹽酸維拉帕米，普萘洛爾等）也可導致（圖 4-5-3）。

四、第二度莫氏 II 型房室傳導阻滯

圖 4-5-4　第二度莫氏 II 型房室傳導阻滯

【第二度莫氏 II 型房室傳導阻滯報告解讀】

　　第二度莫氏 II 型房室傳導阻滯多為病理性，可見於急性心肌梗塞、病毒性心肌炎、冠心病、風溼性心臟病等心臟病（圖 4-5-4）。

【專家健康指導建議】

　　心室率不過慢者不需治療，心室率較慢或伴有心悸、心前區不適者請及時去心血管內科診治。

五、第三度房室傳導阻滯

【專家健康指導建議】

可出現暫時性意識喪失，甚至阿斯症候群，預後不良，請立即去心血管內科診斷治療。

【第三度房室傳導阻滯報告解讀】

第三度房室傳導阻滯是由於房室傳導系統某部分的傳導能力異常降低，所有來自心房的激動都不能下傳至心室而引起完全性房室分離。第三度房室傳導阻滯在 50 歲以上較多見。男性患者較女性多。見於冠心病、心肌梗塞、心肌炎、風溼性心臟病、洋地黃過量等（圖 4-5-5）。

圖 4-5-5　第三度房室傳導阻滯

六、沃夫巴金森懷特症候群

【沃夫巴金森懷特症候群報告解讀】

沃夫巴金森懷特症候群為一種先天性異常，是心房激動由異常傳導束──旁路提前激動心室，使心電圖上有心室預激表現。沃夫巴金森懷特症候群大多無其他心臟異常徵象，男性多發，也可見於先天性心血管病、三尖瓣下移畸形、二尖瓣脫垂、各類心肌病變，冠心病併發沃夫巴金森懷特症候群，40%～ 65%的沃夫巴金森懷特症候群患者為無症狀者。具有心室預激表現者，其快速型心律不整的發生率為1.8%，並隨年齡增加而增加，主要表現為陣發性心悸（圖 4-5-6）。

圖 4-5-6　沃夫巴金森懷特症候群

【專家健康指導建議】

（1）未有心搏過速發作或偶有發作，但症狀輕微的沃夫巴金森懷特症候群，並不需要治療；若心搏過速發作頻繁，伴有明顯症狀，應給予治療。治療方法，包括藥物和導管消融術。消融旁路可根治沃夫巴金森懷特症候群。對於心搏過速，發作頻繁或伴發房顫或房撲的沃夫巴金森懷特症候群，患者應儘早行導管消融治療。

（2）暫無條件消融者，為有效預防心搏過速的復發，可選用 β 受體阻滯劑，維拉帕米，普羅帕酮或胺碘酮藥物進行治療。

第六節　心室內傳導阻滯

一、左前分支傳導阻滯

圖 4-6-1　左前分束支傳導阻滯

【左前分支傳導阻滯報告解讀】
　　左前分支傳導阻滯以病理性原因居多，最常見的有：充血性心力衰竭、冠心病，心肌梗塞，其次是高血壓，風溼性心臟病，先天性心臟病等。少數見於健康人（圖 4-6-1）。

【專家健康指導建議】
　　若不合併其他傳導阻滯或器質性心臟病，則預後良好。建議定期去心血管內科複查。

二、左後分支傳導阻滯

【左後分支傳導阻滯報告解讀】

左後分支傳導阻滯是一種比較少見的心律不整。在心電圖上表現為電軸右偏，多數電軸在 120° 左右，呈 SIQ III 型、主要常見於健康人，也可能見於長期的冠心病、心肌梗塞的患者。有些急性心肌梗塞，比如下壁和右心室的心肌梗塞可能會出現左後分支傳導阻滯，有些長期的肺氣腫導致肺心病也有傳導阻滯的情況發生（圖 4-6-2）。

圖 4-6-2　左後分支傳導阻滯

【專家健康指導建議】

若不合併其他傳導阻滯或器質性心臟病，則預後良好，建議定期去心血管內科複查。

三、完全性左束支傳導阻滯

【專家健康指導建議】

若不合併其他傳導阻滯或器質性心臟病，則預後良好，建議定期去心血管內科複查。

【完全性左束支傳導阻滯報告解讀】

完全性左束支傳導阻滯最常見於高血壓和冠心病，其次為心肌病變、心肌炎、瓣膜性心臟病（尤其是主動脈瓣病變），罕見於高鉀血症、細菌性心內膜炎、地高辛中毒等。完全性左束支阻滯極少見於健康人（圖 4-6-3）。

圖 4-6-3　完全性左束支傳導阻滯

四、不完全性右束支傳導阻滯

【不完全性右束支傳導阻滯報告解讀】
　　這種心電圖多見於正常人。也可見於各種器質性心臟病，如冠心病、心肌梗塞、心肌炎等（圖 4-6-4）。

圖 4-6-4　不完全性右束支傳導阻滯

【專家健康指導建議】

　　無須治療。請定期複查心電圖。但若有症狀，如胸悶、心前區不適時，請到心血管內科就診。

五、完全性右束支傳導阻滯

【專家健康指導建議】

　　請定期複查心電圖。若有症狀，如胸悶、心悸、氣短時，請到心血管內科進一步診治。

【完全性右束支傳導阻滯報告解讀】
　　完全性右束支傳導阻滯心電圖可見於部分正常人，也可見於風溼性心臟病、高血壓性心臟病、冠心病、心肌病變、先天性心臟病等（圖4-6-5）。

圖 4-6-5　完全性右束支傳導阻滯

第七節　電軸與電壓

一、心電圖心軸左移

圖 4-7-1　心電圖心軸左移

【專家健康指導建議】

（1）心電圖心軸代表心臟心電活動綜合的方向，一般為偏左下方向，即位於-30°～+90°，當位於 -30°～ -90°時稱為心電圖心軸左移。生理情況下的心電圖心軸左移，如矮胖、嬰幼兒、心臟先天位置偏左的人，這屬於正常現象。

（2）病理情況下心電圖心軸左移，是患有某些疾病時，會出現心電圖心軸左移，如左心室肥大、冠心病、心肌炎、高血壓等心血管疾病時，損害左前分支，出現心電圖心軸左移。所以心電圖心軸對這些疾病有幫助診斷的功能，一旦出現應積極治療，但心電圖心軸變化本身通常不需特殊治療。

（3）同樣，如果只有心電圖心軸變化而沒

有其他證據時，此時心電圖心軸無診斷意義，
也不需要特殊處置。

二、心電圖心軸右移

圖 4-7-2　心電圖心軸右移

【心電圖心軸右移報告解讀】

　　正常人心電圖心軸不是固定的。
與年齡、體形、心臟在胸腔內解剖位
置等因素有關；心臟某些疾病也會造
成心電圖心軸改變（如左後分支阻
滯、右心室肥厚等），如出現中度以
上電軸右偏，請到心內科檢查諮詢
（圖 4-7-2）。

【專家健康指導建議】

（1）心電圖心軸右移，如果是輕度的，一
般範圍是在 90°～ 120°之間，一般的見於正常
的青少年兒童，沒有明顯的臨床意義。若心電
圖心軸是顯著的右偏，是指在 +120°～ +180°之
間或者是重度的右偏 +180°～ +270°之間。無
論是顯著的還是重度的右偏，大都是病理狀態
的情況，可見於右心室肥大，左後分支傳導阻
滯等。

（2）對於右心室肥大，可有多種原因引
起，比如常見的肺源性心臟病，例如慢性支氣
管炎、哮喘、結核或者胸膜炎等。現在臨床比
較常見的慢性栓塞性肺動脈高壓也可以引起右

心室肥厚，引起心電圖心軸顯著或明顯的重度右偏。

（3）對於透過心電圖判斷有顯著或明顯的重度右偏則應該給予進一步的積極檢查，比如心臟彩色都卜勒超音波進一步確認心臟累及的形態和功能是否受損，或者積極確認病因，針對病因治療。

三、左心室肥大

【左心室肥大報告解讀】
　　左心室肥大可見於正常人，也可見於左心室肥厚的患者（圖 4-7-3）。

圖 4-7-3　左心室肥大

【專家健康指導建議】

　　請定期複查心電圖，必要時做超音波心跳圖檢查，以確認診斷；平時若有胸悶，心前區不適，氣短，請到心內科就診。

四、順時針心軸轉位

圖 4-7-4　順時針心軸轉位

【順時針心軸轉位報告解讀】
　　輕度順時針心軸轉位是一種正常變異。重度順時針心軸轉位見於右心室肥大（圖 4-7-4）。

【專家健康指導建議】

　　重度順時針心軸轉位請到心血管內科進一步診治，行心臟彩色都卜勒超音波檢查。

五、心軸逆時針偏轉

圖 4-7-5　心軸逆時針偏轉

【心軸逆時針偏轉報告解讀】
　　輕度心軸逆時針偏轉多屬正常變異。中、重度心軸逆時針偏轉常見於左心室肥大（圖 4-7-5）。

【專家健康指導建議】

　　重度心軸逆時針偏轉請到心血管內科進一步診治，行心臟彩色都卜勒超音波檢查。

六、肢體導程低電位

【肢體導程低電位報告解讀】

正常人有 10％出現肢體導程低電位。造成低電位的心外因素有：肺積水、肺氣腫、全身水腫、氣胸、過度肥胖等，造成低電位的心臟疾患有：肺心病、心包膜積水、廣泛前壁心肌梗塞等（圖 4-7-6）。

圖 4-7-6　肢體導程低電位

【專家健康指導建議】

如伴有心臟疾患，或所有導程普遍低電位，建議到心血管內科進一步診治。

第八節　心室肥厚

一、左心室肥厚

【左心室肥厚報告解讀】

左心室肥厚是器質性心臟病的常見後果，常見於高血壓性心臟病（圖 4-8-1）。

圖 4-8-1　左心室肥厚

【專家健康指導建議】

建議做超音波心跳圖檢查，確認是否左心室肥厚。如確定左心室肥厚，請到心血管內科進行治療。

二、右心室肥厚

圖 4-8-2　右心室肥厚

【右心室肥厚報告解讀】

右心室肥厚是因右心室超負荷所引起的，常見的病因有先天性心臟病、肺心病、原發性肺動脈高壓等（圖 4-8-2）。

【專家健康指導建議】

（1）建議做超音波心跳圖檢查，確認是否右心室肥厚。如確定右心室肥厚，請到心血管內科或呼吸內科進一步檢查，發現原發病，並且積極治療。

（2）平時要注意合理安排作息時間，參加有氧運動鍛鍊，戒菸戒酒。

第九節　ST 段、T 波、Q 波

一、異常 Q 波

【異常 Q 波報告解讀】

　　異常 Q 波是指時間大於 0.04 秒，深度大於同導程 R 波 1/4 的 Q 波。異常 Q 波主要見於發生過心肌梗塞的心電圖，是心肌壞死的代表。另外，在一些疾病也會使心電圖出現異常 Q 波，如肥厚型心肌病變、沃夫巴金森懷特症候群、心肌炎，還有其他一些少見的疾病也會出現異常 Q 波（圖 4-9-1）。

圖 4-9-1　異常 Q 波

【專家健康指導建議】

請到心血管內科諮詢，並定期複查心電圖。

二、 S-T T 波型異常

【S-T T 波型異常報告解讀】

　　心電圖檢查中 S-T T 波型異常可能由於冠心病、瓣膜病、心包炎、心肌炎等疾病導致，還可能由於藥物使用，心率快、低鉀等因素引起（圖 4-9-2）。

圖 4-9-2　S-T T 波型異常

【專家健康指導建議】

若伴有胸悶、氣短、心前區不適者，請到

心血管內科門診診斷治療。無症狀者，建議定
期複查心電圖。

三、　QT 間期延長綜合症 /Q-Tc 值增大

圖 4-9-3　QT 間期延長綜合症

【QT 間期延長綜合症報告解讀】

　　分為先天遺傳性長 QT 症候群和
後天獲得性長 QT 症候群，先天遺傳
性長 QT 症候群，臨床上多表現為暈
厥、猝死的一組症候群。後天獲得性
長 QT 症候群常見因素為電解質紊亂
和藥物影響，也可見於飢餓、中樞神
經系統損傷、嚴重心跳過緩、心臟神
經節炎和二尖瓣脫垂等（圖 4-9-3）。

【專家健康指導建議】

　　目前長 QT 症候群治療一方面要避免誘因；
另一方面可採用藥物治療，必要時可考慮安裝
埋藏式自動復律除顫器。

四、早期再極化

圖 4-9-4　早期再極化

【早期再極化報告解讀】

　　早期再極化是部分心室肌提前再
極化，由於再極化不均勻而形成的一
種心電圖綜合征，屬於良性的先天性
心臟傳導或電生理異常。患者常無器
質性心臟病徵象，多數無任何症狀，
而在查體時被發現（圖 4-9-4）。

【專家健康指導建議】

不需要特殊治療，若患者感到胸悶、心悸、氣短時，請到心血管內科進一步診治，並定期複查心電圖。

五、心肌梗塞

【心肌梗塞報告解讀】

體檢心電圖見到的心肌梗塞一般為陳舊性心肌梗塞。陳舊性心肌梗塞患者既往可有急性心肌梗塞病史，也可因急性期症狀輕或完全無症狀而自癒。患者已經沒有急性心肌梗塞的臨床表現及血清心肌酶學改變，心電圖僅有持久不變的異常 Q 波或 QS 波，ST-T 波可提示正常或呈慢性心肌供血不足，是心肌梗塞後修復後纖維化變的一種殘留的心電圖改變。(圖4-9-5)。

圖 4-9-5　陳舊性前壁心肌梗塞、陳舊性下壁心肌梗塞、
陳舊性前間壁心肌梗塞

【專家健康指導建議】

（1）請定期到心血管內科複診。平時忌菸、酒；飲食以低鹽、低動物脂肪及易消化食物為主。

（2）避免過度勞累、受涼、過飽、情緒激動等誘發因素。

（3）勞逸結合，適當體育鍛鍊；在醫生指導下服用藥物；病情變化隨時就診。

第十節　起搏心律

圖 4-10-1　起搏心律

【起搏心律報告解讀】
　　起搏心律是起搏器的時間間期、特殊功能以及各種參數設置，作用於起搏器患者的自身心律之上所形成的心電圖表現（圖 4-10-1）。

【專家健康指導建議】

（1）定期複查起博器並到心血管內科複診，如有心臟的不適及時就診。

（2）生活上避免不良情緒、保持身心愉悅，並且避免過勞。避免食用生冷辛辣等不良刺激的食物。

體檢報告全覽（檢驗醫學篇）：

電腦斷層篩檢、血液學檢測、臨床意義解讀、癌前病變治療……儀器不照都不知道，最詳細的檢驗醫學攻略！

作　　　者：武劍，郭建麗

發　行　人：黃振庭

出　版　者：崧燁文化事業有限公司

發　行　者：崧燁文化事業有限公司

E - m a i l：sonbookservice@gmail.com

粉　絲　頁：https://www.facebook.com/
　　　　　　sonbookss/

網　　　址：https://sonbook.net/

地　　　址：台北市中正區重慶南路一段六十一號八
　　　　　　樓 815 室

Rm. 815, 8F., No.61, Sec. 1, Chongqing S. Rd.,
Zhongzheng Dist., Taipei City 100, Taiwan

電　　　話：(02)2370-3310

傳　　　真：(02)2388-1990

印　　　刷：京峯數位服務有限公司

律師顧問：廣華律師事務所 張珮琦律師

定　　　價：499 元

發行日期：2024 年 01 月第一版

◎本書以 POD 印製

國家圖書館出版品預行編目資料

體檢報告全覽（檢驗醫學篇）：電
腦斷層篩檢、血液學檢測、臨床意
義解讀、癌前病變治療……儀器不
照都不知道，最詳細的檢驗醫學攻
略！/ 武劍，郭建麗 著 .-- 第一版 .
-- 臺北市：崧燁文化事業有限公司，
2024.01
面；　公分
POD 版
ISBN 978-626-357-876-0(平裝)
1.CST: 健康檢查 2.CST: 檢驗醫學
412.51　112020381

電子書購買

臉書

爽讀 APP